全新增訂版

洗腎飲食全書

血液透析&腹膜透析食譜

榮新診所營養師 **李婉萍**
友華生技營養師 **徐于淑**
合著

總目錄 Contents

洗腎不是世界末日

吃得美味，吃得健康！

做自己的營養師

血液透析早 / 午 / 晚餐食譜

・編按：只要是顏色相同的食譜，都可以互換。例如，可以選擇第 1 天早餐 + 第 4 天午餐 + 第 7 天晚餐，再搭配任何一道點心。

血液 & 腹膜透析點心示範食譜

腹膜透析早 / 午 / 晚餐食譜

· 編按：只要是顏色相同的食譜，都可以互換。例如，可以選擇第 1 天早餐 + 第 4 天午餐 + 第 7 天晚餐，再搭配任何一道點心。

專文推薦 1

謹「腎」守護您的腎臟健康

文／趙強
．馬偕紀念醫院營養醫學中心台北營養課資深營養師
．中華民國糖尿病衛教學會合格衛教人員暨副秘書長

依據衛生福利部國民健康署、財團法人國家衛生研究院以及台灣腎臟醫學會所發行的《2017 台灣腎病年報》，台灣地區透析發生數從 2011 年的 10,015 人增至 2015 的 11,179 人。而透析發生率則從 2000 年的每百萬人口 314 人增至 2015 年每百萬人口 476 人，平均年增率為 3.2%。

由於腎臟病將導致生活品質大受影響，且耗費大量醫療資源，因而國內醫界近年投注相當多心力在腎病的預防與治療。65 歲以上老人、患有高血壓、高血脂、心臟病、高血糖等疾病的人，都是腎臟病防治的重點對象。我們若要預防腎臟病，就必須從控制血壓與血糖、不暴飲暴食、定期健檢、經醫師處方才使用藥物、適量（充分）地喝水、不憋尿等有益健康的行為開始做起。

由於腎臟病友的營養需求與一般人大不相同，因此馬偕紀念醫院營養課早在 1981 年即配合腎臟科成立洗腎病患營養指導門診，且在 1987 年開始為病友辦理低蛋白點心品嚐會，並發行低蛋白點心食譜，讓病友也可以有品嚐美食的權利。

2006 年，李婉萍營養師和徐于淑營養師尚在馬偕紀念醫院的任職期間，用心地將腎臟病照護臨床經驗與心得有系統地整理出來，寫成《洗腎飲食全書》，爾後在 2010 年完成〔增訂版〕。如今雖然兩位營養師都已離開馬偕，但仍攜手合作，在 2018 年完成此書的〔全新增訂版〕，當然要再次向大家推薦此書，因為此本書凝集了兩位美麗又專業的營養師多年的心血及與經驗。希望這本書能夠帶給病友更多的幫助，使疾病獲得控制，同時享受更有品質的飲食生活。

專文推薦 2

洗腎腎友、家屬、透析護理師必讀的一本實用工具書

文／洪永祥
．內湖洪永祥診所透析醫療服務中心院長
．三軍總醫院總院內湖院區腎臟科門診醫師

台灣目前有八萬多人因為尿毒症而接受透析治療，我的洗腎室有一百多位的洗腎腎友，「年資」從一年以內到超過三十年的都有。在大家的傳統印象中，洗腎腎友多半是身體很虛弱、命運很慘、日子過一天算一天，但這樣的刻板印象，乃停留在數十年前洗腎尚不普及、洗腎品質低落的年代，台灣腎友現階段的真實現況早已脫離這樣的悲慘虛弱景況。

全民健保實施以來，健保署把尿毒症列入重大傷病，不論血液透析或腹膜透析費用都由政府全額支出，大大的減低了腎友與家屬的經濟負擔，台灣透析醫療品質遙遙領先許多國家，台灣腎友每年透析死亡率與住院率更是遠低於全世界先進國家（★註）。在各種優勢下，造成國內洗腎盛行率節節升高，而且洗腎超過二十年、甚至三十年的高年資腎友越來越多。

台灣腎友現階段的真實狀況如何呢？我有一位已經洗了快三十年，五十幾歲的腎友，白天在公家機關擔任管理要職，晚上下班後利用時間過來洗腎，長久以來他每周六都會去慢跑，一跑至少五千公尺，體力比我還好。另外一位洗腎的瑜伽老師，去年完成了冰島旅遊壯舉，體力、熱情與行動力更勝於一般人。這樣富有生命品質的洗腎腎友例子比比皆是。

台灣的透析醫療照護團隊，從醫師、護理師、營養師、技術員，大家努力的方向不僅僅是延長病患的生命，更要創造有品質的透析生活。要達到這個目標須具備三大要素：吃得營養、洗得乾淨、規律運動，三者缺一不可。在我長達二十年照顧腎友的職場生涯中，發現現階段無論透析水質、人工腎臟、透析機器都越來越進步，所以只要配合醫師按時洗腎，「洗得乾淨」一

點也不難；「規律運動」先決條件在足夠的體力，若是營養不足導致肌少症，又加上高齡，這樣的腎友連站起來行走都困難，遑論運動了。

而「吃得營養」這要素我認為是透析品質最重要的關鍵，卻也是最難達成的。越來越多腎臟醫學期刊的研究發現，營養指標是洗腎腎友的最重要存活率指標，抽血營養指標白蛋白一旦低於 3.0，半年內死亡率高達 50%。尤其在人工腎臟膜面積與清除效率越來越好的現代，洗腎洗得越來越乾淨，不僅僅洗掉了尿毒，也會把營養素給洗掉，對於食慾不佳、營養跟不上的高齡腎友，很快體力就被洗垮。

吃得營養這件事對腎友與家屬來說是一大難題，一是台灣的洗腎人口年齡分佈，以 65 至 74 歲的高齡族群比例最高，高齡腎友本身因為牙口、神經、消化系統老化，食慾食量遠低於年輕人。二則尿毒症的患者往往有著「共病現象」，通常有更多的慢性病如糖尿病、高血壓、高血脂症、痛風等，營養的限制更是複雜難懂。除了腎臟病的限磷、限鉀、限水外，必須兼顧糖尿病的低升糖指數飲食，兼顧高血壓的低鈉飲食，兼顧高血脂的飽和脂肪限制，兼顧痛風的高普林食物限制……真的是大大考驗腎友與家屬。除了注意飲食限制，更要全盤了解每一種食材的營養成分與烹調方式，何其困難啊！

每次腎友的每個月抽血常規告出來後，我們醫護團隊就會根據抽血報告內容跟腎友說，尿酸太高這個不能吃，血糖太高那個要少吃一點，有時腎友往往非常困擾說：「洪醫師，請您告訴我什麼可以吃比較簡單，要怎麼準備三餐才正確？」

觀察洗腎照顧非常先進的日本洗腎室，為了解決家屬如何準備腎友食物這個難題，不僅僅用口頭衛教，更會利用周末假期舉辦腎友烹飪教室，邀請腎友家中煮三餐的家屬，由營養師直接示範如何做出適合腎友的美味健康料理，顯見其對腎友營養的重視，也造就了日本洗腎的超高品質。

約莫十年前，我決定買幾本適合腎友閱讀的洗腎營養食譜示範書，放在我的洗腎中心閱讀區供腎友與家屬借閱。當時我跟洗腎室護理長親自跑去書局挑選，那時我還不認識婉萍，但婉萍的《洗腎飲食全書》我總共買了三本放在我們中心，它一直是這類書籍中最受腎友歡迎的一本，非常實用且全面性：從腎臟的基本功能開始，到說明什麼是血液透析和腹膜透析，連腎臟的常規抽血報告決定怎麼吃都有提及，貼心的內容還包括外食族怎麼吃？過年三節麼吃？並羅列數十道適合腎友的食譜，每道料理的烹調方式、營養標示都是如此清楚而實用，不僅僅適合腎友與家屬看，更是許多新進透析護理人員必須閱讀的實用工具書。

更讓人驚豔的是，每一道料理的圖片拍得都讓人垂涎欲滴，再再告訴腎友一件事：洗腎的人生絕對不是世界末日，只要有正確的知識，洗腎與享受美食是不相衝突的。以往我的病患在我們飲食衛教經常會沮喪地說：「洪醫師，洗腎怎麼這可憐啊，什麼都要限制、不能吃？」此時我就請他去閱讀婉萍的這本書，往往都會改變他們灰暗悲觀的念頭。

約莫五年前我在節目上認識了婉萍，其人如同其書，充滿知性、熱情與使命感，後來知悉我洗腎室最受歡迎的《洗腎飲食全書》乃是出自她手，更是對她佩服萬分。工欲善其事，必先利其器，在此除了恭喜婉萍出版了此書的增訂版，我也相信這本書能對台灣腎臟醫療團隊在照顧腎友的漫長路上，注入一股強大助力。

★**註**：台灣一年洗腎死亡率 11%，美國卻高達 22%，是台灣的兩倍。

〔作者序 1〕 ◆ 徐于淑／友華生技食品營養處營養師

兼顧營養與美味的最佳洗腎飲食指南

腎臟病的飲食限制，是所有慢性疾病中最繁雜的一部分，而台灣洗腎人口眾多，造成洗腎原因又以糖尿病血糖控制不佳而引起腎臟病變為主。病友們從糖尿病時的血糖控制飲食，到引發腎性病變時的低蛋白、低磷鉀飲食，延伸至洗腎後的足量蛋白質、調節磷鉀飲食，能吃的食物種類變來變去，食物份量有時增加、有時減少。即便是專業的醫護人員，若無法深入了解腎臟病友當下的身體狀況及病情階段，也很難給予適切的飲食建議。

「呷吼死，卡贏死牟呷（台語）」，這句話曾經是我在衛教病友飲食時，接受到的抗拒且無奈的回應！這也讓我開始深刻反省：到底該怎麼吃，才能夠吃得營養、吃得美味，而又能維持病情穩定，維持良好的生活品質呢？這本書的誕生，從十多年前戰戰兢兢地做中學，與同事婉萍兩人細心地蒐集及整理所有與洗腎相關的資訊，無論是心理上的建設、認識腎臟的生理功能及了解腎病造成的身體影響、分析兩種洗腎方式的差異、提供飲食上的建議及示範食譜、可運用的社會資源，就是希望能給予洗腎病友們維持健康飲食的正確方向。

曾數次在社群網站上偶遇此書的讀者，讚嘆這本書的內容豐富，對於照顧自己或家人帶來很大的助益。此次增修改版後的內容，即便是在資訊傳遞方便且迅速的現今，它依舊是值得收藏在身邊，隨時可翻閱與仔細閱讀的好書。

〔作者序 2〕 ◆ 李婉萍／榮新診所營養師

保腎護腎，從飲食做起

回想剛進入馬偕醫院營養課時，就是擔任洗腎與未洗腎的慢性腎臟病人的營養照顧，在忙碌的工作之餘，組長廖嘉音建議我們將平常對病人及家屬進行的衛教資料整理出來，讓更多人可以獲得相關洗腎營養的照護資訊。

此書在眾人的協助及努力下，於 2006 年首次出版，後來歷經了數次的再刷、改版，算一算這本書居然已經默默地賣了 13 年！對於作者而言，付出心血的結晶能獲得讀者的青睞當然很開心，但做為一個醫療衛教人員對此現象卻不免傷心，因為這表示，腎臟疾病在台灣仍是方興未艾，很多人還是需要洗腎相關的資訊。

每談到此，就不免要再次囉嗦提醒大家照顧腎臟的重要性，因為腎臟不會痛不會哭，當血液中的腎功能指數出現異常的時候，表示腎臟已經有 1/2 至 3/4 損壞，所以，對於尿蛋白的檢測就非常重要，數值異常代表腎臟初期的衰敗。基本保腎的作法從維持理想體重開始，預防三高，多喝水，莫亂吃藥與保健品等。我們希望能將這些基本知識傳達給一般民眾，學會疼惜自己的腎臟。

這幾年興盛低醣飲食，其實也很適合洗腎的朋友，因為現在人活動量、運動量不多，因此，熱量需要被控制，但我們的平常飲食中往往都會不小心攝取過量醣類。比如，業務病友常要在咖啡店與客戶用餐談事情，若常點精緻糕點和含糖飲料，可能導致三酸甘油脂過高，建議他改點水煮蛋加上無糖茶，就能補充他的蛋白質，減少糖量降低三酸甘油脂。我們也常建議病友的正餐，選擇定食或是以飯為主的套餐，如嫩煎雞腿套餐、鮭魚定食、或可自己挑菜的自助餐等，這樣不僅容易吃飽，同時蛋白質也足夠，至於鍋貼、餛飩麵等食物雖然方便，但相對優質蛋白質不夠，澱粉和油脂也過高。

足夠熱量與蛋白質相對能提升血液中白蛋白，而這與營養狀況與生活品質非常有關。同時，也有越來越多人探討是否要額外補充營養素，因為在日常飲食中，有時會忽略了均衡飲食，因此我們在這次增訂版中，也提供常見營養素在食物中的含量數據，讓病友方便評估在吃天然食物時是否有攝取足夠，也才能更明確知道是否應該需要營養素的額外補充，以幫助生理機能。

希望我和于淑的這本書能帶給大家實質的幫助，這是我們最開心的事。最後也謝謝三軍總醫院腎臟科洪永祥醫師為本書寫推薦序，並提供部分醫療相關資訊，讓本書內容更佳翔實正確。

【本書特色】

為洗腎患者量身訂做最美味的食譜書

這是一本為洗腎患者量身訂做的書。

臨床應用 → 提供洗腎病友及照護者全方位的飲食處方

書中內容係兩位作者的臨床實務經驗分享，並力邀腎臟科權威陳漢湘醫師協助撰寫開宗明義的 PART1「建設篇」，期盼讓讀者深入認識腎臟、腎病、洗腎原理及方式；另外營養師更是依據實際照護病患飲食的經驗，提出針對不同透析方式而設計的飲食原則及建議。讓洗腎病友及其協助照護的家人在規畫、實行飲食計劃時，能知其然、也知其所以然，讓用餐方式更具彈性。

量身訂做 → 針對不同洗腎方式提供三餐 & 點心食譜

健康的食物讓身體機能得以充分發揮，美味的食物則讓人心情愉悅滿足。洗腎病患在初期時，心理常面臨極大壓力，情緒也不佳，而提供美味的食物給病患，往往對改善病患的心情有很大的幫助。

本書針對不同透析方式的洗腎病患規劃早／午／晚餐＆點心共計超過 130 道健康美食。

接受血液透析者，請參考食譜示範——血液透析；接受腹膜透析者，請參考食譜示範——腹膜透析。

菜色多元 → 吃麵吃飯、肉類海鮮通通有，讓用餐更令人期待

本書貼心為不同洗腎方式的病患設計了各種美味食譜——想吃麵，可以選擇清燉牛肉麵或是青醬義大利麵；想吃飯，可以選擇地瓜稀飯、紅豆飯、或是南瓜飯等；想嚐肉類海鮮，可以選擇紅糟烤肋排、芝麻烤雞、藥燉羊肉、清蒸檸檬魚等；早餐可以吃燒餅、漢堡、壽司；午晚餐可以吃日式燒烤、牛排大餐；點心可以吃肉圓、涼麵、酪梨牛奶……；每道食譜都讓人垂涎欲滴，讓用餐變得更令人期待。

自由搭配 → 一星期食譜不需照表操課，可隨心所欲自由配

由於熱量與蛋白質是飲食時最需要注意的指標，因此在設計一週菜單時，是以熱量為基礎。在本書所有菜單內，早餐、午餐、晚餐的熱量都是差不多的，食物的份量也都有經過一定的計算，每一餐肯定都能讓病患吃得美味又健康。

雖然在書中可以看到「第 1 天」、「第 2 天」等標示，但其實讀者並不需要「照表操課」，今天喜歡吃哪一道，就吃哪一道。為了讓讀者便於辨認，所有早餐的書眉用綠色色塊標示，午餐用紅色，晚餐用藍色，點心用紫色，只要是同樣顏色的食譜，都是可以互換的。讀者可以視當天的情況，來選擇吃什麼，讓用餐更具彈性，氣氛更愉快。例如，可以選擇第 1 天早餐 + 第 4 天午餐 + 第 7 天晚餐，再搭配 14 道點心中任何一道。

每一餐菜單的熱量及食物種類份量分配如下：

早餐（約 350~450 大卡）

	奶類	主食類	肉類
	1 份	2 份	1 份
或是	-	3 份	2 份

午餐（約 500~650 大卡）			
	奶類	主食類	肉類
主食	-	4 份	
主菜 1 份	-	-	2 份
配菜 1 份	-	-	

晚餐（約 600~750 大卡）			
	奶類	主食類	肉類
主食	-	4 份	-
主菜 2 份	-	-	2.5 份
配菜 2 份	-	1 份	-
或配菜 3 份	-	-	1 份

- **蔬菜類**：因熱量低，屬搭配菜色，無限制份量。
- **油脂類**：會因選用的食材、調味料、烹調方式的不同而有差異，對於體重過重或是有高血脂症者，應儘量以低油為原則。
- **水果類**：午餐、晚餐各一份，建議讀者可參考食物代換表中的水果代換

食物代換表

類　別	每日份量	份量單位說明
全穀雜糧類（或稱主食類）	約 1.5~4 碗	每碗＝飯 1 碗（160 公克）、麵食 2 碗、吐司麵包 2 小片、中型饅頭 1 個
蔬菜類	約 3~5 份	每份＝蔬菜 100 公克（煮熟的蔬菜約半碗）
水果類	約 2~4 份	每份＝約拳頭大小般水果 1 個，如：橘子、柳丁；或瓜果類水果 1 碗，如：木瓜、西瓜、葡萄等；或鮮榨純果汁（未加水、加糖）100c.c.
乳品類	約 1.5 ～ 2 杯	每杯＝牛奶 1 杯（240 c.c.）、起司 2 片
豆、魚、蛋、肉類（簡稱肉類）	約 3~8 份	每份＝蛋 1 個；或傳統豆腐 1 塊（田字形）、無糖豆漿 1 杯（190 c.c.）；或肉、魚約 1 兩（約 2 湯匙）
油脂與堅果種子類	油脂 3~7 茶匙及堅果種子類 1 份	每茶匙＝約 5 c.c.；堅果種子類如：花生米 10 顆、腰果 5 顆、瓜子 1 湯匙

不一定要下廚 → 懂得外食技巧，一樣可以品嚐健康美食

鑑於許多洗腎病患要上班、上學，無法自己在家中烹調美食，營養師也針對各種外食方式，提出了詳實的外食建議。包括自助餐、便當、麵食、火鍋、披薩、鐵板燒、中式喜宴等，告訴讀者怎麼選、怎麼吃。此外，鑑於三節（端午節、中秋節、春節）時會有些特殊飲食，本書也有中肯的建議。書中三餐以及點心食譜也可以不需自己下廚，懂得外食技巧，一樣可以品嚐健康美食。

營養標示 → 每一道食譜標示方式讓病患看懂、實用為原則

在營養成分的標示上，本書摒除了大多數食譜書羅列一堆名詞及數據，讓人看得眼花撩亂的缺點，以清楚簡單的表格代之。每一道食譜的營養成分只標示「熱量」、「蛋白質」、「醣類」、「脂肪」、「鈉」、「鉀」、「磷」等對腎臟病患最重要、最實用的幾項數據。

建設篇

洗腎不是世界末日

人們生活在世，各方面都須倚賴健康的身體來達成，大部分的人總認為「身體健康」是理所當然的事，因而往往忽略身體是需要保養和照顧的。多數腎臟發生問題的患者都是在沒有心理準備之下，得知自己腎臟衰竭需要進行透析治療（俗稱「洗腎」），心中所受衝擊之大可想而知，有人甚至會有「未來已經毀了」的錯誤想法，因而自暴自棄、甚至放棄治療。但請看看以下的幾個案例：

案例一：洗腎也能過正常生活

李女士，54 歲，已婚，平常在先生開設的公司幫忙。於 5 年前發現患有高血壓，卻未尋求正確的醫療方式，反而採用民俗療法及聽信民間偏方。3 年前，李女士因感冒門診時，發現已有腎衰竭現象。當被告知需要洗腎時，病人表示無法接受，連她的婆婆也不同意她洗腎。經過醫護人員的解釋及勸說，終於說服她接受每週三次的血液透析治療。

剛開始治療的頭一年，李女士情緒頗為低落，不太與外界連絡，後來經由其他腎友的協助，於去年起開始參加腎友活動，並且在不用透析的日子又回到先生的公司幫忙，星期假日會跟家人去爬山，開始恢復洗腎前的生活。如今不但生活過得滿足，更常以親身經歷勸說親友有病要看醫生，以免延誤治療時機。

案例二：生活更彈性的洗腎方式

王先生被診斷患有腎臟病時，他才 27 歲，未婚。後來因為尿毒症狀明顯，無法繼續工作。醫師告訴他必須接受透析治療，否則會有嚴重後果，但是王先生的父親卻從親朋好友口中聽到「洗腎的人沒有前途」的說法，因此堅決反對王先生接受透析治療。

拖延一年後，因尿毒症狀嚴重而在家意識昏迷，家人緊急送醫，後來經王先生的母親簽署緊急透析同意書，才救回一命。經過治療後，王先生覺得舒服很多，願意繼續接受治療，但是王先生的父親仍堅決反對，在醫護人員和社工幾度勸說之下，王先生的父親終於同意。

後來王先生選擇腹膜透析治療，使自己的生活更具彈性，半年之後重回工作崗位，三年後結婚，並於隔年生育一子，目前仍繼續接受腹膜透析治療。王先生的父親很後悔差點誤了兒子的一生，看到兒子現在的生活，他很感謝醫護人員當初的堅持與協助。

案例三：親人的陪伴勝過一切

林先生，81 歲，與太太和兒子、媳婦同住。喜歡爬山、繪畫、旅遊、閱讀。前年發現罹患腎臟病，去年開始接受血液透析治療，每次均由太太陪同。

開始治療時，他情緒低落、食慾不好，對原本感興趣的嗜好也提不起勁。幸虧太太一直陪伴，並不斷鼓勵、安慰他。在林太太的悉心照顧之下，營養狀況日漸改善，血清白蛋白由 3.1g/dL 上升到 4.0g/dL。健康情況漸入佳境後，林先生的心情也跟著好轉。現在又開始繪畫，不用洗腎的日子也和林太太一起到郊外走走。

腎友的心理變化過程

根據學者研究，一般腎臟病友的心理適應變化過程可分成四個階段：

第一階段：否認期

當病患被告知需要「洗腎」的訊息時，第一個反應通常是：「是不是醫師檢查錯了？」「我不可能得到這種病吧！」，震驚之餘進而否認這樣的檢查結果。由於希望能夠得到其他的答案，因此病患在這段期間內可能會四處求診，甚至尋求中醫偏方的治療，希望能有所療效；這段時間腎友多會有茫然、困惑、不知所措的傾向。

第二階段：面對期

在不斷的探詢中，會不斷得到令人失望的訊息，因而漸漸地接受必須進行透析治療的事實。而當每次的治療完成，病患感受到從死亡路上回來的喜悅，轉而進入所謂的「面對期」。

第三階段：矛盾期

腎友接受透析治療三個月左右，開始要面對現實生活，也就是學習如何在工作和洗腎過程之間做一個合適的安排，正式進入第三階段。此時腎友必須面對角色及工作的改變，例如與老闆溝通調整工作時間，平常必須表現自己的獨立卻又要依賴家人、醫護人員、同事的幫忙，因而會產生矛盾、挫折，以及某些程度的沮喪情緒反應。

第四階段：適應期

當腎友接受不同的生活方式之後，須配合醫囑使用藥物、進行透析治療、飲食控制和運動，輔以規律的日常作息，才能有愉快的生活。洗腎並非世界末日，如同前述案例所示，若有對抗疾病的決心及良好的生活規劃，洗腎的病友仍能在工作、家庭方面安排妥當，擁有豐富而多彩的人生。

建設篇

腎臟功能與身體健康

在這個章節中，將用最淺顯易懂的方式，帶大家了解我們的腎臟構造、功能以及相關的疾病。

腎臟的構造

腎臟是形成尿液的器官，俗稱「腰子」。它位於人體的後腹腔，腰部正上方，也就是在第十二根肋骨與脊椎相接的夾角地區，左右各有一個，由於右腎靠近肝臟，所以較左腎為低。它的形狀類似蠶豆，其大小與握著的拳頭相似，長 10~12 公分，寬 5~6 公分，厚約 3~4 公分，每個腎臟重約 125~150 公克。

腎臟的位置

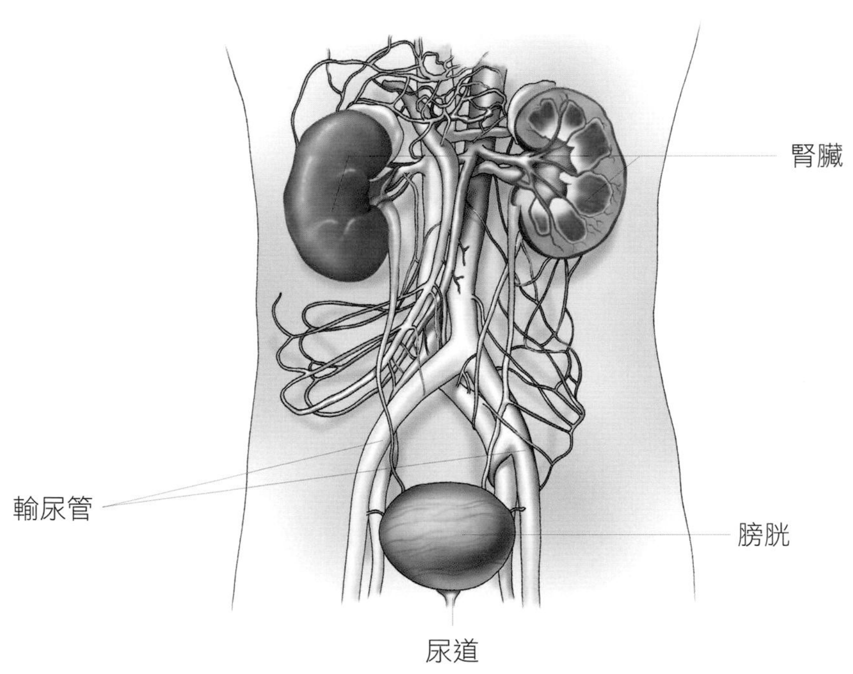

如腎臟解剖圖所示，腎臟可分為皮質和髓質。腎臟的基本組成單位，稱為「腎元」（Nephron）。每個腎臟大約由一百萬個腎元所組成，每個腎元包括腎小體（Renal Corpuscle）和腎小管（Renal Tubule）。腎小體包含腎絲球體和鮑氏囊，是血液過濾成尿液的第一道關卡，而腎小管則包含近端腎小管、亨利氏環、遠端腎小管和收集管等，是形成尿液和收集尿液的主要場所。

全身的血液每分鐘以 1200c.c. 經由腎動脈流入腎臟，由於這些流入腎臟的血液含有電解質、水分和身體的代謝廢物如尿素（Urea）、尿酸（Uric Acid）和肌酸酐（Creatinine）等物質，因此會在腎絲球進行過濾作用，進入腎小管後則被主動地再吸收。

過濾後的血液，則經由腎靜脈流出並回到身體的循環系統。而腎臟製造出來的尿液，則是由血液中被過濾出的代謝廢物及多餘的水分所形成。尿液形成後，經由腎盂流入輸尿管到膀胱儲存，當有尿意的時候，再由尿道排出體外，正常人的尿液為清澈的茶色，平均每天約可排出 1000~1500c.c.。

腎臟的功能

從心臟送到全身的血液量，每分鐘大約 4000~5000c.c.，其中有 1/4 的血液經過腎臟。腎臟接收大量的血液，是為了取回對身體有用的物質，並除去血液中的廢物，因此腎臟的功能包括：

1. 排除體內新陳代謝後產生的廢物
2. 調節體內的水分
3. 調節體內電解質的平衡
4. 維持酸鹼平衡
5. 調節血壓
6. 製造紅血球生成素（EPO）
7. 產生活動維生素 D
8. 分解代謝各種荷爾蒙

腎臟解剖圖

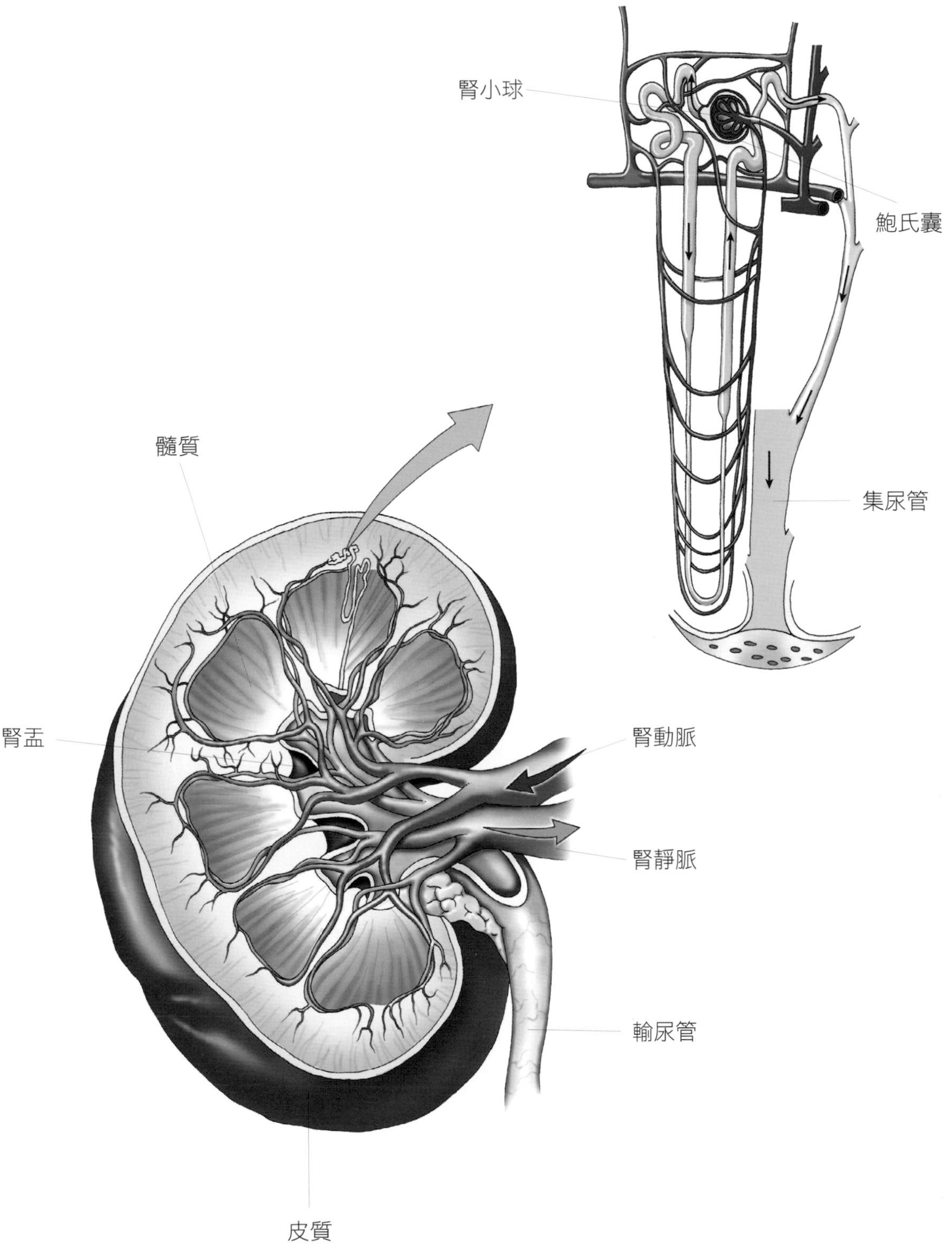

當腎臟持續遭到破壞，逐漸失去功能或完全喪失功能時，將造成體內廢物和水分的堆積，此種現象稱為腎臟衰竭。可分為急性和慢性兩種。

急性腎衰竭

急性腎衰竭常發生在人體休克、嚴重感染或因其他各種腎臟疾病時，導致腎元的過濾功能突然降低，使得腎臟維持體內環境恆定能力受到影響。臨床上主要出現腎機能不全、高氮血症和尿毒症候群如皮膚癢、性慾降低、食慾不振、噁心、嘔吐、疲憊、嗜睡、昏迷和腸胃道出血等症狀。

急性腎衰竭其死亡率約達 30%，如果在發生時能早期治療，其治癒機率非常高，但也有可能轉變成慢性腎衰竭，需要長期治療。

慢性腎衰竭

慢性腎衰竭是指腎臟功能在數月或數年間逐漸衰退，最後完全失去功能無法恢復。許多人在剛開始時都未能發現，直到腎臟受損超過 70% 以上才被發覺。即使早期發現，通常也無法治癒，不過早期經由飲食控制及藥物治療，仍然可以延緩腎功能的衰竭，一旦腎功能剩下 10% 以下時，除了腎移植外，還須終身接受透析治療。

慢性腎衰竭依其嚴重程度，可分成五個階段：

第一期｜腎功能正常但併有腎臟損傷狀況

此時腎功能正常，但併有蛋白尿、血尿等狀況，腎絲球過濾率（Glomerular Filtration Rate, GFR） 為 90~100 ml/min/1.73m^2，

腎臟功能約為正常人的 60% 以上。此階段應注意是否有糖尿病及高血壓，需要控制血糖與飲食，每半年作腎功能檢查，一般皆能穩住腎功能。但若有腎絲球炎之病患必需接受治療。

第二期｜輕度慢性腎衰竭，併有蛋白尿、血尿等

此時的 GFR 在 60~89 ml/min/1.73 m^2，腎臟功能仍為正常值的 60% 以上，一樣要注意是否有糖尿病及高血壓，需要控制血糖與飲食，每半年作腎功能檢查，一般皆能穩住腎功能。但若有腎絲球炎之病患必需接受治療。

第三期｜中度慢性腎衰竭

GFR 在 GFR 30~59 ml/min/1.73 m^2，腎臟功能約正常人的 30~59%，應積極配合醫師治療，減緩進入第五期腎臟病變。

第四期｜重度慢性腎衰竭

GFR 為 15~29 ml/min/1.73 m^2，腎臟功能約正常人的 15~30%，積極配合醫師治療，減緩進入第五期腎臟病變。

第五期｜末期腎臟病變

GFR 為 15 ml/min/1.73 m^2，腎臟功能只剩正常人的 15% 以下，若逐漸無法排除體內代謝廢物和水分，則必需準備與接受透析治療及腎臟移植。

出現尿毒症狀時，就須考慮接受透析治療

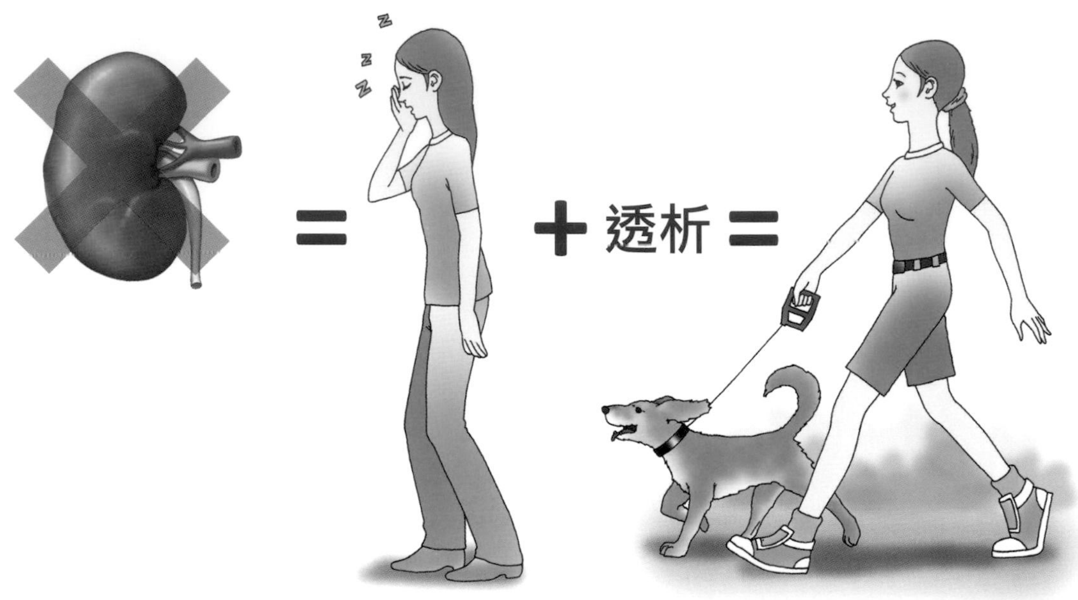

引起慢性腎衰竭的原因

- **代謝性疾病：** 如糖尿病、痛風、類澱粉樣變性等，其中糖尿病腎病變是慢性腎衰竭第一常見的原因。
- **高血壓：** 腎臟血管的管壁因為不斷承受高壓而增厚且變得狹窄，導致腎臟血流量不足，引起腎衰竭。
- **腎小球腎炎：** 可分為急性、慢性及腎臟症候群，若無法控制，會導致腎衰竭。
- **腎盂腎炎：** 包括急性及慢性腎盂腎炎。
- **遺傳疾病：** 如多囊腎。
- **結締組織病變：** 如紅斑性狼瘡（SLE）、硬皮症（Scleroderma）、多發性動脈炎結節（Polyarteritis nodosa）等。
- **阻塞性腎病變：** 如尿路結石、腫瘤等。
- **逆流性腎病變：** 因先天性尿路畸形引起尿液逆流。

透析方式的選擇

透析是一種過濾或淨化血液的過程。透析治療是利用半透膜來移除血中的代謝廢物和過多的水分，並補充體內不足的鈣和重碳酸，藉以達到血液淨化、維持電解質和酸鹼平衡的目的。此半透膜具有許多微小的孔洞，可讓小分子物質（如尿毒、肌酸酐、磷、鉀等）和水分通過，但大分子物質例如紅血球則因不能通過半透膜而被保留在體內。

目前的透析治療可分為血液透析（Hemodialysis，簡稱 HD）和腹膜透析（Peritoneal dialysis，簡稱 PD）二種，患者可根據自己的狀況與醫護人員討論後，選擇適合自己的治療方式。

血液透析

利用血液透析機和人造半透膜做成微小的空心纖維（俗稱人工腎臟）來過濾血液，血液經由瘻管的一端抽出體外，經由血液迴管路進入人工腎臟，進行透析。此時，血液中的代謝廢物和多餘的水分即被移出體外，過濾後乾淨的血液會經由另一端的血液迴管路和瘻管進入體內。

透析原理是利用半透膜代謝出血液中廢物

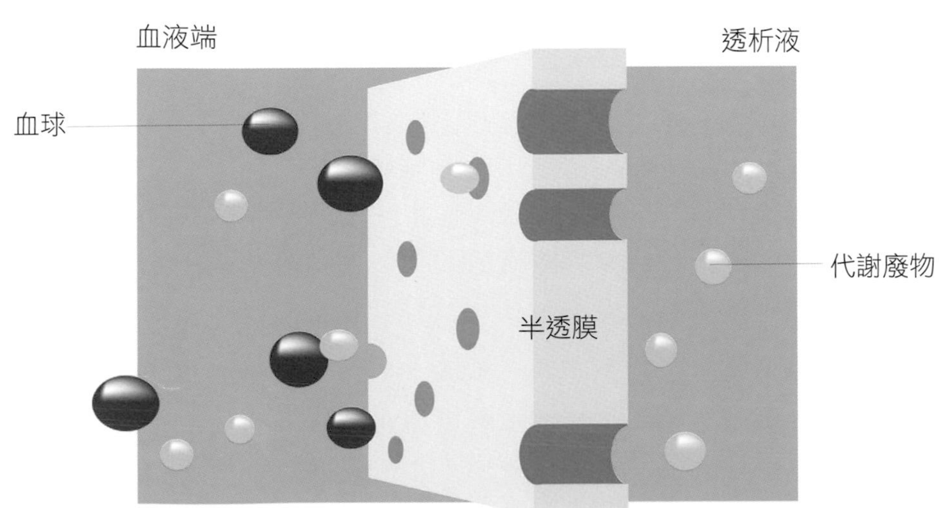

作法

動靜脈管插圖

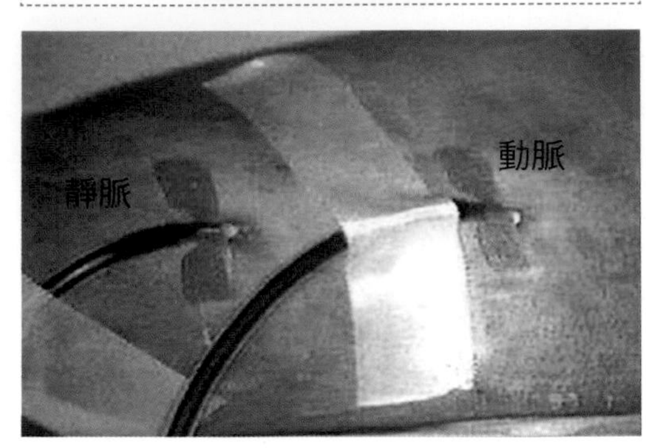

進行血液透析時，每分鐘大約需要200~300c.c.的血液流經人工腎臟進行透析作用。由於人體四肢周邊靜脈血管內的血液都無法達到如此高速的血流，因此患者必須接受動靜脈瘻管或人工血管的手術，以達到理想的血流速度。

由於手術後至少需要2~4週的時間，才能使動靜脈瘻管（A-V fistula）或人工血管（A-V shunt）接合處完全吻合。因此，在等待癒合期間，如果需要進行血液透析時，可在內頸靜脈、鎖骨下靜脈或兩側股靜脈插入暫時性雙腔導管（Double lumen catheter）來代替。

優點

- 能快速有效地清除代謝廢物和多餘的水分。
- 到透析中心接受治療，由專業醫療人員執行，較有安全感。
- 每週須到透析中心三次，與醫護人員和其他患者有較多互動交流的機會。
- 比較不會出現腹膜炎和高血脂症的問題。

缺點

- 需承受扎針之苦：每次治療需扎2針，作為血液進出的通路。
- 兩次透析間，體內會累積大量的代謝廢物和水分，因此在治療前可能會感到不適。此外，血液透析治療必須在短時間快速地將大量的代謝廢物和水分移除，所以在治療中及治療後，較容易因體液及體內化學物質的快速變化，而產生不舒服的症狀，稱之為「透析不平衡症候群」。
- 貧血情形較嚴重：因為每次治療都有血液流失的機會，如果人工腎臟發生血液凝固時，血液流失量會更多。

- 對心肺血管影響較大：由於治療時，體內的水分和血壓變化較大，因此長期下來對心肺血管的影響較大。
- 容易經由血液感染 B、C 型肝炎或愛滋病（AIDS）等。
- 每週須往返透析中心三次接受治療，需配合透析中心的時間表，對於學生、行動不便需要家屬陪伴或有工作的患者而言，較不方便。

腹膜透析

利用人體天然的半透膜——腹膜（一層覆蓋在腹腔內壁及臟層上的薄膜）作為透析器，在體內進行血液淨化，以代替腎臟排除多餘的代謝廢物和水分。

作法

藉由簡單的外科手術，將腹膜透析導管經由腹壁植入腹腔中，大約 10~14 天後，腹部傷口癒合，即可開始透析。這條導管是提供透析液進入腹腔的通路，它能永久置放在腹腔中，不須更換。此外，導管在腹壁的出口稱為「導管出口處」，為了避免感染，出口處應保持清潔，每天消毒傷口及更換敷料。

導管位置圖

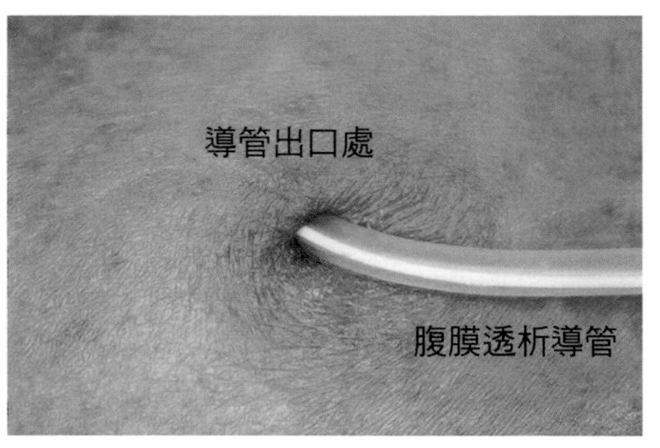

方式

腹膜透析可分為連續性可活動腹膜透析（Continuous Ambulatory Peritoneal Dialysis，簡稱 CAPD）和全自動腹膜透析（Automatic Peritoneal Dialysis，簡稱 APD），這兩種腹膜透析所利用的原理都相同，只是操作方法不同。

連續性可活動腹膜透析（CAPD）

指患者每天自行手操作換液 4~5 次，每次換液過程約 20~30 分鐘。換液時，接上透析液管組，先將腹腔內含有廢物的透析液引流出來，再注入新鮮透析液，最後將管組分離即可。新鮮透析液停留在腹腔約 4~6 小時後，才須進行下次換液。因此，這段期間患者可以從事日常活動，彈性安排自己的作息。

全自動腹膜透析（APD）

指患者須利用全自動腹膜透析機在夜間進行換液，每次換液過程約 8~10 小時。換液時，先將機器設定好，患者在睡前上機，機器便會自動執行換液，等到隔日清晨治療結束，再與機器分離即可。白天則視情況決定是否須加上手操作換液 1~2 次，以達到理想的透析效果。這種透析方式，可讓患者在白天享有更自由的生活，適用於學生、高通透性腹膜特性的患者，以及腹壓過大合併疝氣、腰酸背痛者，因此，近年來有愈來愈多的患者選擇此種治療方式。

優點

- 屬於持續而溫和的透析方式，較不會產生透析不平衡症候群，且在維持殘餘腎功能方面也較血液透析理想。
- 腹膜透析的脫水是持續性的，因此對心臟血管的影響較小，適合老年、兒童及患有心臟血管疾病的透析病人。
- 容易學習，可在家執行透析治療，透析時間具有彈性，可自我掌控，較不影響日常生活，因此可以擁有較好的生活品質。
- 是一種居家透析方式，不與他人共用機器，可以減少經由血液感染 B、C 型肝炎及愛滋病（AIDS）的問題。
- 沒有扎針的需要與痛苦。
- 不經由血液，不會從透析中失血，因此貧血現象較不嚴重。
- 屬於持續性的透析方式，因此飲食限制較小，較可維持適當的營養。
- 適合住家離透析中心較遠的患者，可以解決往返透析中心不便的問題。

缺點

- 可能感染腹膜炎：主要因為換液技術不當，缺乏無菌觀念，導致細菌進入腹腔中引發感染。也有少數患者是因自身免疫功能差，長期的便秘、腹瀉導致腸道內細菌進入腹腔引發感染。
- 體重及血中三酸甘油脂（TG）增加：腹膜透析是利用透析液中的葡萄糖來排除體內過多的水分，有些患者會因為從透析液中吸收部分的葡萄糖，導致體重及血中三酸甘油脂增加。
- 蛋白質流失：由於腹膜的通透性大，因此在透析過程中，體內的蛋白質會經由腹膜排出體外。
- 透析導管留置在腹腔：腹壁有一傷口，每天須換藥，而且無法泡澡，只能沖澡。
- 必須自己操作或由家人協助執行治療。

CAPD 換液程序

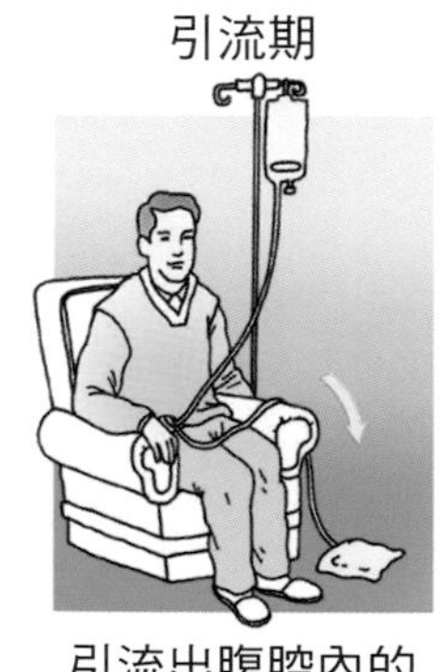

引流出腹腔內的透析液

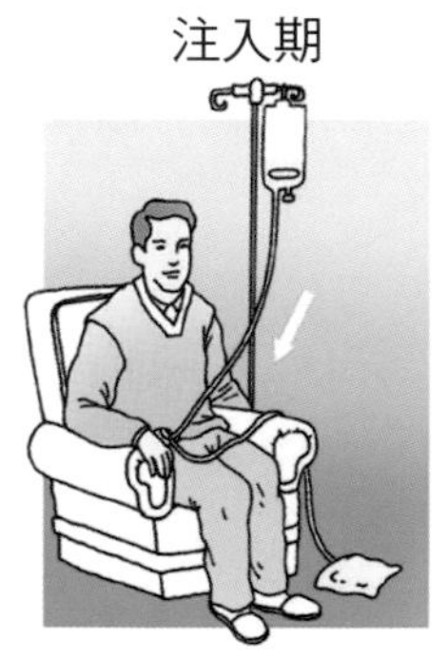

新鮮的透析液

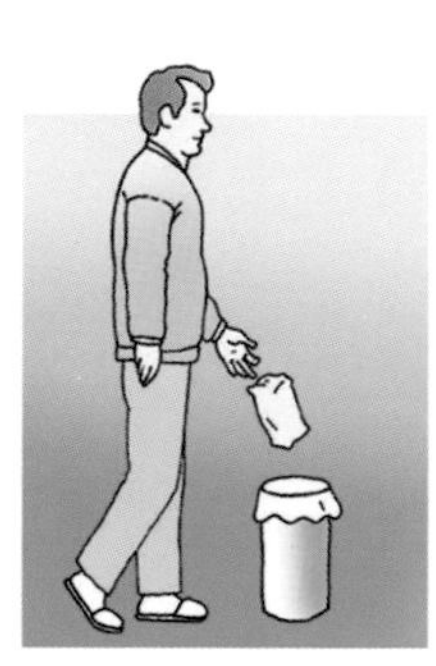
丟棄

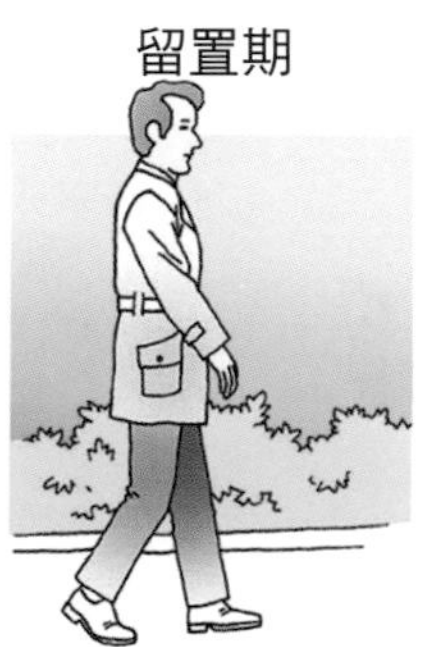

正常活動

APD 換液程序

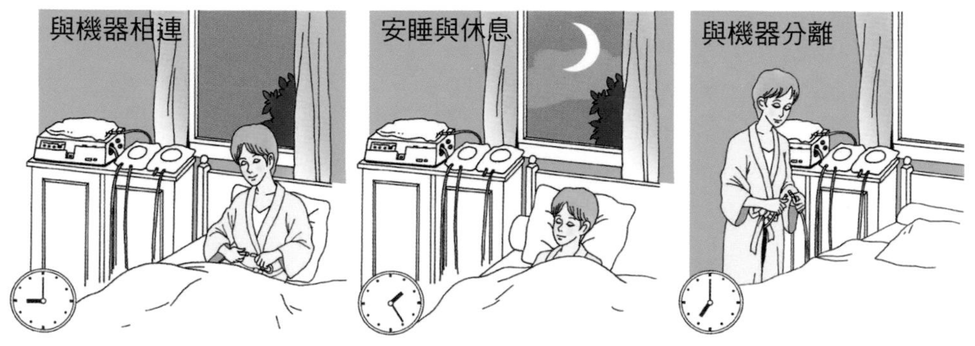

營養流失

透析病友常因水分或尿毒素的長期堆積，造成腸胃蠕動不佳，易有噁心嘔吐的感覺，病人的食慾降低，進而影響對營養素的攝取；再加上透析治療過程中，除了排除累積的毒素外，也會將人體血液中的有用營養素如：胺基酸、小分子蛋白質、水溶性維生素等排除；其他因素如代謝機能降低、飲食型態改變、情緒低落，都會造成病友食慾不振、營養流失，如此長期「入不敷出」的結果，往往使病友的營養狀況雪上加霜。所以如何讓自己吃得健康、吃得美味，是一項重要的課題，唯有維持良好的營養狀況，才能增加免疫功能，提升生活品質。

情緒低落

生病的時候，情緒不佳是很正常的，但長時間的情緒低落不但無助於病情的改善，更會使得治療效果大打折扣，因此洗腎病患的情緒調適非常重要。唯有正向、積極的思考及生活，才能讓自己早日恢復健康。

當病患知道自己需要洗腎時，幾乎都會自我責備或怨天尤人。此時病人會覺得自己很孤單，因此更需要他人的協助，尤其是家屬的支持。所以家屬要有顆包容的心，當病患情緒不好時，陪伴在他的身旁，鼓勵病患說出心裡的感受，讓他低落的情緒得以發洩，早日適應疾病。

不同透析方式的併發症與處理

除了上述共同的問題之外，不同的透析治療方式，引發的併發症也會有所不同。

接受透析的患者可能發生的問題可分為以下幾類：

長期血液透析的併發症與處理

問題	原因	處理方式
一、心臟血管系統		
血壓過高	1. 體內水分聚積。 2. 未按時服用降壓藥。 3. 降壓藥劑量不足。 4. 失眠、情緒激動。	1. 如有積水，則應限制水分和鹽分攝取，每天體重增加控制在 1 公斤以內。 2. 按時服用降血壓藥。 3. 若降壓藥劑量不足，須通知醫師調整劑量。 4. 盡量放鬆心情，避免情緒激動。 5. 若是持續失眠，須通知醫師，必要時服用鎮定劑，以維持足夠的休息量。
血壓過低	1. 使用降壓藥過量。 2. 病患自主神經功能異常，導致週邊血管阻力降低。	1. 調整降壓藥劑量。 2. 若長期血壓偏低，可使用升壓劑。 3. 避免太飽（透析前 1 小時應吃完正餐）或太餓（透析過程中可吃些小點心）。
喘，呼吸短促	過多的水分聚積在體內，對心臟和肺臟造成負荷過量。	限制水分和鹽分攝取，必要時緊急血液透析。
二、血液系統		
貧血	1. 紅血球生成素（EPO）缺乏。 2. 鐵劑不足。 3. 紅血球壽命縮短。 4. 從透析中流失血液。	1. 注射紅血球生成素。 2. 補充鐵劑。 3. 必要時給予輸血。 4. 透析中減少人工腎臟血液凝固的情形，透析結束時，盡量將人工腎臟中的血液沖乾淨。
出血	1. 血小板或凝血功能障礙。 2. 血液透析中使用肝素。	1. 若無法止血，給予輸血、血漿或血小板。 2. 可採用低劑量肝素或無肝素透析法。
三、腸胃道系統		
食慾不振	尿素氮被腸內細菌分解成阿摩尼亞，刺激消化系統，引起食慾不振。	1. 足夠的透析以減少尿素氮的堆積。 2. 給予口服促進腸蠕動藥物。
四、新陳代謝		
高血脂	脂蛋白代謝異常。	1. 飲食控制，減少高脂肪、高膽固醇含量及高碳水化合物的食物。 2. 鼓勵病人運動，適當的運動可以改善脂蛋白的代謝異常。

問題	原因	處理方式
四、新陳代謝		
高血鉀	兩次透析間攝取過量含鉀食物，過多的鉀離子無法由腎臟代謝。	1. 飲食控制，限制高鉀食物的攝取。 2. 血中鉀離子過高時，易引發心律不整心跳停止，必要時緊急透析。
五、骨骼、關節系統		
腎性骨病變	1. 次發性副甲狀腺（i-PTH）功能亢進。 2. 骨骼礦物化不全。 3. 高血磷。	1. 補充活化型維生素 D。 2. 維持血中鈣磷平衡。 3. 利用酒精注射副甲狀腺結節，治療次發性副甲狀腺（i-PTH）功能亢進。必要時，也可採外科手術，切除副甲狀腺。 4. 注意血中鋁堆積情形，如發生鋁中毒，則使用 DFO 藥物治療。
病理性骨折	β2- 微球蛋白堆積容易造成股骨的囊狀骨病變及瀰漫性侵犯股骨頸。	人工關節置換術。
關節隧症候群	可能是 β2- 微球蛋白堆積在橫腕韌帶，造成神經壓迫。	腕關節隧道內被壓迫的部位，以外科方式加以清除。
類澱粉關節病變	可能與 β2- 微球蛋白堆積在關節囊膜或黏膜上有關。	外科手術。
六、皮膚系統		
皮膚搔癢	1. 皮膚太乾燥。 2. 代謝廢物囤積在體內，皮膚出現尿毒酸。 3. 血中磷過高。 4. 藥物或人工腎臟過敏。	1. 每天以溫水洗澡，除去皮膚上的尿毒酸。 2. 降低使用香皂洗澡的頻率，可用清水沖洗，避免皮膚過度乾燥。 3. 皮膚乾燥時，隨時擦乳液或滋潤的植物油。 4. 在癢的地方，可擦止癢藥膏，若癢遍及全身，則可用藥物控制。 5. 適當修剪指甲，以免抓傷皮膚。 6. 若是血中磷過多，則採低磷飲食，並搭配服用降磷藥物。 7. 若是懷疑藥物過敏，則通知醫護人員。 8. 若是懷疑對人工腎臟材質過敏，則更換人工腎臟。

血液透析的急性併發症與處理

問題	原因	處理方式
一、心臟血管系統		
血壓過低	1. 透析中，脫水太快或太多。 2. 病患自主神經功能異常，導致週邊血管阻力降低。 3. 使用降壓藥過量。 4. 血中含氧量太低。	1. 先讓病人平躺，採頭低腳高的姿勢，持續透析但不脫水，調低血流速度，重覆發生者，應重新評估乾體重。 2. 調整降壓藥劑量，透析前暫停服用降壓藥。 3. 可給予氧氣、高張食鹽水或葡萄糖溶液。 4. 避免太飽（透析前 1 小時應吃完正餐）或太餓（透析過程中可吃些小點心）。
血壓過高	1. 透析不平衡。 2. 透析時脫水太快，引起腎素（renin）分泌過多。 3. 緊張、焦慮。 4. 體重增加太多，體內水分過多。	1. 減緩血液透析流速。 2. 給予降壓藥。 3. 服用鎮靜劑。 4. 可先用超過濾方式清除體內過多的水分。
胸悶、胸痛	1. 透析開始時血流速太快。 2. 血壓降低。 3. 有心絞痛、心肌梗塞病史。 4. 出現大量失血、溶血或空氣栓塞等問題。	1. 透析開始時，血流速度放慢。 2. 處理血壓降低問題。 3. 若是心絞痛，可給予舌下硝化甘油（NTG）含錠，以及使用氧氣吸入，並進一步檢查是否有心肌梗塞。 4. 如出現大量失血，則給予輸血。 5. 處理溶血和空氣栓塞的問題。
二、神經系統		
肌肉痙攣	1. 透析時脫水太快。 2. 透析時電解質急速變化。 3. 神經肌肉敏感性增加。	1. 降低超過濾、脫水速度。 2. 靜脈注射高張食鹽水或葡萄糖溶液。 3. 控制體重、限制水分攝取。
透析不平衡症候群	透析時，將尿素從血中清除，但腦細胞中的尿素無法很快移到血液中，因此形成尿素濃度差，造成顱內壓上升或腦水腫。患者出現頭痛、高血壓、噁心、嘔吐、視覺模糊或抽搐現象。此症候群常發生在剛開始透析的患者。	1. 初次透析時，縮短透析時間，減少血流速度，增加透析次數。 2. 告知患者避免攝取過量的蛋白質，以免造成血中尿素氮（BUN）過高。 3. 如有抽搐發生，則用藥物控制抽搐現象。
頭痛	1. 透析不平衡症候群。 2. 高血壓。 3. 焦慮。	1. 減少血液透析流速。 2. 治療高血壓。 3. 給予止痛藥或鎮靜劑。

問題	原因	處理方式
三、腸胃道系統		
噁心、嘔吐	1. 血壓太高或太低。 2. 消化性潰瘍。 3. 透析不平衡症候群。 4. 焦慮或頭痛。	1. 治療高血壓或低血壓。 2. 給予制酸劑或止吐劑。 3. 降低血液透析流速。 4. 給予鎮靜劑。
四、肝、膽系統		
感染 B、C 型肝炎	經由透析時血液感染。	將感染 B、C 型肝炎與未感染 B、C 型肝炎的病人作區隔，避免透析機器共用，造成交互感染。
五、免疫系統		
發燒	1. 最常見的原因是內毒素血症，引發的熱原反應。 2. 感染。 3. 透析機器溫度太高。	1. 熱原反應發生時，可使用解熱劑、抗組織胺藥物或停止透析。 2. 若透析器材汙染，應重新更換透析器，並作血液細菌培養。 3. 調整透析機溫度。
六、血液系統		
溶血	過熱、滲透壓太低或透析機器消毒不完全，管路殘留化學治劑，均可能引發溶血。	如出現溶血現象，須馬上停止透析，並丟棄體外的血。
空氣栓塞	空氣經由血液迴路管進入血液中。	1. 趕緊夾住靜脈端迴路管，採取側向左邊、頭低腳高的姿勢。 2. 給予 100% 的氧氣，必要時，用長針抽取右心的空氣。 3. 若病人意識喪失，可給予氣管插管。

認識乾體重

乾體重就是在洗腎後脫去多餘水分的體重，在兩次透析間若攝取過量的水分，會難以到達乾體重，若最近三個星期到六個星期的乾體重有變化，必須告訴醫生以調整你的乾體重。

腎友必須每天量體重，兩次透析間體重增加應控制在乾體重的 5% 以內，例如：

50 公斤的病患，體重最多增加的重量為 50+50 公斤 x 5%=52.5 公斤

長期腹膜透析的併發症與處理

問題	原因	處理方式
一、心臟血管系統		
血壓過高	1. 體內水分聚積。 2. 未按時服用降壓藥。 3. 降壓藥劑量不足。 4. 失眠、情緒激動。	1. 如有積水，則應限制水分和鹽分攝取，並使用高濃度藥水將體內過多的水分脫出。 2. 按時服用降壓藥。 3. 若降壓藥劑量不足，須通知醫師調整劑量。 4. 盡量放鬆心情，避免情緒激動。 5. 若是持續失眠，須通知醫師，必要時服用鎮定劑，以維持足夠的休息量。
血壓過低	1. 脫水過多。 2. 使用降壓藥過量。 3. 病患自主神經功能異常，導致週邊血管阻力降低。	1. 調整透析液濃度，改用 1.5%。 2. 調整降壓藥劑量。 3. 若長期血壓偏低，可使用升壓劑。 4. 避免太飽（透析前 1 小時應吃完正餐）或太餓（透析過程中可吃些小點心）。
喘，呼吸短促	過多的水分聚積在體內，對心臟和肺臟造成負荷過量。	限制水分和鹽分攝取，並使用高濃度藥水將體內過多的水分脫出。
二、血液系統		
貧血	1. 紅血球生成素（EPO）缺乏。 2. 鐵劑不足。 3. 紅血球壽命縮短。	1. 注射紅血球生成素。 2. 補充鐵劑。 3. 必要時給予輸血。
三、腸胃道系統		
食慾不振	可能是腹腔內水分向上壓迫。	1. 採少量多餐。 2. 如有需要，可依醫囑服用促進食慾藥物。
便秘	透析液造成腸蠕動變慢	1. 多攝取高纖維食物。 2. 適量攝取黑棗精有助排便。 3. 必要時依醫囑服用軟便劑。

問題	原因	處理方式
四、新陳代謝		
高血脂症	1. 脂蛋白代謝異常。 2. 從透析液吸收部份葡萄糖。	1. 飲食控制，減少高脂肪、高膽固醇含量及高碳水化合物的食物。 2. 鼓勵病人運動，適當的運動可以改善脂蛋白的代謝異常。
低白蛋白血症	透析過程中，部份蛋白質會經由腹膜流失，平均每天流失 8~10 公克；若有腹膜炎則流失更高達 15 公克。	1. 攝取足夠的熱量，避免消耗蛋白質。 2. 由食物中補充，攝取足夠的高生理價值蛋白質，如魚、肉、蛋、奶和黃豆製品。 3. 使用含有氨基酸的透析液。
低血鉀	透析液不含鉀離子。	可從水果或青菜中補充，青菜不需川燙過鉀。
五、骨骼系統		
腎性骨病變	1. 次發性副甲狀腺（i-PTH）功能亢進。 2. 骨骼礦物化不全。 3. 高血磷。	1. 補充活化型維生素 D。 2. 維持血中鈣磷平衡。 3. 利用酒精注射副甲狀腺結節，治療次發性副甲狀腺（i-PTH）功能亢進。必要時，也可採外科手術，切除副甲狀腺。 4. 注意血中鋁堆積情形，如發生鋁中毒，則使用 DFO 藥物治療。
六、皮膚系統		
皮膚搔癢	1. 皮膚太乾燥。 2. 代謝廢物囤積在體內，皮膚出現尿毒酸。 3. 血中磷過高。 4. 藥物過敏。	1. 每天以溫水洗澡，除去皮膚上的尿毒酸。 2. 降低使用香皂洗澡的頻率，可用清水沖洗，避免皮膚過度乾燥。 3. 皮膚乾燥時，隨時擦乳液或滋潤的植物油。 4. 在癢的地方，可擦止癢藥膏，若癢遍及全身，則可用藥物控制。 5. 適當修剪指甲，以免抓傷皮膚。 6. 若是血中磷過多，則採低磷飲食，並搭配服用降磷藥物。 7. 若是懷疑藥物過敏，則通知醫護人員。

腹膜透析特有的併發症與處理

問題	原因	處理方式
腹膜炎	細菌經由導管、透析液、腸胃道、血行或泌尿系統進入腹腔，造成感染。	1. 作透析液的細菌培養。 2. 給予抗生素治療，等到細菌培養敏感試驗報告出來後，針對有效的抗生素治療 14~21 天。 3. 尋找引起腹膜炎的原因，針對原因作預防。
導管出口處發炎	1. 導管未固定好，造成牽扯拉傷。 2. 沖澡時，洗澡水不慎跑進傷口，引發感染。	1. 作傷口細菌培養。 2. 給予口服抗生素或藥膏治療，等到細菌培養敏感試驗報告出來後，針對有效的抗生素治療 14~21 天。 3. 將導管固定好，增加換藥次數。 4. 沖澡時，使用人工肛門袋固定傷口，並避免蓮蓬頭直接對傷口沖洗。
疝氣	因為腹腔壓力增大，可能引起臍疝氣、腹壁疝氣或股疝氣。	1. 採外科修補手術。 2. 增加換液次數，減少換液量，以減輕腹腔壓力。必要時，可改用全自動腹膜透析治療。
透析液滲漏	1. 剛植管後，導管出口處未癒合好。 2. 導管破裂或銜接處未接好。	1. 植管後，休息 7~14 天，等導管出口處癒合，再開始換液。這段期間若須透析治療，可先採暫時性的血液透析。 2. 在家發現透析液滲漏時，須馬上停止換液，將腹腔內的透析液流出體外，並通知醫護人員。 3. 若是導管破裂，則用小白夾夾住破裂處的上方，並通知醫護人員更換導管。 4. 注意發生感染。
肩痛	可能是因換液時，排氣不完全，使得空氣聚積在橫隔膜處，造成肩胛骨處疼痛。	1. 換液時，排氣要完全。 2. 若持續肩痛不止，依醫師指示服用止痛藥。

攸關治療成敗的因素

要使透析治療成功，首先要選擇適合自己的透析療法。其次，在日常生活裡則要注意以下事項：

1. 定時接受透析治療。
2. 按時測驗體重、血壓並記錄。
3. 注意飲食和水分的攝取。
4. 適當的運動。
5. 保持身心愉快，遇到情緒低落時，需要找人傾訴。
6. 預防感染。
7. 居家生活如有任何緊急情況或不舒服的現象，應立即聯絡洗腎中心或立即到醫院檢查。

調整生活型態，你會更健康

在接受透析治療之後，患者一樣可以過著正常的生活，但為了讓自己更健康，減少併發症，在生活型態上必須作調整，並且戒掉不良的習慣。

1. **養成正確的醫療觀念**：有病勿亂投醫，或自行服用成藥、迷信偏方，以免延誤治療時機。
2. **充足的睡眠與休息**：避免熬夜，以免過度勞累，致使抵抗力降低。
3. **正確的飲食攝取**：減少應酬，避免暴飲暴食。
4. **戒菸**：香菸含有尼古丁，會影響心臟血管及血壓，為了減少心臟血管的併發症及控制血壓，必須戒菸。
5. **戒酒**：喝酒容易造成三酸甘油脂增加，而大量飲酒更會影響肝臟功能、妨礙新陳代謝，甚至造成酒精性肝硬化，故建議戒酒。

6. **減少茶葉及咖啡的攝取**：茶葉及咖啡含鉀量高，過量攝取會造成體內血鉀增加，影響心跳，嚴重將導致猝死。
7. **避免食用養生五穀雜糧類**：若是由糖尿病轉為慢性腎病的病友，應避免吃所謂的養生五穀雜糧，以避免體內磷堆積，導致鈣磷不平衡，引發副甲狀腺機能亢進，造成腎性骨病變。

換腎可行嗎？

有賴醫學科技的進步，現在腎臟移植成功率，第一年可達 95%，移植腎五年的存活率也可高達 90%，因此腎臟移植已經是一項非常成熟的醫療技術。

接受腎臟移植的患者的確比透析患者有更好的生活品質，因為成功的腎臟移植，可以讓腎衰竭引起的併發症獲得最大的改善，讓患者不需要再洗腎，回復到以前的生活，重享生活樂趣，這是許多透析病友的夢想。但並不是所有的腎友都適合腎臟移植。各大醫院對於訂定受腎者的條件可能有所不同，不過有些限制是大家具有的共識，如合併有嚴重的心臟病、感染人類免疫缺乏病毒（HIV）及罹患惡性腫瘤等情況，並不適合接受腎臟移植。

* 特別感謝：
以上「建設篇」由陳漢湘醫師提供。
陳漢湘醫師現任馬偕紀念醫院腎臟內科資深主治醫師、馬偕醫護管理專科學校校長，並從 2011 年擔任台灣腎臟醫學會理事長至今。

有特別適合洗腎病友的運動建議嗎？

運動對身體的益處，大家已經談得很多了。現代人普遍認知到運動的重要性，知道規律且適當的運動對生活品質是助益的，但是現今有個更重要的，是「久坐行為」的議題。

「久坐」這件事，現在已經確立是個風險，就跟抽菸、肥胖一樣，可能導致包括心血管在內的許多疾病。研究發現，久坐行為對於透析患者日常的體力活動和睡眠品質的確有影響，有持續性做運動的患者，他們的睡眠品質跟日常體力相對的都會提高。

無論是血液透析或腹是膜透析的患者，許多人的睡眠品質都不好，這跟神經傳導是有關的。可是藉由運動，或只單純不要久坐，就能夠幫助病患。減少久坐這件事情非常的重要，包括一般上班族，連續坐四個小時是很常見的。但是其實這樣肌肉就會流失，整體健康品質和生活品質，也都會明顯較差。

那麼怎樣才稱為「久坐」？簡單定議就是，連續坐超過三十分鐘，且次數愈多對身體的危害愈高。一般我們會建議，一次坐著不要超過一個小時，每日坐著的時間加總起來，不要超過四個小時。但這對一般上班族有點困難，所以我們另外建議，坐一個小時以後就應該要站起來，就像是學生上課一樣的概念，每五十分鐘都會有十分鐘的休息。你可以站起來，走一走，去喝個水，上廁所，或是在這個時間做一些簡單的肌力運動或有氧運動，都是非常好的。

有些透析患者因為體力不好，或者有人是因為糖尿併發症引起腎臟問題，加上年齡較大了，無法做到所謂的有氧運動，那麼我們會建議他們進行簡單的拉筋運動、柔軟運動或肌力訓練，對他們都有幫助。

另外研究也發現，減少久坐也可降低人們的一些發炎反應，如果發現自己抽血檢驗的 C 反應蛋白（CRP）指數是高的，首要的就是去檢視自己是否坐太多了，一次坐連續不要超過兩個小時。與其久久運動一次、每次持續很久，還不如打破久坐習慣，每隔一段時間就站起來動一動，會是更好的選擇。

準備篇

認識透析治療的飲食原則

我的飲食均衡嗎？

說到「吃」，人人都會，但要如何吃得均衡、吃得健康，卻是一門大學問！人的身體就像一座工廠，每一個器官都是一部精密的機器，現在叫「腎臟」的機器壞了，我們只好採用「外包」（透析治療）的形式，來完成其原本的工作。但是工廠（身體）仍得維持正常運作，因此對於動力（食物）的來源與運用，更應該謹慎小心！「知己知彼，百戰百勝」，讓我們依照著下列步驟，一起來深入了解提供給身體動力的食物吧！

步驟 1：認識「六大類食物」的分類

食物雖有千千萬萬種，但依據其所含的營養成分不同可以分成以下六大類：

六大類食物表

類別	食物來源	主要提供營養素
全穀雜糧類（或稱主食類）	·全穀類：米飯、麵食、麵包、饅頭、玉米、燕麥、麥片等； ·雜糧類：馬鈴薯、地瓜、芋頭、山藥、蓮藕、南瓜等； ·種子類：蓮子、紅豆、綠豆、栗子、菱角等。	醣類、蛋白質（低生物價）
豆、魚、蛋、肉類（簡稱肉類）	·豆類：（「豆」是指黃豆或黑豆）豆腐、豆漿、豆干、豆皮等； ·魚類：深海魚、淡水魚、花枝、蛤蜊、蝦子等； ·蛋類：雞蛋、鴨蛋； ·肉類：牛、羊、豬、雞、鴨、鵝等。	蛋白質（高生物價）
乳品類（簡稱奶類）	·乳品類：牛奶、羊奶、奶粉、保久乳、優酪乳、優格、起司等。	醣類、脂肪、蛋白質（高生物價）
蔬菜類	·深色蔬菜：菠菜、空心菜、青江菜、地瓜葉等； ·紅色蔬菜：紅蘿蔔、番茄、紅彩椒等； ·淺色蔬菜：高麗菜、大白菜、洋蔥等； ·菇蕈類：香菇、金針菇、草菇、木耳等。	醣類、維生素、礦物質、纖維、植化素

類別	食物來源	主要提供營養素
水果類	・各式生鮮水果：木瓜、柳橙、奇異果、芭樂等； ・罐頭水果：罐頭鳳梨、水蜜桃等； ・果汁：柳橙汁、蘋果汁、甘蔗汁、椰子汁； ・果乾、蜜餞：葡萄乾、芒果乾。	醣類、礦物質、維生素、纖維、植化素
油脂與堅果種子類	・動物性油脂：豬油、牛油、奶油、雞油等； ・植物性油脂：沙拉油、葵花油、芥花油、橄欖油等； ・堅核果類：花生、腰果、杏仁、瓜子等。	礦物質、維生素、纖維、植化素

步驟 2：配合「每日飲食指南」的原則

雖然認識了食物的分類，但這還不夠。因為比起食物分類，飲食的搭配是更大的重點。究竟一天的飲食該如何搭配，才能吃得均衡呢？可以參考以下由衛福部國健署所發布的每日飲食指南扇形圖。

全穀雜糧類
1.5-4碗
蔬菜類
3-5份
豆魚蛋肉類
3-8份
水果類
2-4份
乳品類
1.5-2杯（一杯240毫升）
油脂與堅果種子類
油脂3-7茶匙及堅果種子類1份
水
優格

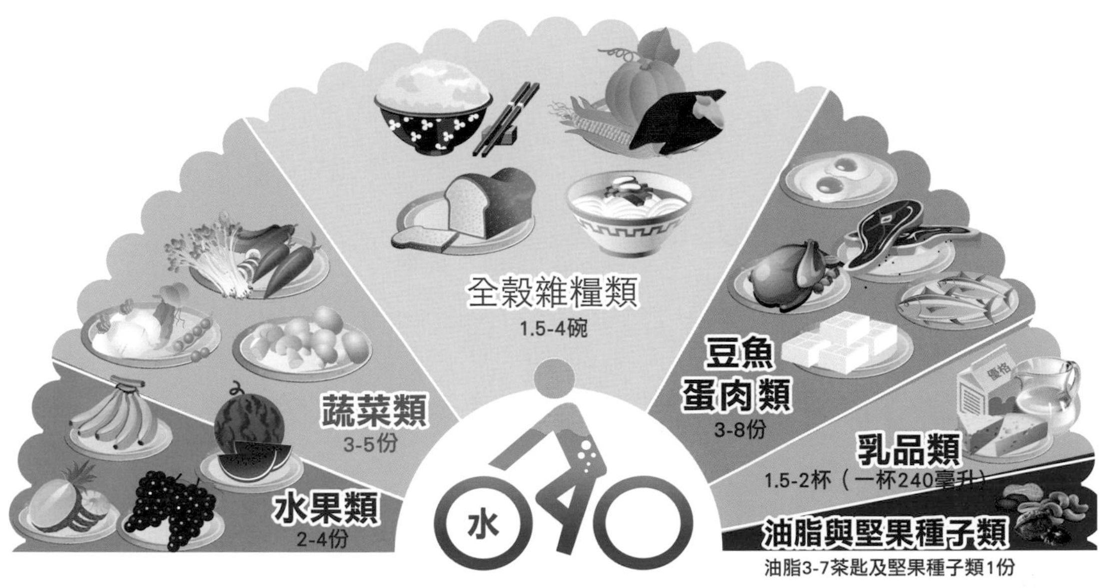

資料來源：衛福部國民健康署

步驟 3：「均衡飲食」檢查表

1. 今天吃了哪幾類的食物？請勾選。（當然是六大類都能吃到是最好的囉！）

☐全穀雜糧類（主食類） ☐蔬菜類

☐水果類 ☐乳品類

☐豆、魚、蛋、肉類 ☐油脂與堅果種子類

2. 飲食比例正確嗎？請寫下所吃的內容及數量。

（只吃肉菜不吃飯、只吃肉不吃菜都會讓飲食比例失衡喔！）

☐全穀雜糧類：______________________________

☐蔬菜類：______________________________

☐水果類：______________________________

☐乳品類：______________________________

☐豆、魚、蛋、肉類：______________________________

☐油脂與堅果種子類：______________________________

3. 數一數，今天吃了幾種食物？

（不偏食，每天吃到 30 種以上不同的食物，才能吃到各式各樣的營養素！）

今天吃了 ________ 種食物

4. 三餐定時定量嗎？請寫下進食的時間。

（省略任何一餐，可是會干擾生理時鐘，影響消化，造成營養不良的喔！若食慾差或食量小時，可以採取少量多餐的形式，補充點心）

早　餐 __________：__________

午　餐 __________：__________

晚　餐 __________：__________

下午茶 __________：__________

點　心 __________：__________

以下我們要介紹的營養，相信大家都已耳熟能詳。在這邊不厭其煩地再介紹一次，希望能讓大家了解它們的重要性，進一步學會適當地利用它們，而不單單將它們視為一些枯燥的名詞。

1. 熱量

身體生長與維持生命需要熱量，而食物是提供熱量的主要來源。熱量的單位是「大卡」，它不是化學成分，也不是營養素，是用來度量營養素經由身體代謝後可以產生、供利用的能量。能供應熱量的營養素為：蛋白質、碳水化合物及油脂，統稱為「三大營養素」。熱量攝取過多，形成體脂肪堆積，造成肥胖；過少則體重下降、營養不良。

2. 蛋白質

1 公克蛋白質可提供 4 大卡的熱量，除了提供熱量外，蛋白質最主要的功能為構成體組織（如：肌肉、內臟器官）及調節、推動生理各項機能（如：荷爾蒙、消化酵素、體液平衡），因此蛋白質缺乏時，易產生水腫、生長遲滯、免疫功能下降、各項生理功能失調等症狀。但攝取過多也會降低鈣的吸收作用，生成過多的含氮廢物，增加腎臟的負擔。

蛋白質依其對身體的利用率可分為：

- **高生物價蛋白質（好品質的）**：主要來源為「乳品類」及「豆、魚、蛋、肉類」。
- **低生物價蛋白質（差品質的）**：主要來源為「全穀雜糧類」。腎病友在進行透析過程中，易有蛋白質流失，因此總蛋白質攝取量中應有三分之二來自於「高生物價蛋白質」。

3. 碳水化合物（醣類）

1 公克碳水化合物可提供 4 大卡的熱量，是身體中能量的主要來源。飲食中若有足夠的醣類，身體將優先以其作為能量，蛋白質方可做為身體組織生長或修復，若飲食中能量不足時，則蛋白質被作為熱量消耗，無法供應組織修復。

醣類中膳食纖維的部分，雖無法供應熱量，但可以預防便秘，有助於消化道的健康，另外也可以調節脂肪和糖分的吸收，對使用腹膜透析的病友而言，有助於血糖、血脂肪的控制。

醣類的主要來源為：「全穀雜糧類」、「蔬菜類」、「水果類」食物。

4. 油脂

1 公克油脂可提供 9 大卡的熱量，是蛋白質和碳水化合物的兩倍以上，因此有「濃縮熱量來源」之稱。油脂除了可以提供熱量外，也具有隔絕和保護作用，在冬天皮下脂肪可以防止體溫的喪失，內臟的脂肪可以保護身體重要器官，具防震效果。人體以油脂的形式儲存過多的熱量，若飲食中攝取過多的熱量、油脂，或是腹膜透析的病友自透析液中攝取的葡萄糖，都可能造成體脂肪增加、血脂肪上升。

油脂的主要來源為：「油脂與堅果種子類」食物。

5. 礦物質

人體中的礦物質有鈣、磷、鉀、鈉、氯、鎂、鐵、鉬、鋅、碘……十多種，各自有其重要性和生理功能，以下針對腎病友較常接觸的礦物質做介紹：

- **鈣**：鈣是人體內含量最多的礦物質，主要存在骨骼和牙齒中，只有少量分佈於體組織或是血液中，鈣和凝血功能、神經傳導、肌肉收縮有關。
- **磷**：磷是人體內含量第二多的礦物質，大部分以無機鹽狀態和鈣質結合，形成骨骼，另外也是熱量營養素代謝中，不可缺少的礦物質。

- **鉀**：鉀在水中溶解生成「鉀離子」，參與骨骼肌肉的收縮、心肌電位的傳導、神經傳導、調解血壓的功能。
- **鐵**：所有的細胞中均含有鐵質，大部分存在於血紅素中，少量儲存於「儲鐵蛋白」，以備不時之需。缺乏鐵易有貧血的現象，同時也會影響腦部發育、免疫系統功能。

6. 維生素

維生素並非用來產生熱量或是建構組織，但為必須的營養素，需要量雖少，但不可或缺。充足的維生素可促進營養素和熱量的利用，維持正常的生理功能。

7. 水分

水分占體重的 50~70%，可運送養分、排泄廢物、參與代謝反應、維持體液酸鹼平衡、體溫恆定等，扮演許多重要的生理、生化功能。

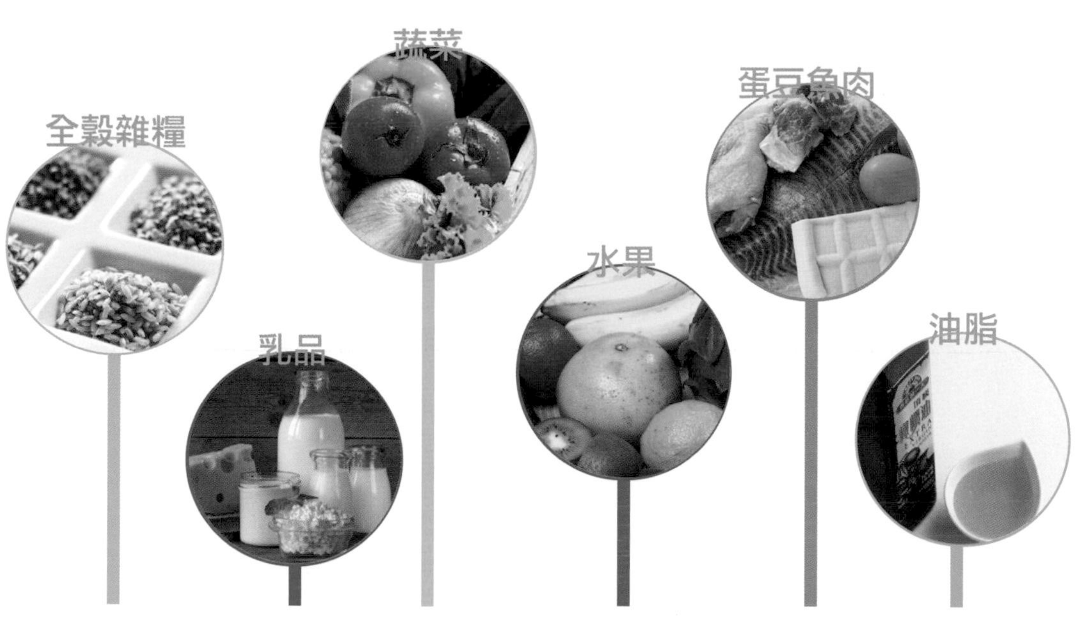

透析病友應該怎麼吃才能避免營養不良？

在台灣目前全球性的健康飲食研究，普遍得出的結論是：包含了地中海飲食、偏素食的飲食（植物性飲食），跟低碳水化合物的飲食，對提高生活品質及改善健康方面的指標都有好處。

大量蔬果、優質好油、適量全穀類的地中海飲食，富含抗氧化物、維生素、膳食纖維，幾乎是健康飲食的同義詞，研究證實，它們對抑制發炎反應有幫助。

在地中海飲食的基礎上，我們還要強調所謂「吃在地、吃當季」的觀念。吃當地生產的食物，不需經過額外的防腐加工以因應漫長的運送過程，民眾可以吃到最新鮮、營養價值最高的食物，而當季生產的作物不會含有過多的農藥，價格又便宜，民眾可以多加選購。

所以當採取地中海飲食時，並不是非得吃國外進口的橄欖油或無花果等不可，像台灣自產的茶油也是很好的選擇。

蛋白質方面，優先以魚、海鮮、雞肉為主軸，但若有發生貧血現象，則要考慮是否是紅肉的比例太少，而做適當的調整，並非一味地排斥紅肉。

有時候腎友們會擔心蛋白質過高，不敢吃肉，但反而造成營養不良。最簡單的方式可以用血液檢驗中的白蛋白指數來看，一般的參考指數為 4.0 g/dL，如果腎友的指數一直在 3.8 至 4.0 g/dL，代表整體熱量或許 OK，但要考量是否蛋白質不足，若指數只在 3 至 3.5 g/dL，那麼可能代表整體熱量和蛋白質都是不夠的。此時視自己的身體狀況增加一至四份的蛋白質，其實都是在許可範圍內。

至於尿酸，研究發現它與氧化壓力也有很大相關。尿酸問題不只出現在許多腎臟病人身上，很多代謝症候群患者也有尿酸過高情形，所以因為長期尿酸高、痛風的病人若未控制好，也容易導致需要洗腎。

尿酸高代表體內代謝異常，面對這個問題，要強調的是：

1. 整體的蛋白質與熱量都要足夠，否則會造成肌肉分解，反而產生血液中的尿酸值增加。
2. 太多的蛋白質也會增加尿酸，應該從自己的白蛋白指數，判斷蛋白質的份量。
3. 高普林食物少吃，並不是吃了就一定會導致痛風發作，但攝取量還是要注意。不過有時狀況會因人而異，舉例來說，以往一般認為蘆筍不能吃，但目前西方的研究已將這個禁忌排除。再者如香菇，一般不建議吃，但在國外，蘑菇卻是被允許食用的。

總而言之，腎友應該隨時注意觀察自己的飲食及生活狀況，避免食用那些會導致自己不舒服的食物，而非一味地把所有「可疑」的食物都排除。也要建議，若洗腎病友想要減肥，一定要跟醫師和營養師配合，不可以任意進行，以免減肥不成反而傷身。

透析治療的飲食原則

接受透析治療的病友們常有許多飲食的困擾，尤其是在初期接受治療時，聽了醫師和營養師的叮嚀後，常會覺得「這個不能吃、那個也不敢吃」，因而導致熱量攝取不足，食入的蛋白質無法有效利用，可能造成身體日漸消瘦、免疫功能下降，讓病友食之無味，也喪失生活品質。

現在只要依前述的步驟，檢視自己的飲食是否均衡後，再把握住「六大類食物」及「每日飲食指南扇形圖」的概念，特別留意高磷、高鉀、高鹽的食物，依據自己身體的狀況，適當地調整飲食，注意攝取量和攝取頻率，病友們其實也能吃得美味又健康，進一步擁有良好的透析品質，不會再苦惱接受透析後就是「無味」人生。

透析病患的飲食調整

- **油脂與堅果種子類：**油脂儘量採用含不飽和脂肪較高的植物性油脂，如沙拉油、葵花油、橄欖油等。避免使用動物性油脂（如：豬油、牛油、奶油、雞油等）及椰子油、棕櫚油等含飽和脂肪較高的油脂。堅果種子類通常含有高磷，建議減少食用量或配合磷結合劑食用。
- **糖：**身體會吸收腹膜透析液中的葡萄糖，易造成高血脂症，因此飲食要避免精緻糖類或糕點食品（如：蛋黃酥、咖哩餃、月餅、蛋糕、小西餅等）。
- **鹽：**鹽的使用應以少量為主，適當使用辛香料蔬菜（如：蔥、薑、蒜、香菜、九層塔、香菇等）或善用食材本身的鮮味，而非用低鈉鹽或低鹽醬油（因多為高鉀食品）替代。
- **乳品類：**牛奶中雖有豐富的蛋白質，但也是屬於高磷的食物，若血磷值高時，可以改選用專為洗腎病患設計的營養補充品替代。

- **豆魚蛋肉類**：是優良（高生理價）的蛋白質最佳來源。因透析過程中會流失部分的胺基酸（約流失 1 份的豆魚蛋肉類），因此需攝取足夠的量，才能避免營養不良。（尤其腹膜透析會比血液透析流失更多。）
- **蔬菜類**：各式蔬菜可交替食用，若血鉀高時，可以先將蔬菜燙煮後去湯汁再食用，且應避免大量或濃縮的湯汁（如：蔬菜汁、精力湯、中藥）。
- **水果類**：水果都含有鉀離子，應攝取不同的水果種類，控制水果的「總攝取量」比選擇「低鉀水果」或「不吃水果」更重要，也應避免打成果汁食用。
- **全穀雜糧類**：避免食用全穀類製品，防止血液磷值過高。

需要額外補充營養素嗎？

對於國民的營養研究，目前大多數都是針對一般人，並未針對特殊的族群做詳細的調查。少部分對特殊族群進行的營養研究，則常出現樣本數不夠，或者缺乏對照組等問題，參考價值不高。

當我們檢視一般人的營養攝取狀況，其實很容易發現營養不足的問題，更不用說腎友們因為飲食限制和營養流失的關係，不足的狀況就更嚴重了。

目前有幾類營養素，是腎友們可以注意補充的。在此之前，大家可以參考第 222 頁的「國人膳食營養素參考攝取量」，了解應該要攝取到的量以及這些營養素在哪些食物內含量最多，做為選擇食物的依據。如果營養素含量多的食物是你平常很少吃的，那就要提醒自己多吃。

註：

1. 請參考 P.047 的「每日飲食指南扇形圖」圖。
2. 加底線字為腹膜透析患者須額外注意的事項。

1. 維生素 C

維生素 C 是人體一個重要的、很基本的必需營養素，它是水溶性的，很容易在透析過程中流失。在 RDA 的建議中，一般人維生素 C 一天要達 100 毫克，大家再從第 226 頁對照各種食物 100 公克中維生素 C 的含量，去換算該吃多少食物。

100 公克食物，大約是煮熟的蔬菜放在大同電鍋的米杯一杯，或者是水果削皮去籽切大塊後一個米杯的量。

要注意的是，第 226 頁圖表裡的數值是以生菜及生水果來測量，但生菜的鉀離子高，不適合腎友食用，通常是吃煮熟的，但如此一來維生素 C 的含量就會下降了，而且煮得愈久，下降愈多；而水果則是取決於新鮮度，愈新鮮的維生素 C 含量就愈高。腎友們在評估自己該吃多少量時，還要考量這兩個變數。

2. 維生素 E

維生素 E 是人體中最重要的脂溶性抗氧化物，許多研究指出，透過額外補充維生素 E，其抗氧化作用在藥物使用所引起的氧化作用或透析病人身上，可明顯降低脂質過氧化情形。

深綠色蔬菜為維生素 E 之最佳食物來源，此外，植物油、乾果、豆類、全穀類都是含量較高的食物。第 277 頁列舉了一些食物的維生素 E 含量。堅果是維生素 E 含量高的食物，但堅果的磷和鉀都高，不適合腎友拿來補充，導致腎友要從天然食物攝取維生 E 並不容易。建議可以從某些油脂中攝取，例如初榨的堅果油、芝麻油等，維生素 E 含量高，而且即使經過高溫烹調，仍能保留其營養。要提醒的是，有些精緻油、大豆油，也都標示含有維生素 E，但其實這裡的維生素 E 是用來穩定油脂、使其不易變質腐化的。

3. 左旋肉鹼（L-Carnitine）

研究顯示，左旋肉鹼有助於降低發炎反應，但研究人員也發現，使用點滴注射比口服的效果似乎更好。即使如此，如果肉鹼不足，腎友還是要去找出不足的原因再決定是否要適量補充。肉鹼存在於肉臟類居多，許多人因為尿酸或膽固醇等原因會避免吃內臟類，假使此時蛋白質又吃得不夠，肉鹼當然就缺乏了。

對於營養的補充，應該與自己的醫師及營養師配合，有的洗腎中心並沒有專屬的營養師，這時候腎友必須自己做功課，例如要掌握自己的檢驗數值、觀察身體狀況的變化，補充營養方面的知識，了解六大營養素以及如何從食物中足量攝取，檢視自己喜歡或常態吃的食物是屬於哪一類等，若還是不夠清楚，則應找專業的醫療人員做個人化的諮詢。

「血液透析」與「腹膜透析」飲食上的比較

因選擇不同的透析方式，對身體會造成不一樣的影響（請見第 034~041 頁），因此在飲食上需要特別注意的地方也略有不同，詳請見下表。

「血液透析」飲食原則 Q & A

Q1: 透析後和未透析之前的飲食是否有所不同呢？

A1: 血液透析前後飲食上最大的差別在於蛋白質的攝取，未洗腎前限制蛋白質的攝取，可以延緩腎功能的惡化。但接受血液透析時會流失一些胺基酸（約流失 1 兩的肉類，含 7 公克的高生物價蛋白質），因此反而要在飲食上作足量的蛋白質補充。

血液透析與腹膜透析營養成分需求比較表

營養素	血液透析	腹膜透析
熱量	35 大卡 / 每公斤體重 / 天	23~35 大卡 / 每公斤體重 / 天（須包含身體由透析液中吸收葡萄糖的熱量）
蛋白質	1.2~1.4 公克 / IBW 公斤 / 天（* 註）	1.2~1.5 公克 / IBW 公斤 / 天（* 註）
鈉	2~3 公克鹽	6~8 公克鹽
磷	1~1.2 公克	1.5~2 公克
鉀	2~3 公克	不須嚴格限制（高血鉀者除外）
水分（必須包含食物水分）	500~800 毫升 / 天 + 殘餘尿量	不須嚴格限制（嚴重高血壓或水腫者除外）
維生素	維生素 C、B_6、葉酸的補充	維生素 C、B_6 的補充
其他	--	有高血脂症狀時，宜控制脂肪攝取，只可攝取少量的單糖

* 註：1. 其中高生物價蛋白質至少占 50% 的來源；2. IBW 為理想體重。

優良（高生物價）的蛋白質補充可來自於豆、魚、蛋、肉類及牛奶，但因牛奶及蛋所含的磷較高，故須注意攝取量。牛奶一天至多 1 杯（240c.c.），或可選用特性殊的低磷奶粉或特殊性營養品。至於蛋的攝取，以往蛋黃被視為高膽固醇食物，但其實蛋黃內的膽固醇對血液膽固醇的影響極小，一天一顆是很好的，不過因為蛋黃的磷含量高，因此如果要藉由多吃蛋來補充蛋白質，則第二顆蛋可以只吃蛋白。

「肉」指雞、豬、牛、羊、鴨，「魚」還泛指海鮮類如小卷、花枝、海參，「豆」指黃豆或黑豆做的製品如豆腐、豆乾、豆漿，因此對於素食的人，黃豆製品及天貝亦提供了豐富且品質高的蛋白質來源。

Q2: 洗腎患者需要多少的蛋白質？

A2: 大約為每公斤體重 1.2~1.4 公克，也就是說 60 公斤的人，需要的蛋白質為 72~84 公克，而每 1 份的肉類約含有 7 公克的蛋白質，大概是 7 份的肉類，50 公斤的人大概就需要 6 份的肉類，以此類推即為洗腎患者所需要的蛋白質量，但仍因個人需要而有所不同。

Q3: 我的白蛋白偏低，是不是只要多吃豆、魚、蛋、肉類等蛋白質食物，就可以增加白蛋白？

A3: 生化報告中的白蛋白可以說是代表身體營養狀況的指標，攝取足夠蛋白質除了可以讓體內白蛋白足夠外，更重要的是還要攝取足夠的熱量，才能讓我們所攝取的蛋白質不會被用來做為能量的使用，導致蛋白質的量仍然不夠。

而足夠的熱量可以來自於主食類和油脂類的攝取，因此當我們攝取豆、魚、蛋、肉類的食物時，還要注意其餘五大類的食物是否有均衡攝取，這時飲食的調整就需要營養師依照病情做最適度的修正，幫助病患達到良好的營養狀況。

Q4: 如何知道我的水分攝取是否過多？

A4: 血液透析的患者，若排尿量已減少許多或接近沒有尿量，所攝取的水分將無法藉由尿液排出，而會在體內累積，須經由下次洗腎時才能排出過量的水分。

因此注意自己洗腎前後的體重，就大概能知道自己水分攝取的狀況。要判斷攝取的水量是否過量，就是在兩次透析間體重不可增加為原來體重的 5%。例如體重 50 公斤的人，在下次洗腎時體重不可超過 52.5 公斤。

Q5:柳丁和橘子是高鉀水果，是不是都不能吃呢？

A5: 透析治療時水溶性維生素會被透析出來，所以應該做適度的補充。柳丁和橘子的維生素 C 含量都很豐富，但卻因為含鉀較高，因此須限制攝取量。

高鉀的水果並非都不能吃。一天應該要攝取 2 份水果（1 份約為 1 個女生拳頭大小的蘋果或柳丁，或 1/3 顆泰國芭樂），但高鉀的水果至多只能占 1 份，而且不要喝果汁，舉例來說 1 杯 200c.c. 的柳丁汁至少需要 4 顆柳丁才能榨出新鮮果汁，這樣就已超過一日所需的 2 份。

其他高鉀水果如香蕉、草莓、哈密瓜，應注意攝取的頻率，另外也不要一天全攝取高鉀的水果，可高鉀、低鉀的水果錯開食用。

其實各類水果對人體有不同的益處，而且低鉀水果並非代表沒有鉀離子，攝取過量時鉀離子亦會增加，因此在水果的攝取上避免高鉀的方法，最重要的是注意攝取頻率次數及水果總量。

Q6:雞湯很補，我能否用雞湯燉補？

A6: 在台灣有燉湯補身的習慣，不過站在營養學的角度來看，雞肉所含的營養價值勝過雞湯，因為雞湯只有少許游離的胺基酸，而胺基酸是蛋白質分解而來，簡單的說是它們是小分子的蛋白質，雞肉含的蛋白質比雞湯更豐富，再者雞肉本身含鉀離子，但因經烹煮過後大多數鉀離子會溶於水中，因此雞湯就形成高鉀食物，同時普林含量也高，不利於尿酸控制。洗腎病患須控制對水分的攝取，因此湯湯水水的東西不宜多吃，建議洗腎病患喝雞湯不如吃雞肉，更能補充所需的營養！

Q7:我是否可以用低鈉鹽或低鹽醬油代替一般精鹽或醬油，以降低鹽量的攝取？

A7: 所謂低鈉鹽或低鹽醬油，其低鈉的成分就是以鉀來代替，也就是「鈉低鉀高」，故低鈉鹽和低鹽醬油都是屬於高鉀食物，但血液透析病患常有高鉀血症的狀況，故不宜當作一般的調味料。在烹調上，仍應以一般精鹽作調味，但減低用鹽量，不使用味精，另外要注意一些調鮮劑（如雞湯粉 / 塊、烹大師等），因為它們也含有鈉，須注意攝取量。

「腹膜透析」飲食原則 Q & A

Q1: 腹膜透析對身體有什麼影響？

（特別備註：加底線字部分是和血液透析病友較不同的地方）

A1: 腹膜是身體自備的半透膜，累積在血液中有毒的廢物可藉著這層膜排除，但是腹膜的孔洞比血液透析使用的人工腎臟的還要大，因此腎友們若是選擇腹膜透析的治療的方式，在透析的過程中，會比血液透析流失更多的蛋白質。

除此之外，透析液中的葡萄糖濃度遠比血液高，易被吸收使血糖增加，作為熱量的來源，若腎友們消耗的熱量少於自口食入和自透析液所吸收的，長久下來，就會發現體重逐漸增加，也易併發高血脂症。

Q2: 怎麼判斷我的體重是否標準呢？

A2: 理想體重的計算公式：

22× 身高（公尺）的平方（數值 ±10%的範圍皆可）

如 王先生的身高為 170 公分，換算成 1.7 公尺，則他的理想體重應為：
22 x 1.7 的平方（也就是 22x 1.7x1.7）= 63.6 公斤，63.6 公斤 ±10 %（即 63.6x0.9~1.1）= 57.2~70 公斤，只要在此範圍的體重，皆為理想體重。

Q3: 我需要多少熱量？

A3: 每日的熱量需求，會依個人的體重和活動量不同而有所差異，通常約需 25~35 大卡 / 每公斤體重 / 天，體重不足者，須增加額外的熱量，肥胖者則須減少。

> ⓘ如 王先生若體重為 75 公斤（乾重，即未放入透析液時的體重），則每天約需 75 x 25~35 = 1875~2625 大卡的熱量，而王先生的體重超過理想範圍，屬於體重過重者，則可採用數值較低的 1875 卡（約 1900 卡），作為一天應攝取熱量的參考。

但在計算攝取的總熱量時，除了吃入的食物外，自透析液吸收的葡萄糖所產生的熱量也應計算在內，腎友們千萬不可以忽略！

Q4: 我需要多少蛋白質？

A4: 蛋白質是生長、組織復原、維持身體各機能運作的重要營養素之一。腎友們一旦開始進行透析治療，其蛋白質攝取量不像洗腎前限制般嚴格，反而應補充至足夠量。因為透析過程中，透析液在清除毒素時，也會同時帶走胺基酸和蛋白質，造成體內蛋白質的損失。尤其是採用腹膜透析的腎友，其蛋白質流失會更多，每天每公斤體重約需 1.2~1.5 公克的蛋白質。

除了「量」要足夠外，「質」的選擇也很重要。腎友應多攝取高生物價的蛋白質（每份可提供 7 公克的蛋白質），如牛奶、蛋白、家禽類、豬肉、魚肉、黃豆製品等。因為這些優質蛋白質含有人體所需的必須胺基酸，身體在做良好運用的同時，卻只產生少量的尿毒素，對腎友而言是較佳的食物選擇。

> 如 王先生的理想體重為 63.6 公斤，則每天約需 63.6 x 1.2~1.5 =76.3 ~95.4 公克的蛋白質，而其中來自高生物價蛋白質（主要來自豆魚蛋肉類或乳品類）至少應占 50%，因此王先生每天應攝取此類的食物約 5.5~6.8 份。

Q5: 當高血脂症出現時，飲食上還要注意什麼？

A5: 因為長期吸收腹膜透析液中的葡萄糖，腎友們容易有血脂異常、心血管病變的現象，應減少攝取精緻糖、甜食及高油脂的食物，如糕點、餅乾、蛋糕、油炸食物等。此外，動物性食物油（如：豬油、牛油、奶油）中含有較高的膽固醇及飽和脂肪酸，血脂肪異常者更要適量食用。

Q6:電解質（鈉、磷、鉀）應如何控制？

A6: • **適量鹽（鈉）**：鈉是「鹽」的主要成分，要控制鈉，就要控制「鹽」的攝取量。每日鈉的需要量約為2~3公克（即6~8公克的鹽），若過量攝取，除了血壓控制不佳，易使體內蓄積太多的水分，尤其血脂肪異常者更要注意鹽分和水分的控制，以免為了使體內的水分脫出而增加透析液濃度。市面上販售的低鈉、薄鹽醬油或是低鈉鹽、健康鹽，大部分都是以鉀來取代其中的鈉，當血鉀過高時，則不宜任意使用。

• **少「磷」、多「鈣」**：腎臟功能不全，也會使過多的磷蓄積在體內，導致骨骼病變及皮膚搔癢的症狀。因此高血磷者應避免高磷食物，且遵照醫囑與正餐時一起服用磷結合劑。同時為了預防骨質病變，腎友要攝取足夠的鈣質，但是一般的高鈣食物，含磷量也較高，因此可將市售的低磷奶粉列入考慮。

• **高鉀？低鉀？因人而異！**：腹膜透析的腎友，飲食上鉀離子限制不如血液透析者嚴格，甚至可能因長期持續透析，流失量增加而造成血鉀下降至正常值以下，因此需依各人的生化檢驗值作適當的調整。

Q7: 何時要做水分的控制？

A7: 腹膜透析治療的腎友，若目前有使用較高濃度的透析液（如2.5%或以上的濃度），表示脫水的狀況不理想，或是有水腫的狀況產生，此時建議應做好水分的控制。

水分的來源除了飲水、湯汁、飲料外，其他的食物如：稀飯、水果等也含有不少的水分，這些都應計算在其中。

食物	水分含量
水果	90%
蔬菜	90%
稀飯	90%
乾飯	62%
肉、魚	60~80%
饅頭	36%

水分的控制

水分會在兩次洗腎的中間堆積，造成體重增加，攝取過量的水分會影響血壓，加重心臟負擔，造成高血壓、呼吸急促、充血性心臟衰竭及肺積水。

水分不只是指「飲水」，其他像是果汁、水果、飲料、豆漿、冰淇淋、湯等，也都有水分；另外，有些蔬菜與水果的含水量較多，須特別注意攝取量，例如芒果、葡萄、柑橘類、西瓜、番茄、芹菜、萵苣等。

◆ 控制水分攝取的小技巧

1. 計算每日飲水量，置於固定刻度的杯子盛裝，分次飲用。
2. 注意服藥的喝水量也要算在每日液體的總攝取量。
3. 可將部分液體如水、檸檬水、水果醋做成小塊冰塊解渴用，但要注意總攝取量。
4. 以口香糖、檸檬片刺激唾液分泌。
5. 口渴時可含水漱口，再將水吐出。
6. 不吃口味重的食物，避免口渴。
7. 養成口渴才喝水的習慣。
8. 避免喝過多的湯汁、飲料、稀飯、布丁、果凍。

常見的飲食迷思

Q1: 吃素有助於病情改善嗎？

A1: 素食者在六大類中的主食類、蔬菜類、水果類都同一般人一樣沒有區別，至於豆魚肉蛋類、乳品類方面，則會依是否有吃蛋、奶，而分「蛋奶素」與「全素」，素食者主要以攝取足夠的黃豆類製品做為蛋白質攝取來源。

所謂「豆」是指豆腐、豆乾、豆漿、豆包、豆乾絲、豆皮等食物，和紅豆、綠豆等主食類有所差異，黃豆製品和魚、肉相比同樣為高生理價蛋白質，但因為是植物性食物所以沒有膽固醇，不過千萬別誤以為它們沒有脂肪的成分喔！

不要以為喝豆漿時只有補充蛋白質，其實豆漿也含有油脂，被歸類在豆魚肉蛋類中的食物，既含有蛋白質也有脂肪的成分，其中又因為脂肪所含的比例不同，分高、中、低脂類，脂肪量的不同所含的熱量相對也有所不同。

素食者在油脂的選擇上會以植物油為主，或以一些堅果種子類如腰果、杏仁、瓜子、芝麻做油脂來源，但要提醒的是堅果種子類食物所含磷、鉀較高，要適量適時攝取，以避免電解質不平衡的現象。黃豆製品因為有一種豆腥味，經過油炸處理後味道會更好吃，因此會增加油脂的攝取，一般素食餐館的蔬菜都比較油，因為單吃青菜會太澀，要經油炒後才會好吃，而這些烹調方式都會增加素食者在無形中攝取過量的油脂，因此常有些吃素的人都會疑惑自己只吃蔬菜不吃肉為何還會胖，就是因為不了解黃豆類也是含有脂肪，同時過油的烹調方式都是增重的原因。

另外還有一種和黃豆製品很像的食物，例如麵腸、麵丸、烤麩、麵筋等，但他們是麵粉製品而非黃豆製品，所含的蛋白質品質較差，就是說進入人體後的利用率較不好，所以在攝取上還是要以黃豆或黑豆製品為主要蛋白質的來源。

建議素食者若不因宗教關係，最好是以蛋奶素為主，因為蛋中的鐵質豐富，亦含有維生素 B_{12}，牛奶也含有容易吸收與豐富的鈣質，會比較容易做到均衡飲食。

Q2:牛奶蛋白質含量豐富，我是否可以多多攝取？

A2: 牛奶雖然是優質的蛋白質來源，不過因為所含的磷高，所以食用上最好是在營養師的教導下攝取一定的份量作補充，或者現在市面上有一些專為洗腎病患設計的營養補充品（如亞培普寧勝、雀巢立攝適腎臟透析適用配方，詳見第 216 頁「常見營養補充品成分一覽表」），特色是均衡的營養素、適量蛋白質、低磷、低鉀、低鈉、濃縮液體與熱量，可給洗腎病患作口飲營養補充。

Q3:五穀雜糧飯纖維質高是，現今流行的健康食物，適合我做主食以代替白飯嗎？

A3: 血糖高或者膽固醇高的病人以五穀雜糧飯作主食時，因所含的纖維質高，具有延緩飯後血糖上升和幫助膽固醇代謝的功能，但全穀類如糙米、紅豆、綠豆、燕麥、薏仁含磷高，若常以雜糧飯、全麥土司代替白飯、白土司，或常攝取此類食物時，會容易造成洗腎病患血液中的磷升高。

Q4:聽說精力湯對身體很好，所以我應該多喝嗎？

A4: 生機飲食中，最具代表的食物可說是精力湯了！但是精力湯裡的食材為腰果、杏仁、葵花子等堅果類，再加上生鮮青菜或小麥草等一起打成汁，另外還會添加水果以調整口味。因為堅果類是屬於高磷的食物，而蔬果都含有鉀離子，鉀離子為水溶性的營養素，經過清洗和水煮後，鉀離子大多會流失，然而精力湯裡的蔬菜，未經水煮去鉀直接打成汁，再加上水果所含的鉀離子，精力湯就變成了「高鉀高磷」的食物，不適合血液透析病患每日食用。建議透析病患攝取青菜時，不妨先經過燙煮撈起後再烹調，可用油炒或沾醬料吃，攝取的鉀離子就會減少許多。

Q5:有人建議我吃中藥，可以嗎？

A5: 並非所有的中藥都不好，但是部分藥材對於殘餘的腎臟功能仍有損害。且中藥湯裡的中藥食材也是屬於植物類，而植物均含有鉀離子，一般蔬菜可經烹調燙過、不食用湯汁以減少鉀離子的攝取，而熬煮出來的中藥湯雖然為補品精華之處，但裡頭所含的鉀離子甚高，因此使用中藥燉湯的病友要非常小心地監測鉀離子量。然而，一般血液透析中心多半一個月才測一次血鉀的生化值，不能及時得知血鉀的變化，而高血鉀會造成心跳紊亂，導致急性心衰竭，影響到生命安危，因此並不建議用中藥燉品做補充。對於血液透析的病患而言，足夠的熱量和蛋白質的攝取才是最重要的。

透析過程中可以進食嗎？

早期的醫療觀念是建議病患在透析過程中不要進食，主要原因如下：

1. 擔心病患透析時會因為嘔吐嗆到。
2. 透析時通常是躺著進行，若剛吃完東西就躺著洗腎，恐怕增加消化不良及胃食道逆流機率。
3. 進食會導致血液集中到消化系統，可能產生低血壓。
4. 難以得知確切脫水量，因為不知剛吃的食物水分到底多少在血液中，多少在腸道中，也會讓透析效果：尿素清除率（URR）和透析效率（kt/V）難以評估。

然而後來的臨床觀察發現，腎友在透析的四個小時中維持空腹，也有不良副作用。例如許多透析進行一半時產生低血壓的人，其實有一些是低血糖造成，因此現在建議病患透析前一定要先進食，不要餓著肚子去洗腎，或是透析過程中吃些小點心、不要吃太飽，且進食時間最好在透析過程的前半段，避免在後兩個小時進食。

我們建議在透析前一小時吃完正餐。若來不及吃完正餐，則可以把一個正餐分成兩份來吃，較瘦的腎友可以吃一份正餐加一個點心。舉例來說，可以準備一個小飯團（以白米做成，不要用糯米），裡頭包一塊肉或一個蛋，如此一來既有蛋白質又有澱粉，就會有一定的飽足感。

或者可以攜帶一瓶營養補充品（熱量符合一餐所需），在透析前喝半杯，結束時再喝半杯，或在過程中吃一顆茶葉蛋或水煮蛋。

當這些食物被吃進去後慢慢消化，病人不會低血糖，也不會因為太脹，而造成無法估算脫水量或代謝量的問題。

常見的檢驗報告有血液、生化、尿液、糞便檢查等，對已經採用透析方式治療的腎友而言，生化檢驗是最常見、和日常飲食最有相關的檢查。每一個檢查機構或是醫院，都有自己的檢驗報告格式，雖然格式不同，但是腎友還是可以在上面找到想要的資訊。

＊數值會因為每家醫院所檢驗的儀器不同而略有差異，請以您報告上的值為主

生化檢驗範例（檢驗方式：抽血）

姓名：王小明　　性別：男　　檢驗日期民國 90 年 10 月 8 日

項目名稱	結果值	單位	參考值範圍
【SERUM】			
Glucose AC（飯前血糖）	113	mEq/L（＊註）	70~120
Albumin（白蛋白）	L3.2	g/dL	3.5~5.0
Total Cholesterol（總膽固醇）	181	mEq/L	130~200
Triglyceride（三酸甘油脂或中性脂肪）	81	mEq/L	35~165
Uric acid（尿酸）	0.4	mEq/L	2.5~7.5（女：1.9~6.5)
BUN（血液尿素氮）	H125	mEq/L	5~22
Creatinine（肌酸酐）	H6.6	mEq/L	0.5~1.3
Potassium（鉀）	H5.6	mEq/L	3.5~5.3
Sodium（鈉）	139	mEq/L	135~147
P（磷）	H9.1	mg/dL	2.7~4.4
Calcium（鈣）	L7.1	mg/dL	8.4~10.2
Ferritin（儲鐵蛋白）	60	ng/mL	10~200（女：10~150)

＊註：d 表示 10^{-1}，L 表示公升。

和腎功能相關的檢驗數據

白蛋白（Alb., Albumin）

食物中的蛋白質經過人體消化、吸收，由血液循環到達肝臟後，部分又被合成為血漿蛋白，白蛋白就是其中的一種。主要功能是供給身體組織充分的營養，及維持血漿的滲透壓，因此常被視為「營養指標」。腎臟功能不佳時，易有白蛋白從尿液流失。

- **Albumin 值升高的原因：**脫水、血液濃縮
- **Albumin 值過低的原因：**營養不良、肝功能受損、感染、嚴重外傷
- **建議：**儘量維持在 4.0g/dL 以上，因白蛋白太低時，易因營養不良引發感染，使死亡的危險 增加。若腎病友有低白蛋白血症時，應注意飲食中的熱量、蛋白質是否攝取不足。

血液尿素氮（BUN, Blood Urea Nitrogen）

血液尿素氮和血中尿素的含量有關，而尿素是身體在攝取蛋白質，代謝後產生的廢物。尿素在肝臟合成後，經由血液循環到達腎臟，經過腎絲球的過濾、再吸收作用後，成為尿液排出體外，少量則隨著糞便或汗水排出，因此腎臟功能受損時，BUN 值會上升。

- **BUN 值升高的原因：**蛋白質攝取過多、腎功能受損、感染引起代謝增加、上消化道出血
- **BUN 值過低的原因：**蛋白質攝取過低
- **建議：**腎病友因腎臟功能受損，無法達到正常值的範圍，但在透析治療前，應儘量維持在 60~80mg/dL 之間（註 1），過高需考慮是否從食物中攝取過多蛋白質？是否因感染造成身體代謝作用增加？是否有消化道出血？BUN 過低且白蛋白亦低時，則表示蛋白質攝取不足，應增加攝取量，避免營養不良增加感染率。

肌酸酐（Cr., Creatinine）

肌酸酐是人體肌肉能量消耗後所產生的代謝物，血液裡的肌酸酐經腎絲球的過濾及腎小管的分泌作用，隨著尿液排出體外。每天尿液中排出的肌酸酐總量大約是固定的，不會受到蛋白質攝取量的影響，因此腎功能受損時，肌酸酐值會升高。肌酸酐和身體肌肉量有關，肌肉量多者，值較高。

- **Cr. 值升高的原因：**腎功能受損
- **Cr. 值過低的原因：**肌肉消瘦（需注意是否為營養不良造成）
- **建議：**腎功能受損，造成腎病友的 Cr. 值高於正常值，最好維持在 10~20mg/dL（註 2）之間。Cr. 值過高，可能是因透析治療不足造成，Cr. 值過低，須注意是否營養不足，造成肌肉萎縮，使得 Cr. 值下降、死亡率上升。

尿酸（UA, Uric Acid）

尿酸值的測知並非檢查尿液，而是由血液中檢驗。食物中所含的「核蛋白質」經人體消化分解後，會產生「普林」，普林再經由肝臟代謝後，形成「尿酸」。除了食物中的普林含量外，身體也會因新陳代謝而產生尿酸，而影響尿酸值。正常狀態下，腎臟會處理血液中的尿酸，助其排出體外，但腎衰竭時，影響尿酸代謝，造成高尿酸血症、痛風。

- **UA 值升高的原因：**腎功能受損、肥胖、大量酒精攝取、高油脂飲食
- **UA 值過低的原因：**威爾遜氏症（註 3）、懷孕
- **建議：**腎病友因腎功能受損易有高尿酸血症，應避免暴飲暴食、喝酒。若痛風發作時，則應採低普林飲食。

總膽固醇（TC, Total Cholesterol）

高血脂和心血管疾病、動脈硬化、腦中風有關，而血脂質中以膽固醇最具代表性。血液中的膽固醇可以自食物中獲得，也可以在人體肝臟中合成。採用

腹膜透析的腎友，可能因自透析液中吸收過多葡萄糖，造成體重增加、肥胖，使總膽固醇值升高。

- **TC 值升高的原因：**動脈硬化、腎病症候群、肥胖、甲狀腺機能低下
- **TC 值過低的原因：**肝硬化、甲狀腺機能亢進、營養不良
- **建議：**膽固醇過高，易引發心血管等慢性疾病，過低則表示營養不良，兩者皆會增加死亡的危險 ，故應儘量控制在正常範圍內。

三酸甘油脂（TG, Triglyceride）

三酸甘油脂或稱為「中性脂肪」，亦是脂肪的一種，其形成多來自攝取含有醣類（如：葡萄糖、蔗糖、果糖）及碳水化合物（五穀雜糧類）的食物。使用腹膜透析的腎友，會因為自透析液中吸收葡萄糖，造成三酸甘油脂值升高。

- **TG 值升高的原因：**肥胖、糖尿病、胰臟炎
- **TG 值過低的原因：**肝硬化、甲狀腺機能亢進
- **建議：**應維持在正常值範圍內，若值過高時，減少攝取高脂肪及過多醣類的食物。同時飲食也應儘量清淡，避免因攝取過多的鈉（鹽的主要成分），造成脫水困難，而需要增加透析液的葡萄糖濃度。

重口味（過多的鈉）→因鈉過多，水滯留於體內（水腫，脫水困難）→調整透析液濃度（吸收過多葡萄糖）→高血脂症（TG 增加）

---

* 註 1：第 068 頁表格中標示的 BUN（血液尿素氮）參考數值為 5~22，是指腎功能正常人的標準值，然而患有腎病的人，其血液尿素氮值一定比正常的標準值高，所以與內文中提到的數值（60~80）會有差異。一般會希望病患維持在這個數值範圍，以減少身體的不適感，同時也較能維持剩餘的腎功能。

* 註 2：原理同註 1。

* 註 3：威爾遜氏症（Wilson Disease）是一種遺傳性肝疾病，因先天性銅的代謝異常而造成。患者的身體內各器官中，會產生銅沉澱，並引起腦與肝的障礙性症狀。腦的症狀如：手足發抖、臉部無表情、言語遲鈍、詞不達意。兒童多半會有衝動性的行為，例如在學校上課時不守規矩、態度不好等；成年人則會有妄想、幻覺等精神症狀。肝臟的症狀則有黃疸與肝臟肥大，病情惡化後，會和肝硬化症一樣，造成肝臟的萎縮，並出現腹水。眼睛在角膜處，若發現綠色的角膜環，多半就能診斷為威爾遜氏症。

鉀（K, Potassium）

鉀是人體細胞內的主要陽離子，為所有細胞的必需成分，和心肌功能、神經衝動傳達有關，主要經由腎臟排泄。

- **K 值升高的原因：**腎功能受損、細胞崩壞、溶血
- **K 值過低的原因：**食物攝取不足、長時間腹瀉、大量的嘔吐
- **建議：**鉀離子應維持在正常範圍內，太低會全身無力，過高則會引起心跳加速、甚至猝死。大部分的血液透析病友血鉀易過高，而腹膜透析病友血鉀正常或偏低，應視自己的檢驗數據，調節攝取含鉀食物的量。

磷（P, Phosphorous）

磷是人體細胞內最多的陰離子，對細胞膜構造傳導及細胞能量儲存扮演很重要的角色。血磷質過高時，經腎臟調節由尿液排出，而腎病友因腎功能受損造成血磷值易升高。

- **P 值升高的原因：**腎功能受損、副甲狀腺機能低下
- **P 值過低的原因：**靜脈輸注大量葡萄糖、酒精中毒
- **建議：**血磷質過高時，應避免食用高磷食物，且使用磷結合劑（也就是鈣片）隨餐一起食用，促進磷的排出。過低則需考慮是否服用過多的磷結合劑（鈣片）造成。

鈣（Ca, Calcium）

鈣主要存在於骨骼和牙齒中，其吸收機制和副甲狀腺素及維生素 D 有關，而腎臟功能受損時，維生素 D 不易轉變成活化型態，影響鈣質吸收，造成低血鈣。另外，磷的攝取量增加也會促成鈣的流失。

- **Ca 值升高的原因：**維生素 D 攝取過多、副甲狀腺機能亢進、惡性腫瘤
- **Ca 值過低的原因：**腎功能不全、副甲狀腺機能低下、維生素 D 缺乏、高

血磷、低白蛋白血症（因約有一半的血鈣和白蛋白結合）

- **建議**：鈣質建議維持在正常值範圍內，鈣質過高易造成便秘、血管組織鈣化，需考慮是否因為服用過多的磷結合劑（鈣片）造成；太低則容易引起抽筋、肌肉無力的症狀。長期的高磷、低鈣會引起副甲狀腺亢進，造成腎性骨病變。

儲鐵蛋白（Ferritin）

儲鐵蛋白是一種化合物，其濃度為反應體內儲存鐵質的最佳指標，可作為腎病友們是否需注射鐵劑的參考數據。

- **Ferritin 值升高的原因**：肝病、溶血性疾病
- **Ferritin 值過低的原因**：缺鐵性貧血
- **建議**：儲鐵蛋白儘量維持在 300~500 之間，高於 500 時，則暫時不要補充鐵劑，避免慢性鐵中毒，影響免疫力，增加感染的機率。過低時可視情況採用口服或注射方式補充鐵劑、增加攝取鐵質豐富的食物，避免貧血，但補鐵時應同時監控儲鐵蛋白值的變化，避免鐵劑過量，造成鐵中毒。

---

* 註：在「和腎功能相關的檢驗數據」與「各項指數與飲食應調整的項目關係表」中，並未提及「飯前血糖」與「鈉」。說明如下：

(1) 飯前血糖這項指數通常是用來診斷病人是否有糖尿病，而糖尿病病人若血糖控制不佳，易導致腎病變，造成腎臟功能損害，所以醫師或營養師在臨床上常常會參考此數據。但它與腎功能檢查時的檢驗數據並沒有直接相關。

(2) 鈉和鉀、磷、鈣一樣同屬電解質的部分，數據會彼此互相影響，而鈉的過高或過低較少是因為飲食造成的，常見原因是體內水分過少（如：脫水），或水分過多（如：水腫）而引起的。但是檢驗時，鈉和鉀幾乎都是同時出現的。

各項指數與飲食應調整的項目關係表

檢驗數據	飲食調整	參考頁數
白蛋白	熱量、蛋白質	069
尿素氮	蛋白質	069
肌酸酐	熱量	070
尿酸	普林、蛋白質	070
膽固醇	飽和脂肪、精緻糖類	070
三酸甘油脂	油脂、醣類	071
鉀	鉀	072
磷	磷	072
鈣	鈣	072
儲鐵蛋白	鐵	073

食物篇

吃得美味，
吃得健康

注意營養素的攝取

熱量

（請配合第 017 頁的「食物代換表」使用）

- **油脂與堅果種子類**：每湯匙（15c.c.）可以提供 135 大卡。
- **糖**：每 1 公克可以提供 4 大卡。
- **乳品類**：1 杯（240c.c.）。脫脂牛奶：80 大卡；低脂牛奶：120 大卡；全脂牛奶：150 大卡。
- **豆魚蛋肉類**：每份依脂肪含量可提供 55~120 大卡不等。
- **蔬菜類**：每份蔬菜約可提供 25 大卡。
- **水果類**：每份可提供 60 大卡。
- **全穀雜糧類**：每碗可以提供約 270 大卡。

醣類

全穀雜糧類、水果類皆是醣類的主要來源，但其中亦富含纖維質、維生素、礦物質等，仍可依每日建議量食用。應控制「糖」量，「糖」包含砂糖、冰糖、黑糖、蜂蜜、果糖等單醣類產品，避免含糖飲料、糖果、精緻西點、餅乾、蛋糕等。

蛋白質

- **乳品類**：1 杯（240c.c.），可以提供 8 公克的蛋白質；**豆魚蛋肉類**：每份可提供 7 公克的蛋白質。此兩種皆為高生物價的蛋白質來源，應確保每天蛋白質的需要量有 2/3 來自此類的蛋白質。
- **全穀雜糧類**：約提供 0~2 公克不等的蛋白質含量，但多是屬於低生物價的蛋白質。

油脂

除油脂與堅果種子類外，乳品類、豆魚蛋肉類中也含有脂肪。烹調上應選擇植物性油脂（如：沙拉油、橄欖油等），少吃內臟類食物（如：豬肝、腦、腰子等），避免攝入過多的膽固醇。同時儘量少吃油酥類糕點，如：蛋黃酥、咖哩餃等。

普林

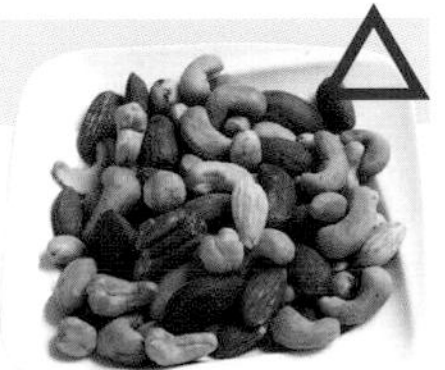

若體重過重者，應限制熱量，慢慢減重，做好體重控制。

食物中普林含量較高者包括：

- **油脂與堅果種子類：**大量的油脂會影響尿酸的代謝，應減少用油量並選用植物性油脂，避免油炸食物。
- **乳品類：**優酪乳、優格。
- **豆魚蛋肉類：**內臟類，如：雞肝、豬肝、豬小腸等，要注意攝取總量。
- **蔬菜類：**黃豆芽、蘆筍、香菇。
- **其他：**雞精、酵母粉、高湯、濃縮肉汁、酒。

鈉（鹽）

鈉是維持體內水分和血壓的電解質，一般每天所需要的鈉量約 2 公克，而食鹽中含有 40% 的鈉，2 公克的鈉換算成食鹽約為 5 公克。醃製食品或是加工類食物為延長保存期限，常較天然新鮮食材含有較多的鈉，應儘量避免食用。

含鹽或含鈉高的食物：

- **油脂與堅果種子類：**加鹽奶油，沾鹽的堅核果類，如：杏仁、花生、瓜子等。
- **乳品類：**起司。
- **豆魚蛋肉類：**鹹蛋、用鹽醃製的肉，如：臘肉、香腸、火腿、鹹魚、罐頭類製品等。
- **蔬菜類：**泡菜、鹹菜、醬瓜、榨菜、海苔醬。

- **水果類：**鹹甜蜜餞、罐頭水果，加鹽的果汁，如：番茄汁、楊桃汁。
- **全穀雜糧類：**麵線、油麵、餅乾、鹹麵包、洋芋片。
- **調味品：**味素、醬油、烏醋、味噌、番茄醬、發粉、小蘇打、雞湯粉。

鉀

鉀普遍存在於很多食物，通常是牛奶、蔬菜、堅核果類。

蔬菜中的鉀易溶於水中，因此烹調時只要切小塊，先以熱水燙過，去湯汁後再行烹調，即可去除大量的鉀離子，但須避免食用大量生菜、菜乾。

水果因無法先以熱水燙過後再食用，可切小塊浸泡在水中約半小時，且應限制食用份量，避免食用果汁、果乾。血鉀高時，每天至多只食用一份水果（約一飯碗）。

其他如雞精、咖啡、茶、可可等高鉀食品，應限量食用，並小心中藥或保健食品中的鉀量。

磷

各種食物都含有磷，蛋白質豐富的食物，含磷量更高。血磷高時，進餐時應配合醫囑，服用磷結合劑。

下列食物屬「高磷」食物，應適量食用：

- **油脂與堅果種子類：**堅核果類，如花生、杏仁、腰果、瓜子等。
- **乳品類：**鮮乳、優酪乳、乳酪等。
- **豆魚肉蛋類：**蛋類（魚卵、蛋黃等）、內臟類（肝臟、豬腸、雞腸等）、軟骨類（溪蝦、小蝦米、吻仔魚等）。
- **全穀雜糧類：**全穀類，如：糙米、全麥製品、燕麥、薏仁等。
- **其他：**如汽水、可樂、咖啡、養樂多、健素糖、酵母粉等。

鈣

動物性食物中，肉類含鈣量不高，只有乳製品及某些魚貝類的含量較豐富。植物性食物中則以豆類、堅核果類的食物含有豐富的鈣質。

高鈣的食物包括：

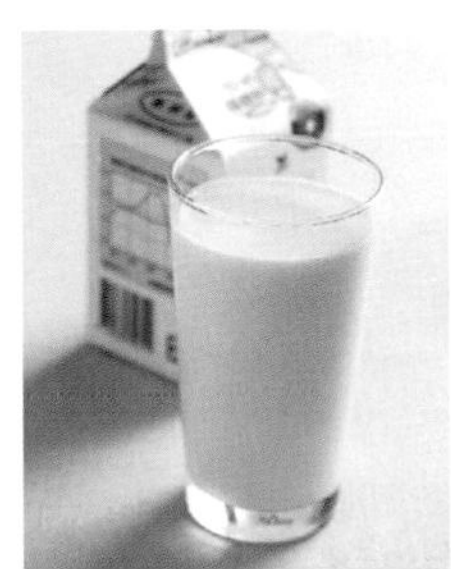

- **油脂與堅果種子類：**黑芝麻。
- **乳品類：**牛奶、乳酪。
- **豆魚蛋肉類：**豆腐、豆乾、金線魚、小魚干。
- **蔬菜類：**芥蘭、黑甜菜。

鐵

葷食中血紅素、肌肉中的血鐵質（Heme iron），與植物性的非血鐵質（Nonheme iron）相比較，前者吸收率較佳，因此茹素的病友，可能會有鐵缺乏的現象。

含鐵量豐富的食物有：

- **油脂與堅果種子類：**芝麻、腰果、南瓜子，但要注意它們的磷及油脂含量高，不建議過量攝取。
- **豆魚蛋肉類：**蛋黃；魚貝類，如：九孔、文蛤、牡蠣；紅肉類，如：牛肉、羊肉；內臟類，如：豬肝、豬血、鴨血等。
- **蔬菜類：**綠葉蔬菜、紅莧菜、黑甜菜、菠菜、紅鳳菜。
- **主食類：**豬血糕。

植物性的非血鐵質雖然吸收率差，但可隨餐搭配維生素 C（飯後 30 分鐘內吃水果），促進鐵吸收。

採取適合的烹調方式

少油、少糖

- 每一餐的烹調用油控制在一湯匙（約 15c.c.）以下。
- 選擇涼拌、微波、烤、蒸、滷等方式取代油炸或油煎的烹調方式。

適量鹽（鈉）

- **含鈉高的調味品**，如：鹽、醬油、味精、番茄醬等，應適量添加。

選用新鮮食材

- **因罐頭或加工製品**，如醬瓜、豆腐乳、海苔醬等，在加工過程中，為了要增加產品的保存時間，多添加了鹽或含鈉的食品添加物，所以不宜過分依賴加工食品。

善用調味料

- 烹調時可用白醋、酒、薑、蒜、肉桂、五香、花椒、香菜、九層塔、檸檬汁、番茄、洋蔥、香料（如薄荷、迷迭香、薰衣草），增加食物風味及可口性。
- 富含油脂的調味品應少用，如：沙茶醬、辣椒醬、蛋黃醬、沙拉醬、芝麻醬、花生醬等。

×

○

食物篇

外食飲食原則及飲食建議

外食原則

選擇食物的大原則是，白天吃得比較多的食物，晚上盡量避免；白天攝取不足的，則在晚上補充。例如水果，外食族白天通常幾乎不會吃到水果，所以晚上要記得補充。

至於午晚餐搭配方式則建議如下：

- 主菜（肉類為主）＋半葷素（半肉半菜）＋蔬菜
- 半葷食（半肉半菜）＋蔬菜＋蛋或豆製品

為了防止肥胖並控制血液中的膽固醇和三酸甘油脂，應避免精緻糖類及油脂的過量攝取。此外，為了預防電解質不平衡，則要避免含鉀量高、含磷量高及含鈉量高之食物。

認識營養標示

許多腎友本身或家人，因為工作繁忙，沒有時間在家準備餐點，除了前述提到的外食選擇的注意事項外，超市、便利商店也有一些鮮食或是半成品，只需簡單的復熱手續，一樣可以當正餐。如果想讓自己吃得更健康，購買時，除了挑選喜愛的口味外，別忘了多花一點時間，仔細看看包裝上一個叫「營養標示」的小表格。

1. **標示項目：**依照台灣目前的規定，「營養標示」的項目至少應有以下 5 種：熱量、蛋白質、脂肪（包含飽和脂肪、反式脂肪）、碳水化合物（包含糖、膳食纖維）、鈉。若商品有營養宣稱，則應標示其宣稱之營養素含量。如商品若宣稱高鈣、高鐵、低膽固醇……，則應標示出「鈣」、「鐵」、「膽固醇」的含量。
2. **標示的基準：**有些商品以「100 公克（毫升）」做為基準，也有些商品以「每一份量」為基準，至於「每一份量」是多少重量或體積，則需仔細閱讀包裝上的標示。

閱讀「營養標示」三步驟

步驟 1 ▶ 找出包裝的內容量是多少

首先，在包裝上找出食品的總重量（體積）有多少？並將這個數字記下來。

營養標示範本

營養標示		
每一份量　公克（或毫升） 本包裝含　份		
	每份	每 100 公克
熱量	大卡	大卡
蛋白質	公克	公克
脂肪	公克	公克
飽和脂肪	公克	公克
反式脂肪	公克	公克
碳水化合物	公克	公克
糖	公克	公克
鈉	毫克	

步驟 2 ▶ 確認標示方式

再來，看看「營養標示」的基準是以 100 公克（毫升）還是以份數為基準？如果是以份數標示，則需進一步看每一份標示的重量多少？總共內含幾份？

例如，一包夾心餅乾內容量是 100 公克 / 包，它的營養標示為每 1 份是 20 公克，此包裝含 5 份。

步驟 3 ▶ 計算熱量及營養含量

將吃下的量乘上標示的數值，就能算出吃進的熱量及各種營養素的量。

例如，1 包 100 公克的夾心餅乾，每 20 公克含熱量 80 大卡、蛋白質 1 公克，則吃完這一包餅乾，等於吃進熱量 400 大卡（80 大卡 ×5 份＝ 400 大卡）及蛋白質 5 公克（1 公克 ×5 份＝ 5 公克）。

如果想從各種食品中找到熱量比較低，或是脂肪比較少的，先要確定這些產品的營養標示基準是一樣的，例如都以 100 公克標示，如果是以份數標示，則要看每一份的重量是不是相同，才能比出高低；如果標示基準不同，可得先用數學計算一下，讓它們在同一個基準下比較才有意義。

「營養標示」方便你替換食物

了解了如何閱讀食品上的營養資訊後，接下來就是拿出自己的飲食計畫或是和食譜中的營養分析做對照，幫助你讓飲食有更多種的選擇和變化。

馬偕紀念醫院有感於現代人工作忙碌，九成上班族飲食以外食為主，基於體恤慢性病患飲食準備不易，又擔心外食不知如何控制，自 2004 年起已推出一系列的「低脂肪、低膽固醇」常溫調理餐包，只需簡單的復熱，搭配米飯或麵條及蔬菜、水果，也能吃到健康的一餐。部分口味標示出磷、鉀含量，讓洗腎病友在外食時有更多的選擇。

以下是不同外食類型的飲食建議。

不同外食類型的飲食建議

自助餐

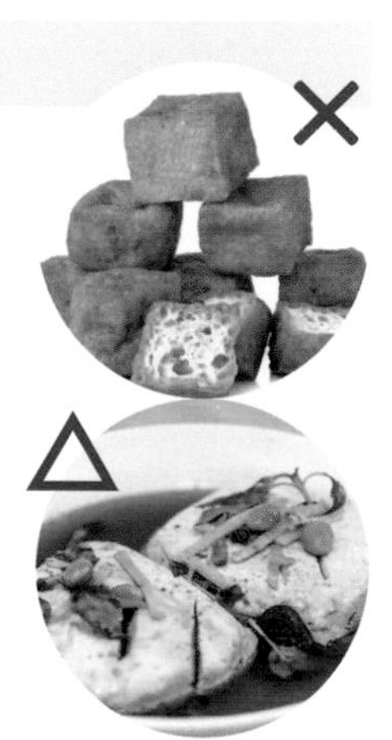

- **不吃：**油脂含量高的食物，尤其是炸過再滷的食物最容易被忽略，例如油豆腐、麵筋泡或排骨等。
- **少吃：**烹調時添加較多調味料的菜色，例如：糖醋、醬爆或麻辣等。
- **少喝：**自助餐的湯底多以大骨熬湯，因此要注意攝取量。

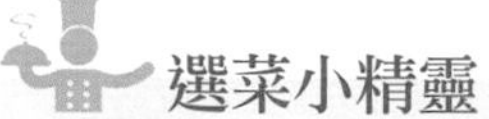

選菜小精靈

- **主食**——白飯、稀飯、地瓜粥、地瓜飯
- **青菜**——任何季節性蔬菜
- **主菜**——清蒸魚、粉蒸肉、白斬雞、蒜泥白肉、滷雞
- **副菜**——青椒肉絲、黃瓜肉片、三色雞丁、家常豆腐、涼拌豆腐、涼拌雞絲、蒸蛋（但不可常選，因為蛋黃含磷量高）

便當

- **少吃：**油炸類的主菜，例如炸排骨、炸雞腿等。
- **不喝：**附贈的飲料，例如紅茶或養樂多。

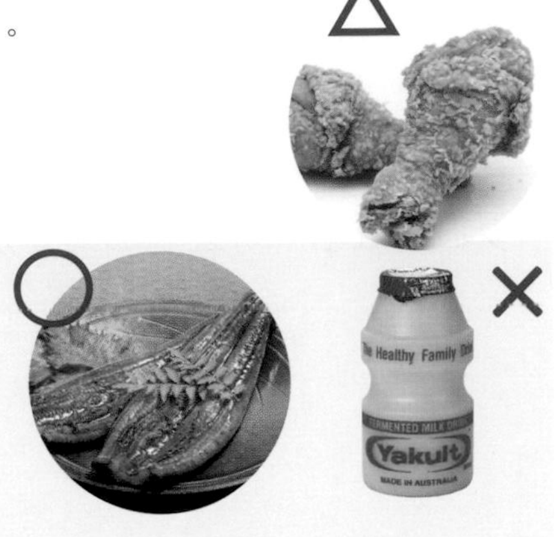

選菜小精靈

- 非油炸的主菜，例如烤雞或燒肉
- 三寶飯、牛腩飯、雞腿飯（去皮）、鰻魚飯
- 飯、菜分開裝，避免白飯吸收過多的油脂

麵食

- **少吃：**乾麵，因會有過多的醬汁及油脂。
- **少喝：**湯麵的湯不要全部喝完。

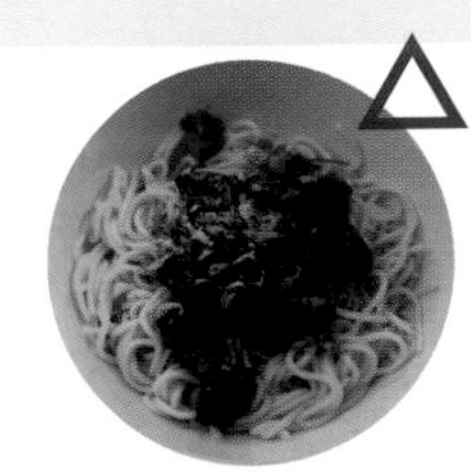

選菜小精靈

- **麵**—— 陽春麵、餛飩麵、清燉牛肉麵、板條、過橋米線
- **滷味**—— 滷蛋、滷豆乾、涼拌小黃瓜、海帶片
- **燙青菜**—— 各式季節性蔬菜

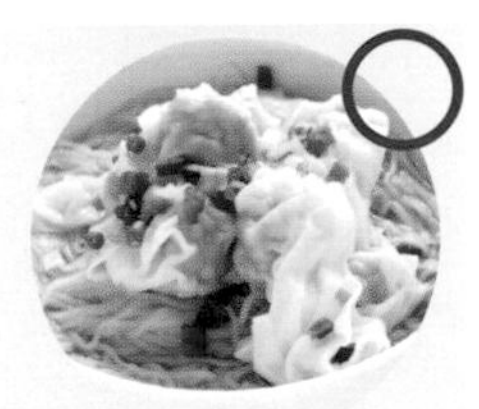

鐵板燒

- **不吃：**調味料多的菜色（如奶油、醬汁）。

選菜小精靈

- 冰島鱈魚、蟹肉（不加沙茶）、牛排（不加黑胡椒）、鮭魚、鐵板花枝。

西餐

- **少用：**醬料。品質良好的牛排不加醬料，只加少許鹽就很美味；起司及奶油含磷高須注意；沙拉醬則是沙拉油變身而來的，因此也要注意攝取量。
- **少吃：**生菜、馬鈴薯含鉀高須限量。
- **少喝：**汽水、可樂含磷高，茶、咖啡或果汁含鉀高，均須限量。
- **不喝：**濃湯，因含磷量及油脂較多。

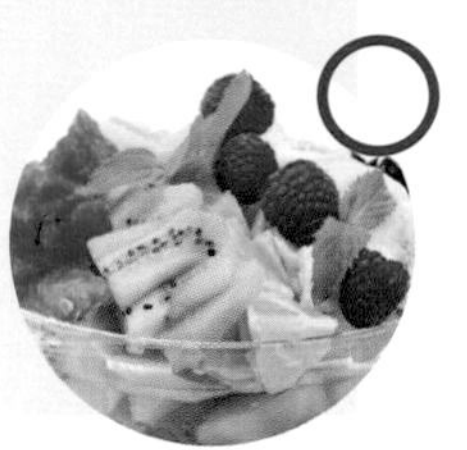

選菜小精靈

- **前菜**——海鮮清湯、水果沙拉
- **主菜**——牛排、雞排、豬排（不焗烤、不加醬）
- **副餐**——水果
- **飲料**——白開水、熱紅 / 綠茶、水果茶（稀釋不加糖）、稀釋果汁

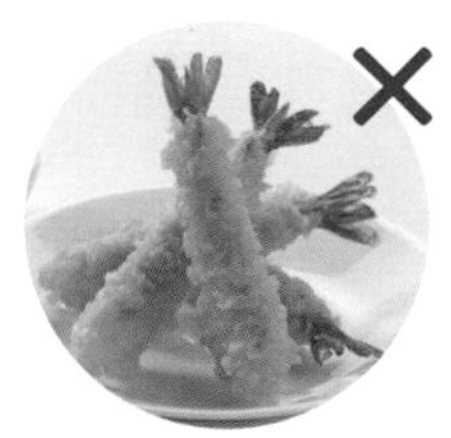

日本料理

- **不吃：**油炸過的蝦子、魚片及蔬菜等；高血鉀病友不適合食用生魚片。
- **少吃：**丼類套餐，因其中大多會加蛋，而蛋黃的含磷量較高要特別注意，避免一天攝取超過一個蛋黃。

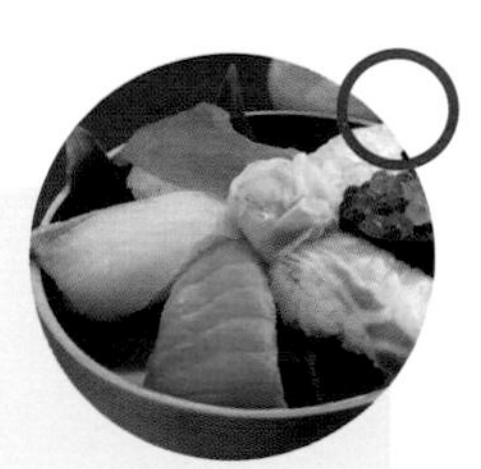

選菜小精靈

- 鍋燒麵、生魚片（沾醬要注意）、綜合壽司、手捲
- 丼類（不可與茶碗蒸一同食用，避免蛋黃攝取過量）
- 茶碗蒸（避免過量）

披薩

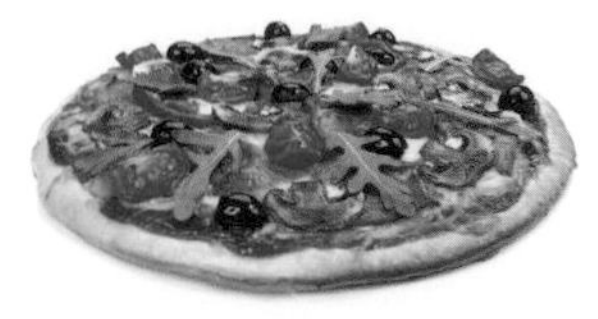

- **少用：**醬料，因番茄醬含高鉀；起司則含高磷。
- **少喝：**汽水或可樂。

選菜小精靈

- 1~2 片即可，並建議搭配其他副食食用，例如：去皮烤雞，增加高生理價蛋白質來源。

火鍋

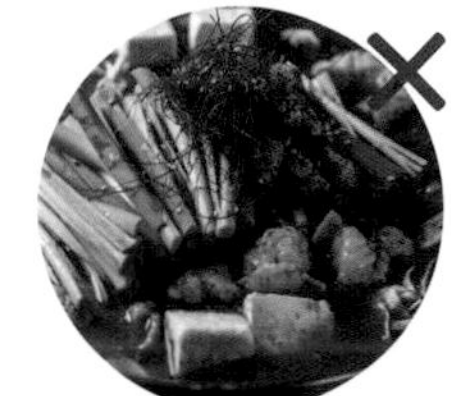

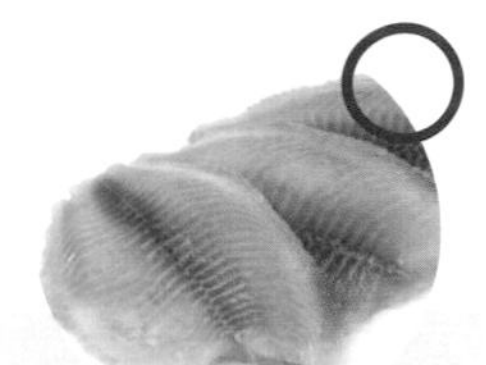

- **不選：**麻辣或沙茶鍋底，以清湯為主。
- **不喝：**湯底，因含普林及鉀量太高。飲料，因碳酸飲料高磷；果汁高鉀；運動飲料則鈉、鉀含量皆高。
- **少用：**含油脂高的沾醬，如沙茶醬。
- **少吃：**各式加工魚丸、餃類。

選菜小精靈

- **湯底**——白鍋
- **主菜**——魚片、海鮮、瘦肉片
- **副料**——玉米、蒟蒻、凍豆腐、冬粉、各式蔬菜

中式喜宴

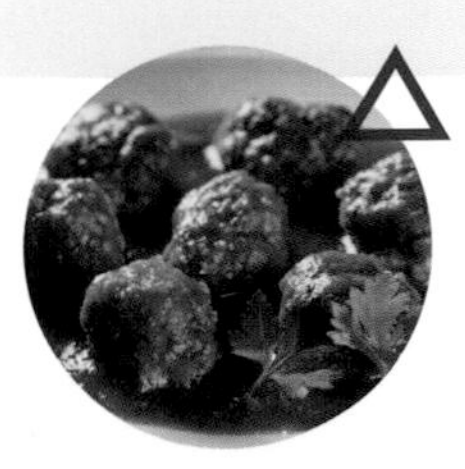

- **少吃：**瓜子，因含磷量高；未上菜前之飲料及零食，因熱量高；油炸食物，尤其是沾了粉油炸的食物吸油量很高，可去皮者先去掉油炸麵皮再吃；高油碎肉製品，如肉丸、蝦丸、獅子頭等屬於肉類，但因含油量較高，只可少量食用。

- **不吃**：甜點或油酥類點心，因含油量很高。
- **少喝**：飲料、燉湯和勾芡湯汁，因為鉀含量高。
- **不喝**：酒精類飲料，含有頗高熱量，也會增加三酸甘油脂。

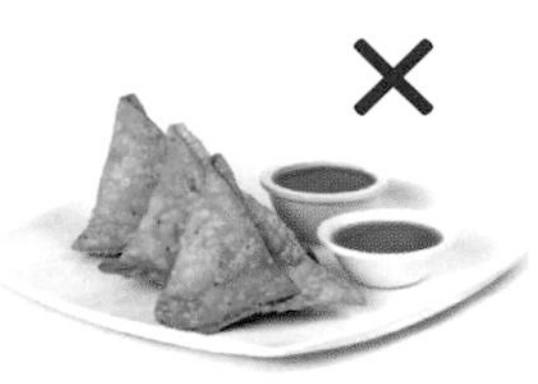

選菜小精靈

- 有些餐廳備有當天的菜單內容，可事先了解以早做飲食規劃。
- 選擇帶骨、帶殼的肉類及水產吃，以免三兩口就吃進一大塊。
- 冷盤中的松子、核桃、腰果屬油脂類，豬肝、腰花等屬肉類。
- 有湯汁的菜色，可將內容物撈出，只吃一部分。
- 對勾芡類的食物，先在盤碗中將湯汁瀝乾再吃。
- 對內容物不清楚的，先問清楚再決定吃或不吃。
- 兩道菜選一種吃即可，不要勉強吃完每道送來的菜。

三節飲食建議

端午節

端午包粽，腎臟病友小心不要「吃粽增重」，加重腎臟負擔，以下幾點營養小叮嚀，可以讓過端午節的腎臟病友吃得健康又開心。

1. 粽子是糯米做的，不易消化，應適量攝取。
2. 一顆粽子的飯量相當於 3 份主食，也就是八分滿的飯量，足以當作一餐，可再加燙一盤青菜，增加蔬菜的攝取。肉粽包的高生理價蛋白質的來源略顯不夠，可煮青菜豆腐湯，增加蛋白質攝取，同時豆腐好消化，不會增加胃部負擔。飯後再來一份水果，既能幫助消化又能達到均衡飲食的目的。
3. 不選五穀雜糧粽，因為五穀雜糧多為糙米、紅豆、薏仁、紫米含磷含鉀的食物，而腎臟病友不易代謝磷、鉀，因此要選擇白糯米做的粽子。
4. 菜粽用水煮加熱，並且只包糯米和花生，沾醬是醬油膏與花生粉，感覺清爽不油膩，但是花生含磷高而且油脂也高，所以才能從花生中提煉出花生油，高血磷與高血脂的病友不合適食用。
5. 若是自己 DIY 包粽，其內餡可以做一些改變，為健康加分：
   - 豬油改以植物油代替，減少飽和脂肪的攝取
   - 減少炒內餡的油
   - 以瘦豬肉或雞肉取代五花肉
   - 蛋黃以豆乾代替，避免磷過高
   - 內餡可加蒟蒻、紅棗、百合、銀杏等健康、熱量低的食材
   - 以紅蘿蔔丁取代蘿蔔乾丁，減少鹽分攝取
   - 鹹蛋黃、魷魚乾、蚵乾等減量使用
   - 炒內餡用的醬油、味精、鹽及沾的番茄醬、甜辣醬等調味料都需減量
6. 吃粽少沾醬：減鹽、減熱量。

中秋節

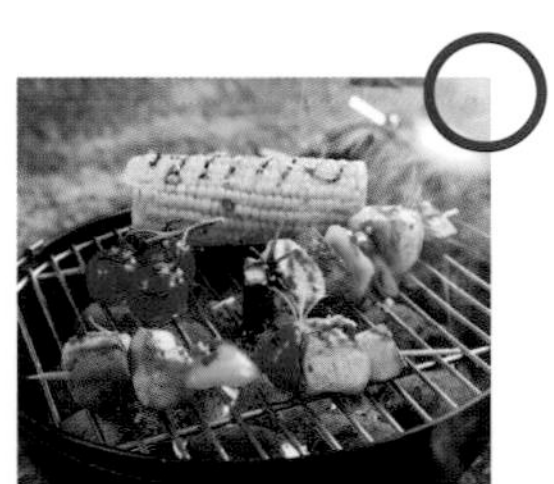

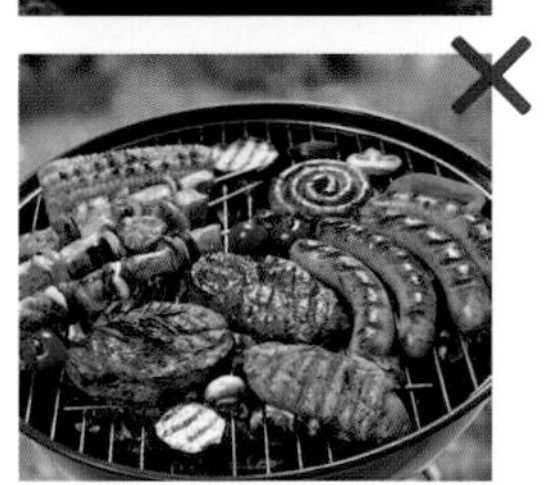

中秋節時月圓人團圓，近年來更是流行「一家烤肉萬家香」，病友當然可以闔家烤肉，不過要烤得開心，烤肉時要注意以下飲食小叮嚀喔！

1. 增加蔬菜量提高纖維質攝取，不過量攝取肉、魚、海鮮類、黃豆類。
2. 血鉀高的病友可選擇鉀離子較低的蔬菜，如甜椒、絲瓜、洋蔥、筊白筍，取代金針菇、青花菜等含鉀較高的蔬菜。
3. 主食的選擇以白土司為主，玉米、地瓜因含鉀離子較高，一餐高鉀主食控制在一份以內。

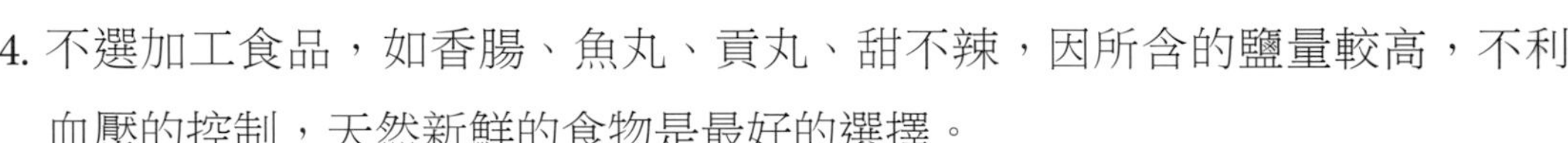

4. 不選加工食品，如香腸、魚丸、貢丸、甜不辣，因所含的鹽量較高，不利血壓的控制，天然新鮮的食物是最好的選擇。

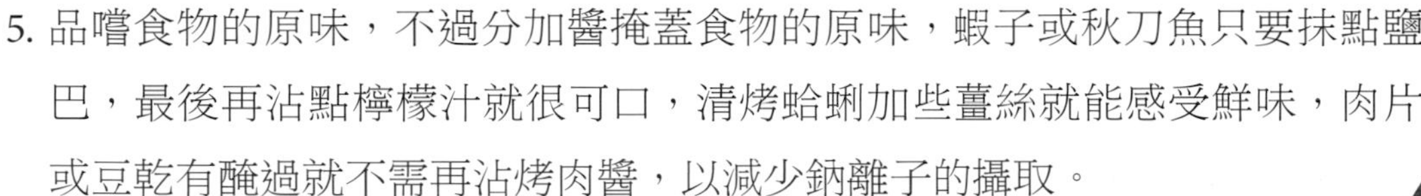

5. 品嚐食物的原味，不過分加醬掩蓋食物的原味，蝦子或秋刀魚只要抹點鹽巴，最後再沾點檸檬汁就很可口，清烤蛤蜊加些薑絲就能感受鮮味，肉片或豆乾有醃過就不需再沾烤肉醬，以減少鈉離子的攝取。
6. 文旦是中秋節最應景的水果，每 100 公克可食重量含有鉀離子為 110 毫克，顯示其為低鉀水果，但是因為文旦與柚子含水重，一份水果的可食重量為 150 公克，大約才兩片的量，很容易不知不覺吃過頭吃下一個或半個的文旦，造成鉀攝取量偏高。

△

春節

每到春節假期，難得放輕鬆讓人忍不住放縱食慾，因此年後的體重就向上攀升好幾公斤，或者突然血磷、血鉀、尿酸急速上升。為了避免這些狀況，烹調年菜時最好選擇油脂少的食材，例如雞、魚、海鮮等，而且烹調方法避免油炸、油煎，多用汆燙、水煮、烤或清蒸，這樣可以降低熱量攝取，也減少油膩感和重口味。另外再提醒病友一些營養上的注意事項：

1. 過年時大魚大肉，對於透析病患而言不須擔心蛋白質攝取不夠，反而要擔心過量攝取造成高血壓、糖尿病的控制不易。
2. 過年應景的零食，如花生、腰果、瓜子、杏仁等含磷量高，體積小又好吃，很容易會吃過量，不得不小心。
3. 另外常見過年應景的零食，魷魚絲、牛肉乾雖然是蛋白質來源，但是加工含鹽量高不適合吃。
4. 刈菜是過年必吃的長年菜，屬於含鉀量中等的蔬菜，但因為過年吃的頻率較多，若是血鉀高的人，仍先建議須先川燙，並不建議用勾芡燴汁。
5. 過年時很多人以滷味來當冷盤，建議可滷牛腱或牛肉補血，滷豆乾、海帶、紅蘿蔔、白蘿蔔也是不錯的選擇，但豬肝、豬（雞）心的膽固醇高則不建議食用。
6. 中國人重視「年年有餘」，因此魚是年菜必備一道菜餚，病友可利用鱒魚或鱸魚，熱量及飽和脂肪含量都低，而且是Omega-3脂肪酸的良好來源，能捍衛心臟健康、保護眼睛及幫助胎兒的腦部正常發展，也是高生理價的蛋白質來源。

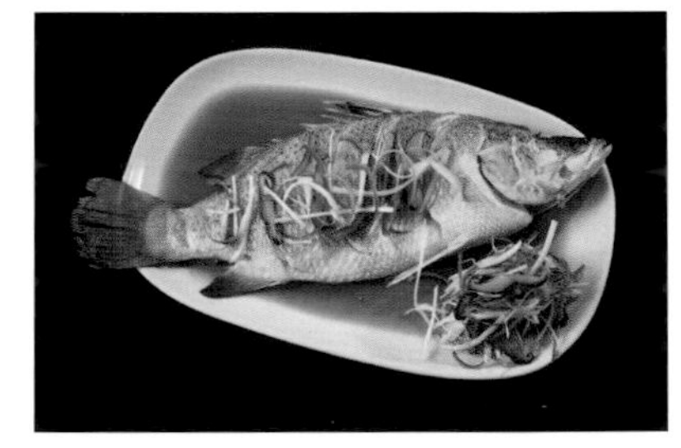

7. 香腸和烏魚子也是許多人的年節最愛，但是香腸脂肪含量高，一根香腸就大約有半碗飯的熱量，不得輕忽。烏魚子則是磷、普林、膽固醇都高，因此吃個一片、兩片淺嚐即止。
8. 過年團圓有些人會煮火鍋，但要注意高湯普林、鉀含量高，可喝湯不吃料，湯料不選加工品如魚餃、蛋餃、貢丸等含鹽分高的加工食品，以天然食材為主。沾醬可改用白醋加蔥、蒜、香菜、少許新鮮辣椒做提味，不使用沙茶醬和醬油，減少含鹽量。

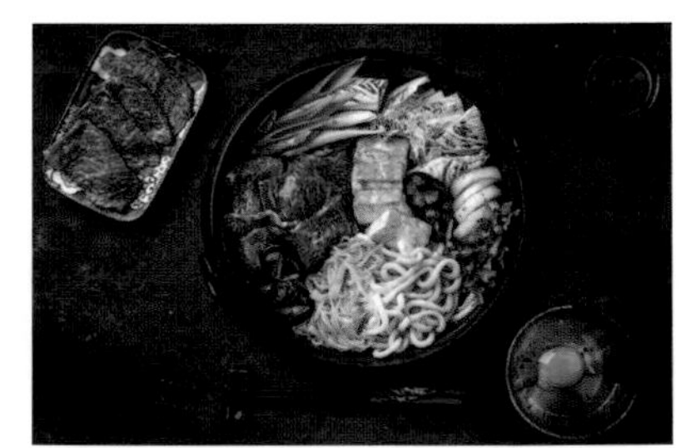

適合我的進食方式

了解了透析治療的飲食原則，再配合生化數據找出了合適的食物，可是究竟該如何應用在自己的飲食上呢？請依照對食物的喜好、食量、食物取得的方便性、身體的狀況，掌握住「彈性原則」、「均衡飲食」的概念，讓飲食有計畫。

例 1：**飲食不可能只為我一個人準備，一群人一起吃飯時該怎麼辦？**

只要熟記自己每一餐可以食用的份量，事先將合適的份量盛裝在自己的碗盤內，哪些東西吃多了，記得下一餐扣回來，一群人也能一起吃同一桌菜。

例 2：**需要額外吃點心嗎？**

食量較小或食慾不佳的病友，只有吃三餐可能無法攝取足量的營養素，此時可依需要搭配 1~2 次的點心，補充營養。尤其是蛋白質攝取不足、白蛋白過低的人，可以吃蛋白或雞胸肉做為點心。但若是體重過重或體重適當的病友，且食量未受影響，則不需要補充點心。

應用篇

做自己的營養師

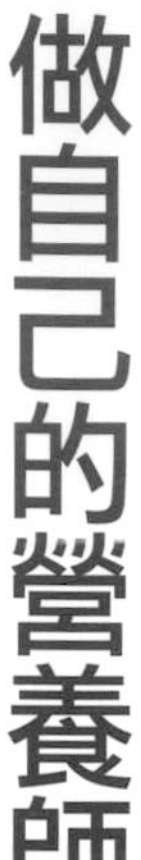

步驟 1：了解自己的身體狀況

填寫這張表格，了解自己當下的身體狀況。

姓　名：________________________________

性　別：□男　　□女　　　　年齡：____________歲

開始洗腎日期：__________年__________月__________日

身高：________________公分　理想體重：______～______公斤

（計算方式請見第 061 頁，「腹膜透析」飲食原則 Q & A 的 Q2）

營養評估表				
項目	正常值（註 2）	年 / 月 / 日	年 / 月 / 日	年 / 月 / 日
體重（註 1）				
Glucose AC（飯前血糖）	70~120 mg/dL			
Albumin（白蛋白）	3.5~5.0 g/dL			
BUN（血液尿素氮）	5~22mg/dL			
Creatinine（肌酸酐）	0.5~1.3 mg/dL			
Uric acid（尿酸）	2.5~7.5 mg/dL（女：1.9~6.5）			
Total Cholesterol（總膽固醇）	130~200mg/dL			
Triglyceride（三酸甘油酯或中性脂肪）	35~165mg/dL			
Potassium（鉀）	3.5~5.3mEq/dL			
P（磷）	2.7~ 4.4mg/dL			
Calcium（鈣）	8.4~10.2mg/dL			
Ferritin（儲鐵蛋白）	10~200 ng/dL（女：10~150)			

‧註 1：「體重」：若為血液透析，請填寫透析後的乾體重；若為腹膜透析，請填寫未放置透析液時的體重。

‧註 2：正常值會因為每家醫療院所的檢驗機器而略有差異，請向你受檢處的醫護人員詢問理想範圍值。

步驟 2：計算所需熱量與蛋白質

營養素	血液透析	腹膜透析
熱量	35 大卡 / 每公斤體重 / 天	25~35 大卡 / 每公斤體重 / 天（須包含身體由透析液中吸收葡萄糖的熱量）
蛋白質	1.2~1.4 公克 /IBW Kg/ 天（其中高生理價蛋白質至少占 50% 的來源）	1.2~1.5 公克 /IBW Kg/ 天（其中高生理價蛋白質至少占 50% 的來源）

計算自己所需的熱量及蛋白質，並瞭解其他營養素的需求量。

熱量需求：體重＿＿＿＿＿公斤 ×＿＿＿＿＿大卡＝＿＿＿＿＿大卡 / 天

腹膜透析病友實際熱量需求＝總熱量 — 自透析液中葡萄糖吸收的熱量

（再複習一下！請見第 061 頁，「腹膜透析」飲食原則 Q&A 的 Q3）

蛋白質需求：理想體重＿＿＿＿公斤 ×＿＿＿＿公克＝＿＿＿A＿＿＿公克 / 天

（再複習一下！請見第 062 頁，「腹膜透析」飲食原則 Q&A 的 Q4）

其中應至少有 A÷2 ＝ B 公克以上的來源為高生理價蛋白質，所以每天應攝取的「豆魚蛋肉類」及「乳品類」的總份數為 B÷7 份（因每一份的「豆魚蛋肉類」或「乳品類」，含有高生理價蛋白 7 公克）

※ 每人所需的熱量卡數、蛋白質克數不同，可參考下列份量表，規畫自己的飲食：

蛋白質（公克 / 天）	61~70 公克				71~80 公克				81~90 公克			91~100 公克		
熱量（大卡 / 天）	1500	1600	1700	1800	1700	1800	1900	2000	1900	2000	2100	2100	2200	2300
乳品類	1	1	1	1	1	1	1	1	1	1	1	1	1	1
豆魚蛋肉類	4.5	4.5	4.5	5	5	5	5	5	6	6	6.5	7	7	7.5
主食類	10	11	12	12	12	13	14	15	14	15	15	15	16	16
油脂類	4	4	5	6	4.5	5	5.5	6	4.5	5	6	5	6	7

其他注意事項：

1. 水果類建議為每天 2 份，但若血鉀過高時，可減為 1 份。
2. 蔬菜類食物因熱量較低（24 大卡 /100 公克），可彈性增減，但每天仍至少應有 3 份的蔬菜（即 300 公克＝半斤＝ 1.5 碗煮熟的蔬菜）。
3. 若當日未攝取「乳品類」或有乳糖不耐症者，可將 1 份「乳品類」替換為 1 份「主食類」+1 份「豆魚蛋肉類」。

步驟 3：看數據，調整飲食

依照生化檢驗數據，選擇合適的食物！

各項指數與飲食應調整的項目關係表

檢驗數據	飲食調整	參考頁數
白蛋白	熱量、蛋白質	069
尿素氮	蛋白質	069
肌酸酐	熱量	070
尿酸	普林、蛋白質	070
膽固醇	飽和脂肪、精緻糖類	070
三酸甘油脂	油脂、醣類	071
鉀	鉀	072
磷	磷	072
鈣	鈣	072
儲鐵蛋白	鐵	073

*註：在「和腎功能相關的檢驗數據」與「各項指數與飲食應調整的項目關係表」中，並未提及「飯前血糖」與「鈉」。說明如下：

(1) 飯前血糖這項指數通常是用來診斷病人是否有糖尿病，而糖尿病病人若血糖控制不佳，易導致腎病變，造成腎臟功能損害，所以醫師或營養師在臨床上常常會參考此數據。但它與腎功能檢查時的檢驗數據並沒有直接相關。

(2) 鈉和鉀、磷、鈣一樣同屬電解值的部分，數據會彼此互相影響，而鈉的過高或過低很少是因為飲食造成的，常見原因是體內水分過少（如：脫水），或水分過多（如：水腫）而引起的。但是檢驗時，鈉和鉀幾乎都是同時出現的。

調味品鈉含量代換表

1 茶匙（5 公克） 鹽（2000 毫克鈉）	＝ 2 湯匙醬油 ＝ 5 茶匙味精
1 公克鹽（400 毫克鈉） (1/4 茶匙鹽)	＝ 2 公克低鈉鹽（1/2 茶匙低鈉鹽） ＝ 3 公克味精（1 茶匙味精） ＝ 5 毫升烏醋（1 茶匙烏醋） ＝ 5 毫升蠔油（1 茶匙蠔油） ＝ 6 毫升醬油（1 1/5 茶匙醬油） ＝ 7 毫升醬油膏（1.5 茶匙醬油膏） ＝ 12 毫升蕃茄醬（2.5 茶匙蕃茄醬） ＝ 75 毫升沙茶醬（5 大匙沙茶醬）

＊除了調味品以外，天然的食物中也含有鈉喔！

每日均衡的飲食中可攝取的鈉量

類別	份量	每一份量所含鈉量（毫克）
乳品類	1 杯	120
豆魚蛋肉類	1 份	25
全穀雜糧類	1 份	5
油脂與堅果種子類	1 茶匙	微量
蔬菜類	1 碟	9
水果類	1 個	2

＊一天鈉的總攝取量 = 每日自新鮮食物中攝取的鈉量 + 調味品中的鈉量。
另外，從食品包裝上的營養標示，也能看到含鈉量喔！

營養小叮嚀

- 一般精鹽的含鹽量是低鈉鹽的兩倍，但是要注意不代表低鈉鹽不含鈉離子，適量使用才能達到減鈉的效果。
- 低鈉鹽雖然含鈉量少，但是鉀離子很高，高血鉀病友不可使用。
- 沙茶醬含鈉量低，但是油脂高、熱量高，一大匙的沙茶醬就有半碗飯的熱量喔！血脂高與需注意體重的人，不建議使用。

食譜示範

血液透析

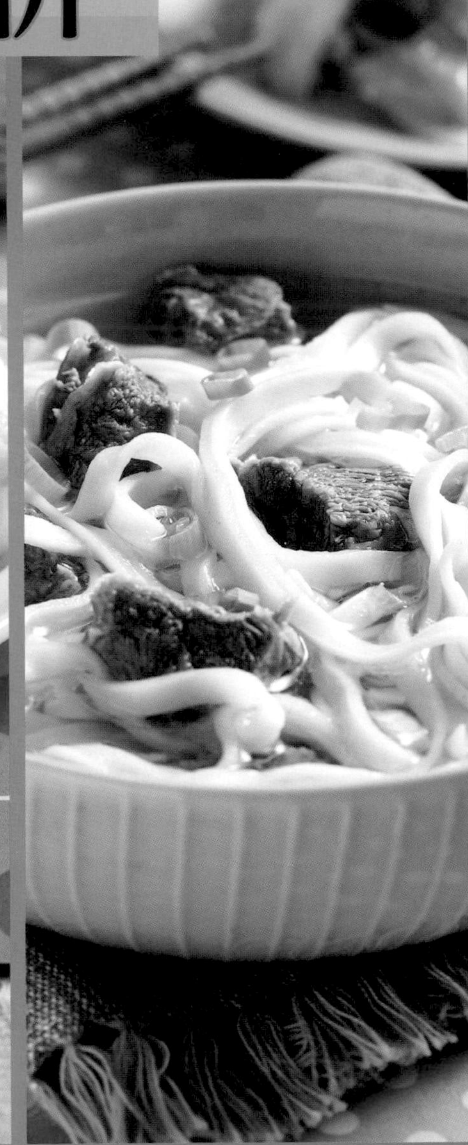

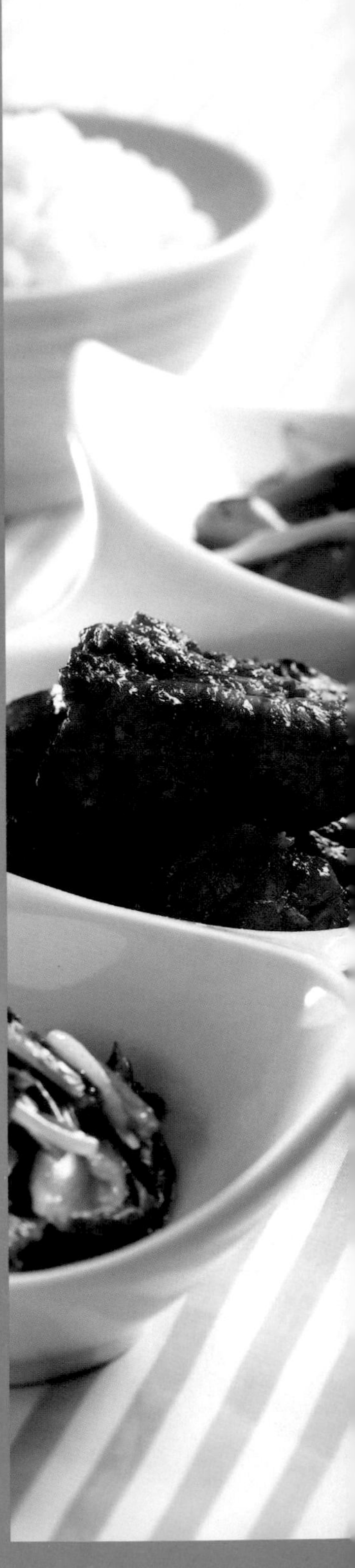

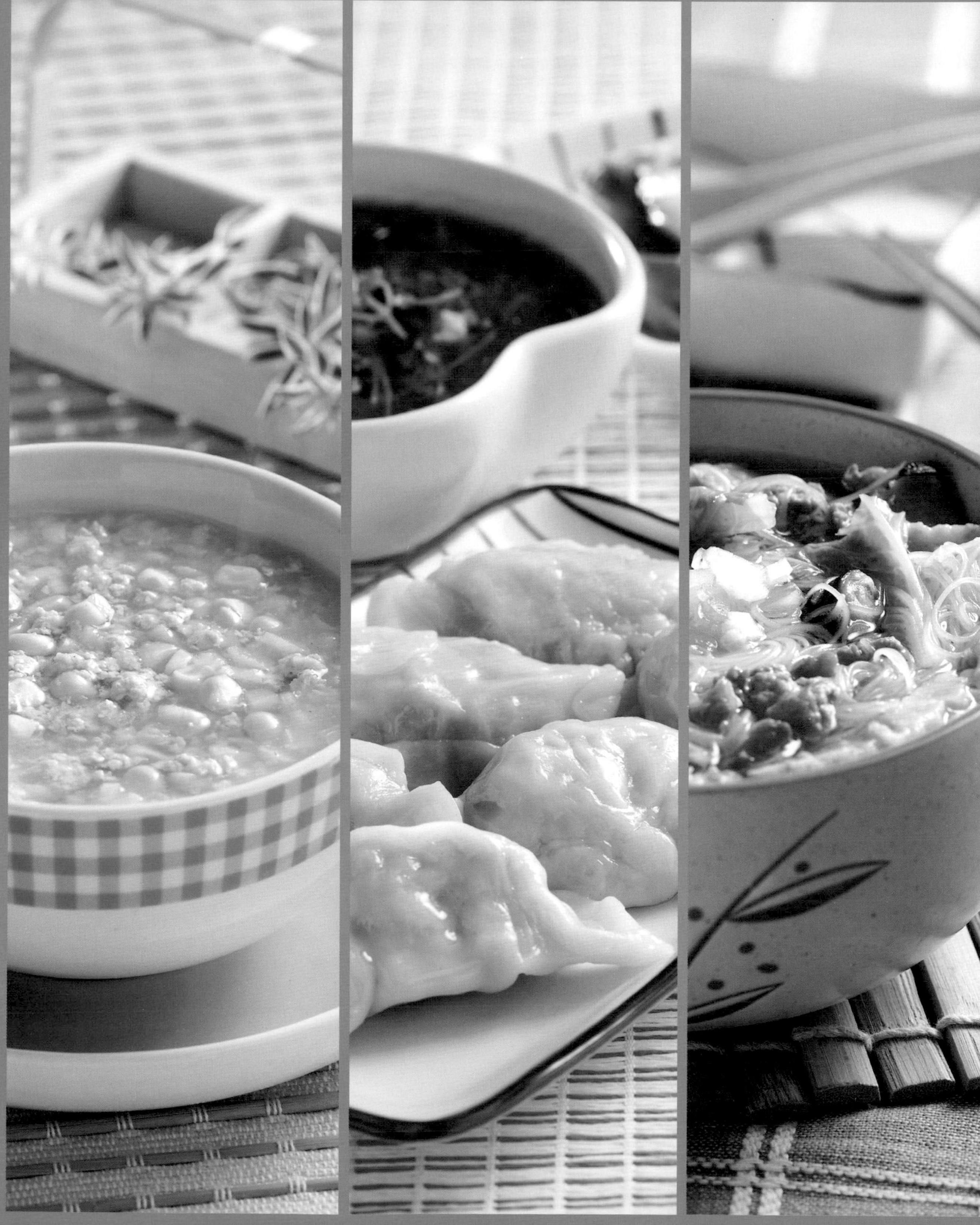

血液透析

DAY 1

早餐

蛋餅＋奶茶

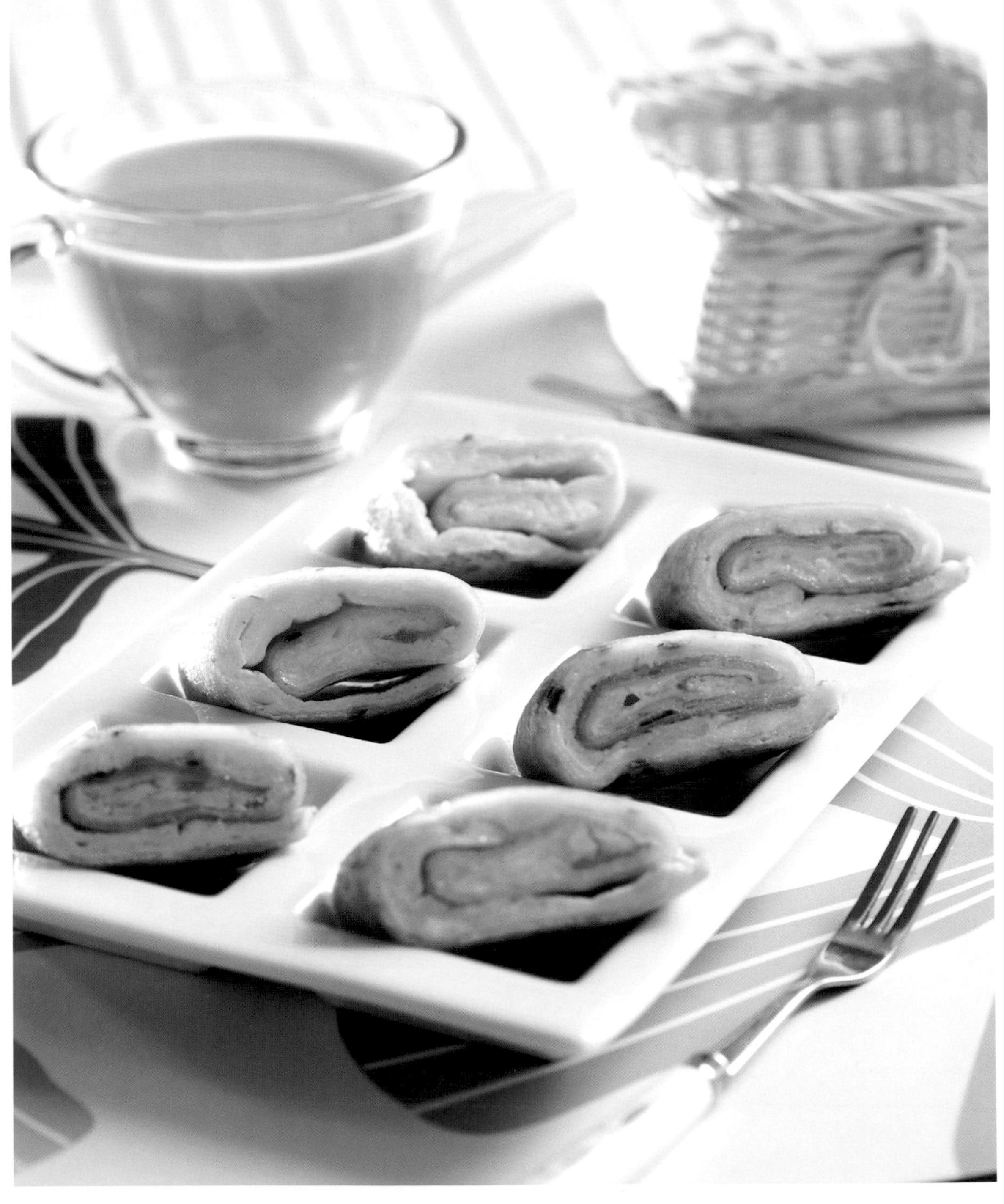

蛋餅｜

▶ **材　料：** 蛋 1 個、餅皮 1 個

沙拉油 1 小匙

▶ **作　法：**

1. 蛋打散備用。
2. 平底鍋加入少許的油燒熱，放入餅皮先煎一面，再翻面。
3. 倒入蛋液在餅皮上煎約 20 秒，再翻面煎約 10 秒，捲起來即成。

奶茶｜

▶ **材　料：** 紅茶包 1 包、

低脂鮮奶 240c.c.

▶ **作　法：**

1. 低脂鮮奶倒入小鍋稍微加熱。
2. 再放入紅茶包，加蓋，浸泡約 3 分鐘，再取出紅茶包。
3. 攪拌一下，即可享用香濃的奶茶。

烹調小技巧

★ 餅皮很薄，煎的時候火候不要太大，時間不能太久，以免餅皮變得太硬，不好咀嚼。

★ 蛋餅也可以再加入少許的玉米粒、小黃瓜絲等材料，變換口味。

★ 紅茶包浸泡不要超過 5 分鐘，否則泡出來的奶茶，喝起來會有澀味，影響口感。

營養小叮嚀

★ 若有血磷血鉀高現象時，鮮奶的磷與鉀高不適用，可以用一些商業配方，例如：亞培普寧腎、立攝適腎臟病透析配方代替，不過這兩樣的商業配方為均衡飲食配方，其內容成份和牛奶不一樣（詳見第 216 頁，營養補充品成分表），並且每罐就有 450 卡，接近一份正餐，所以可以選擇只喝半罐，避免過量攝取，導致肥胖；或是直接飲用一罐當做正餐。

★ 市售奶茶是用奶精代替鮮奶，奶精的成分為碳水化合物和油脂，無法提供蛋白質的來源，最好是用低脂鮮奶取代。

營養分析：444.6 大卡

營養成分／菜名	熱量（大卡）	蛋白質（公克）	脂肪（公克）	醣（公克）	鈉（毫克）	鉀（毫克）	磷（毫克）
蛋餅	322.9	13.3	12.5	39.3	94.9	127.3	146.7
奶茶	121.7	7.4	4.6	12.7	96.0	360	211.2

血液透析

DAY 2

早餐

饅頭蛋＋豆漿

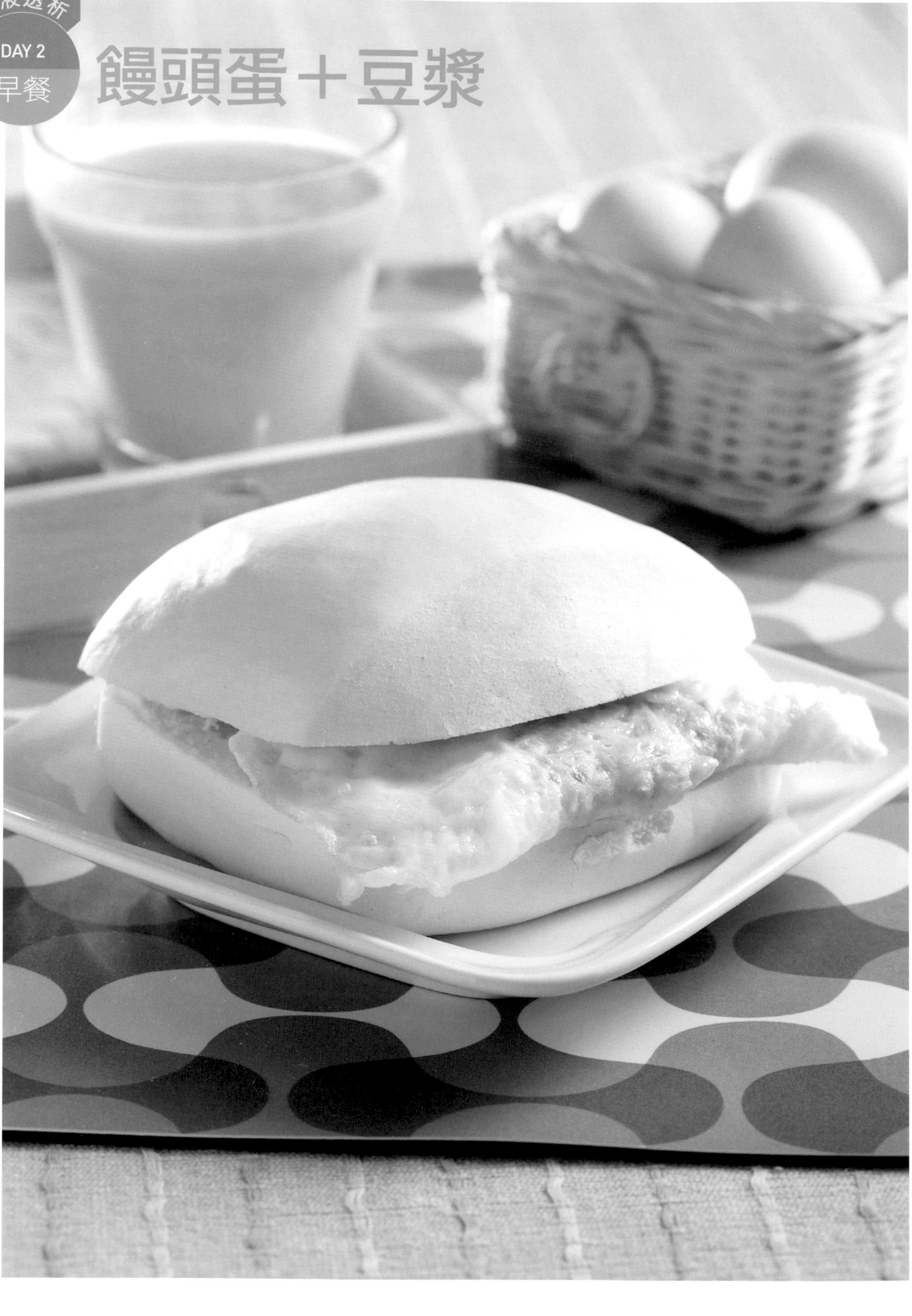

饅頭蛋

▶ **材　料：**饅頭 1 個、蛋 1 顆

▶ **作　法：**

1. 饅頭放入電鍋中蒸熱，取出，從中間剖開。
2. 先將雞蛋打在乾淨的碗，平底鍋倒入少許的油，放入蛋煎熟。
3. 將蛋夾在饅頭中間即可食用。

豆漿

▶ **材　料：**黃豆 20 公克、水 200c.c.

▶ **調味料：**白砂糖 20 公克

▶ **作　法：**

1. 黃豆浸泡冷水約半天後，洗淨，放入果汁機攪打均勻，倒入紗布袋過濾豆汁。
2. 將豆汁放入鍋中，用中火邊煮邊攪拌至滾，熄火，即成清漿。
3. 趁熱加入白砂糖，攪拌均勻即可飲用。

烹調小技巧

★ 煎蛋時油不宜放太多，以免整顆蛋放下去，油會四處亂噴，也容易將蛋煎得過熟不好吃。

★ 加了糖的豆漿容易變質，所以不能久放，如果要大量製作時，可以不加糖，然後分批保存，待食用時，再加熱放入糖調味，但建議不要放超過三天。

★ 當豆漿煮滾會產生很多泡泡，所以最好站在爐火旁邊，輕輕攪拌，免得豆漿溢出來，很不好清理，或者是建議用深一點的鍋子煮豆漿，比較方便。

營養小叮嚀

★ 若有糖尿病可改選清漿加代糖。

★ 黃豆提供植物性高生理價蛋白質的來源，並且沒有膽固醇，對於高膽固醇血症的病友而言，每日其中一餐可以以黃豆製品如豆腐、豆乾、豆漿、豆花等取代動物性高生理價蛋白質，在總蛋白攝取量不變的情形之下，卻能減少總膽固醇攝取量。

營養分析：515.9 大卡

營養成分 / 菜名	熱量（大卡）	蛋白質（公克）	脂肪（公克）	醣（公克）	鈉（毫克）	鉀（毫克）	磷（毫克）
饅頭蛋	354.2	13.3	11.8	48.7	217.5	123.3	154.5
豆漿	161.7	7.2	3.0	26.5	0.8	353.2	98.8

血液透析

DAY 3

早餐

地瓜稀飯套餐

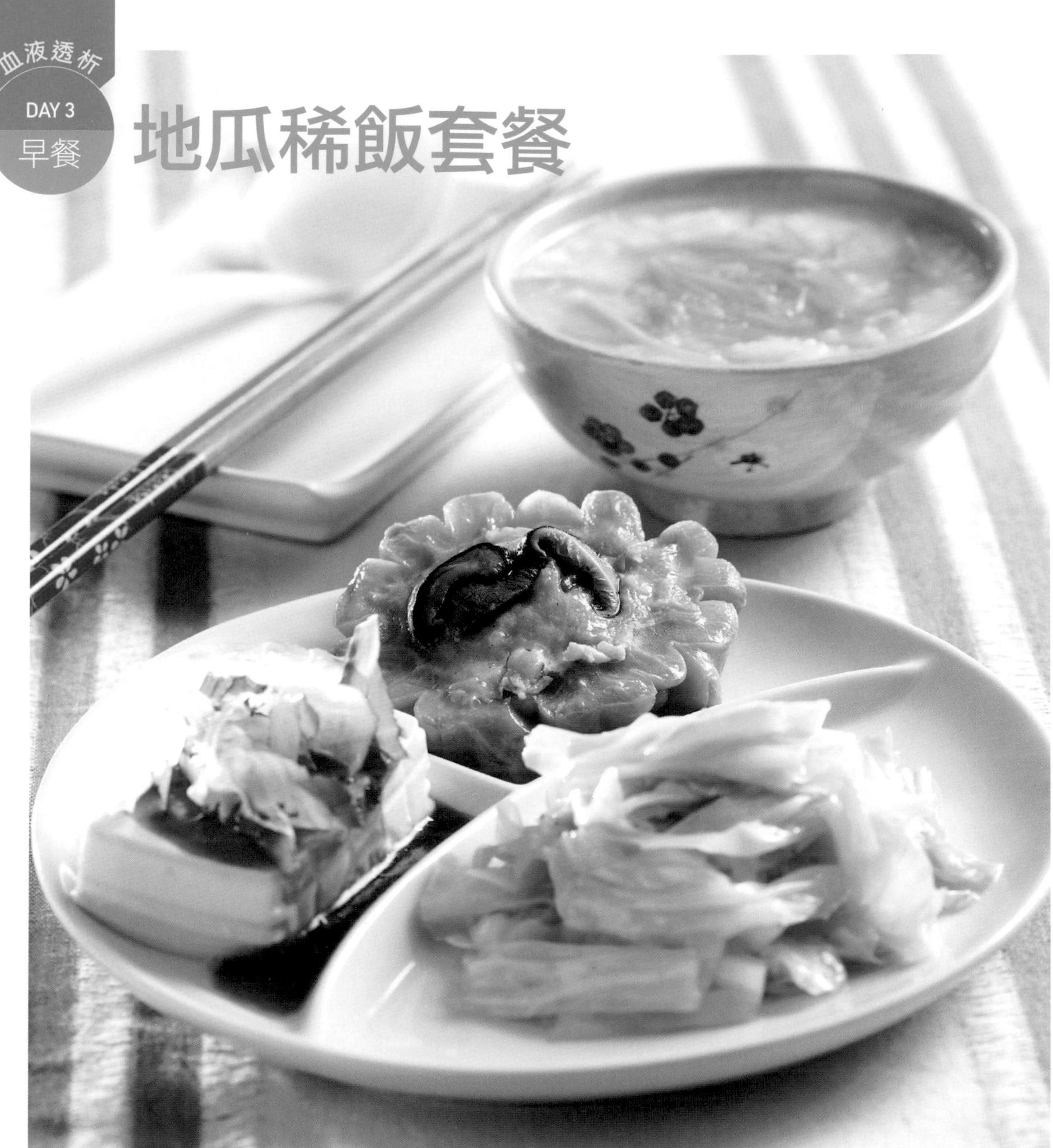

營養分析：**558.9** 大卡

營養成分 / 菜名	熱量（大卡）	蛋白質（公克）	脂肪（公克）	醣（公克）	鈉（毫克）	鉀（毫克）	磷（毫克）
地瓜稀飯	283.3	4.5	0.5	65.2	15.6	131.4	45.3
涼拌豆腐	51.9	4.9	2.7	2.0	32.0	165.0	73.0
苦瓜封肉	157.9	17.3	3.1	15.2	38.9	487.5	201.3
高麗菜	65.8	0.6	2.6	10.0	8.5	75.0	14.0

地瓜稀飯

▶ **材　料**：地瓜 1 兩、蓬來米 1/3 杯、水 2 杯

▶ **作　法**：

1. 地瓜去皮，洗淨，切成絲。
2. 蓬來米洗淨，放入鍋中，加入水煮沸，轉小火續煮約 5 分鐘（煮的過程中要攪拌）。
3. 加入地瓜絲（不要攪拌），用小火煮約 10 分鐘即可食用。

涼拌豆腐

▶ **材　料**：嫩豆腐 1/3 盒、柴魚片少許

▶ **調味料**：醬油膏適量

▶ **作　法**：

1. 嫩豆腐用冷開水沖淨，裝入盤中。
2. 倒入醬油膏，再撒上柴魚片即成。

鮮炒高麗菜

▶ **材　料**：高麗菜 60 公克、蒜片 1 顆

▶ **調味料**：鹽適量、油 1/4 茶匙

▶ **作　法**：

1. 高麗菜洗淨，用手掰成小片狀。
2. 炒鍋倒入少許的油燒熱，放入蒜片爆香，再加入高麗菜大火快炒。
3. 放入鹽調味後，即可起鍋食用。

苦瓜封肉

▶ **材　料**：苦瓜圈 1 塊、豬絞肉 2 兩、香菇 1 朵、荸薺 1/4 粒、水 1/2 杯、蔥花 1 小匙

▶ **調味料**：醬油適量、酒 1/2 小匙、白胡椒粉 1/4 小匙、麻油 1/4 小匙、太白粉 1/4 小匙、鹽適量

▶ **作　法**：

1. 先將苦瓜中間的籽掏空；香菇浸泡冷水至軟，去除蒂頭，切成絲；荸薺洗淨，去皮，切碎。
2. 豬絞肉放入鍋中，加入荸薺、蔥花、少許的水及全部的調味料拌勻，即成肉餡。
3. 將肉餡填入苦瓜圈中，上下開口處用手輕輕抹平，上面擺入香菇絲。
4. 全部填完之後，排放在平盤上面，移入蒸籠內以中火蒸煮約 10~15 分鐘，即可取出。
5. 水 1/2 杯倒入鍋中煮沸，加入適量的鹽調味，再淋到苦瓜封肉上面即可食用。

營養小叮嚀

★一日之計在於晨，早餐可以煮得簡單，但不要隨便，不適合稀配醬瓜、豆腐乳等醃漬物，尤其是洗腎者更應該要注意飲食均衡的搭配。

血液透析

DAY 4

早餐

雞蓉玉米粥

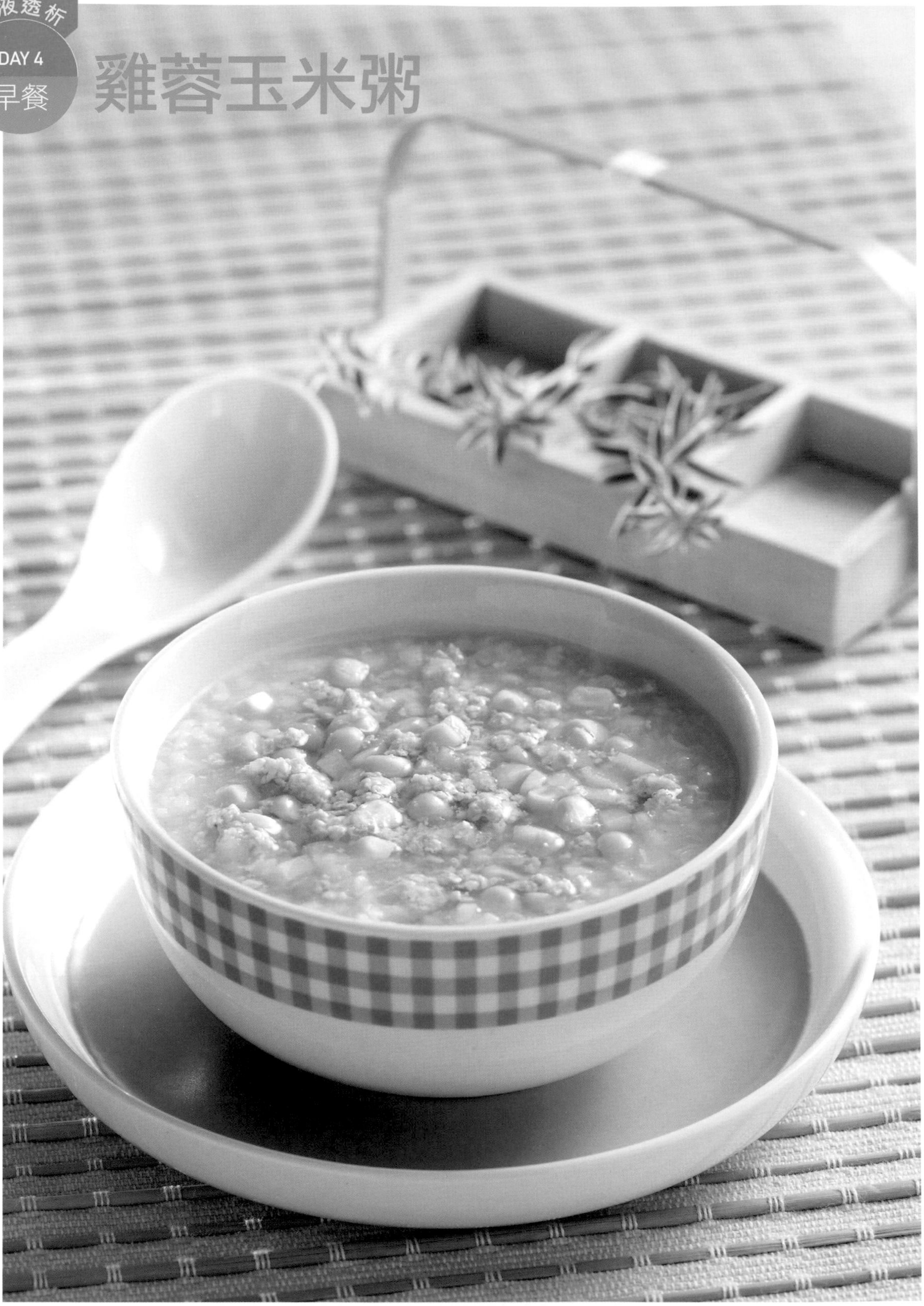

雞蓉玉米粥｜

▶ **材　料：**白米 60 公克、馬鈴薯丁 30 公克、雞絞肉 50 公克、玉米粒 40 公克

▶ **調味料：**鹽適量、胡椒粉適量

▶ **作　法：**

1. 先將白米洗淨，浸泡約 30 分鐘，加入水 2 杯，用中小火慢慢煮成稀飯（約煮 20~30 分鐘）。
2. 雞絞肉放入滾水中汆燙一下，快速撈起。
3. 馬鈴薯丁放入稀飯中煮熟，續加入玉米粒及雞絞肉煮沸，加入調味料拌勻即可食用。

烹調小技巧

★ 白米煮成粥的比例是 1：8（米：水）。白米洗淨要煮成粥之前，最好先浸泡約 30 分鐘，若是沒有時間浸泡，可增加水量 1 至 2 杯。

營養小叮嚀

★ 常出現高血鉀現象的病友，若要食用此道菜，必須先將馬鈴薯去皮，再切小丁，加水淹蓋後煮約 30 分鐘，去除湯汁，再放入鍋內與粥一同煮熟。

營養分析：334.4 大卡

營養成分／菜名	熱量（大卡）	蛋白質（公克）	脂肪（公克）	醣（公克）	鈉（毫克）	鉀（毫克）	磷（毫克）
雞蓉玉米粥	334.4	18.3	1.6	61.7	113.6	368.4	191.7

高麗菜包＋黑豆漿

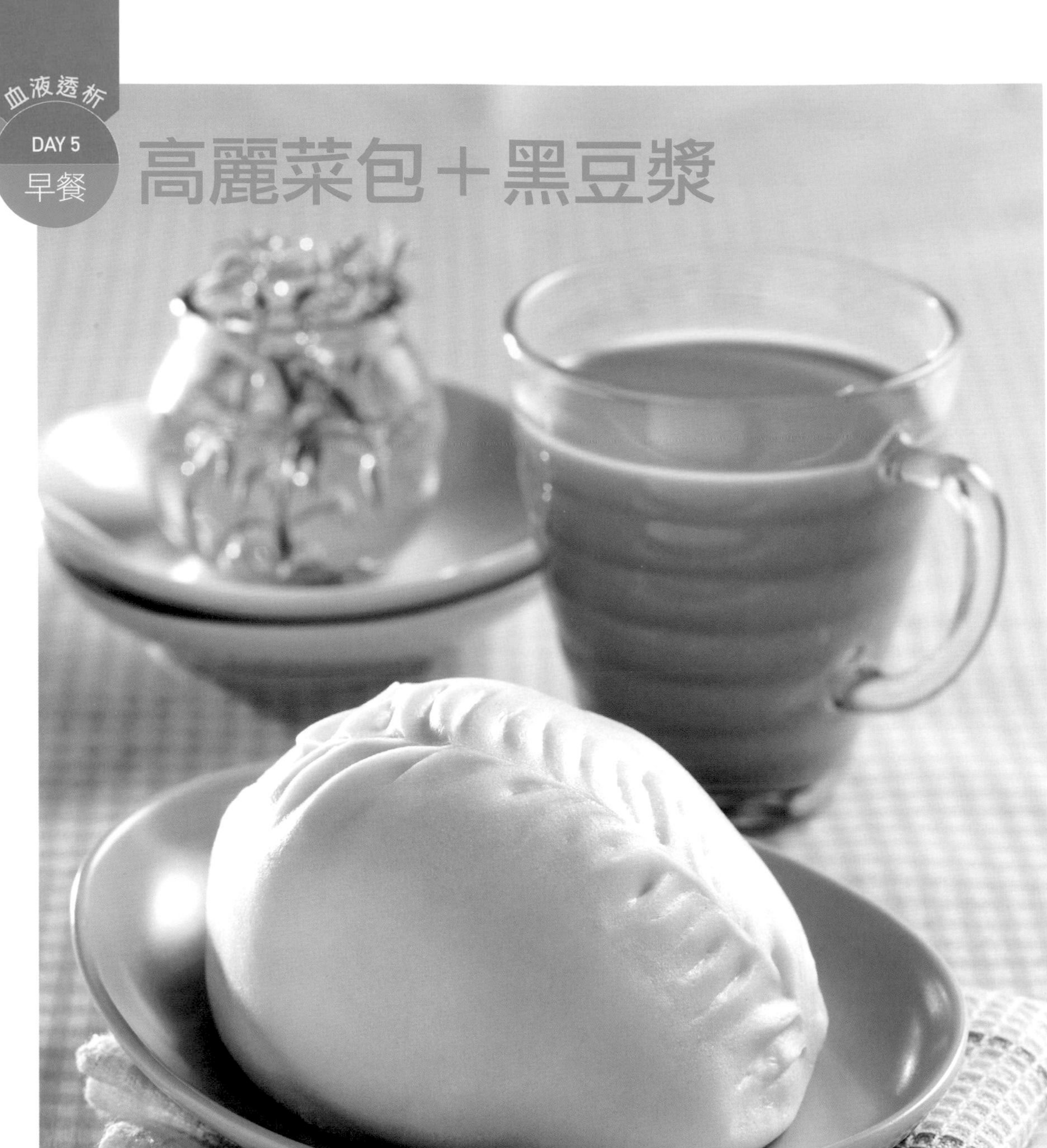

營養分析：580.2 大卡

營養成分 / 菜名	熱量（大卡）	蛋白質（公克）	脂肪（公克）	醣（公克）	鈉（毫克）	鉀（毫克）	磷（毫克）
高麗菜包	307.9	10.1	6.3	52.6	25.5	221.9	72.5
黑豆漿	272.3	12.1	5.9	42.7	6.3	413.8	124.4

高麗菜包

▶ **麵糰材料：**中筋麵粉 60 公克、發粉 1 公克、酵母粉 1 公克、白砂糖 1 公克、溫水 25c.c.

▶ **內陷材料：**高麗菜末 50 公克、紅蘿蔔末 15 公克、冬粉 1/5 捆、絞肉 10 公克、鹽適量、香油 1 小匙、胡椒粉 1/2 小匙

▶ **作　法：**

1. 酵母粉、白砂糖、溫水放入容器先拌勻，靜置約 10 分鐘。
2. 再加入中筋麵粉、發粉揉成糰狀，蓋上濕布， 再靜置約 1 5 ~ 2 0 分鐘，即成麵糰。
3. 將麵糰搓成直徑約 5 公分的圓筒狀，再壓平，用桿麵棍桿成中間厚，周圍較薄的麵皮。
4. 高麗菜末加入鹽拌勻，沖淨鹽分，擠乾水分；冬粉泡水至軟切小段。
5. 然後將內餡材料全部放入鍋中拌勻，靜置 15 分鐘，即成餡料。
6. 取一塊麵皮，中間放入適量的餡料，再將麵皮往中間捏合，成包子狀，放入蒸籠內，加上蒸籠蓋。
7. 準備一個鍋，加入 1/3 鍋的水量煮沸，將蒸籠放進去，用大火蒸約 8~10 分鐘即可取出食用。

黑豆漿

▶ **材　料：**黑豆 20 公克、去皮花生 10 公克、水 1 杯

▶ **調味料：**白砂糖 1 小匙

▶ **作　法：**

1. 黑豆洗淨，浸泡冷水半天至膨脹；去皮花生放入乾鍋以小火炒香。
2. 全部的材料放入果汁機攪打均勻至無顆粒狀。
3. 再倒入紗布袋過濾至大鍋中，以中火慢慢攪拌煮沸後，加入白砂糖拌勻即可飲用。

烹調小技巧

★ 加了糖的黑豆漿容易變質，所以不能久放，最好是等要食用時再加熱，放入糖調味。

★ 煮黑豆漿一定要站在爐火旁邊，輕輕攪拌，免得豆漿溢出來，不好清理。

★ 菜包可利用週休二日休息時集合全家人動手製作，若是比較忙的話，可以到大型的超市、早餐店或市場購買現成的各種口味的菜包，並依喜好選擇，例如：雪裡紅菜包、韭菜包等。此處的菜包也可以用蔥花卷替代。

血液透析

DAY 6

早餐

草莓厚片＋拿鐵咖啡

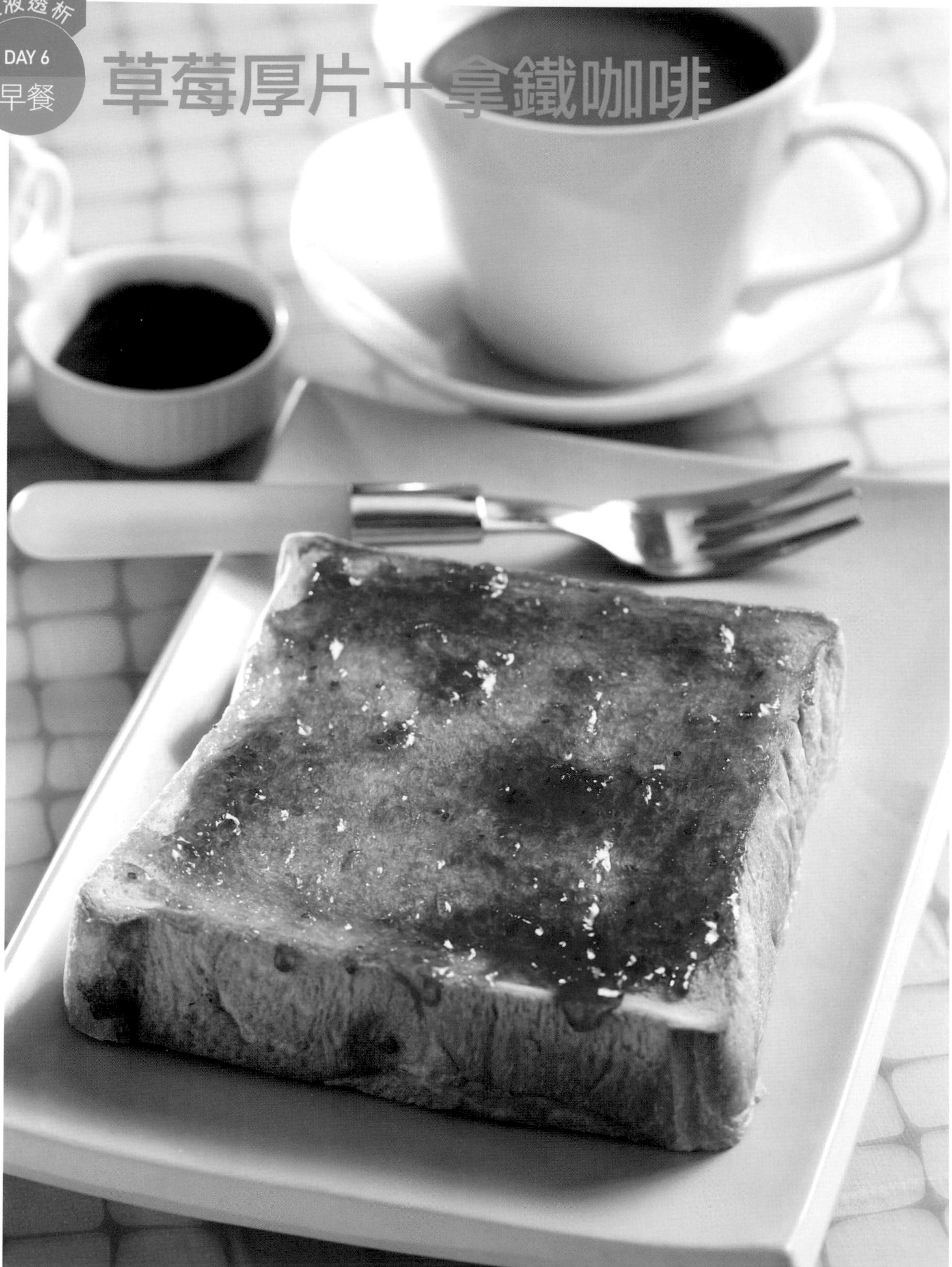

草莓厚片土司｜

▶ **材　料：**厚片土司 1 片

▶ **調味料：**草莓醬適量

▶ **作　法：**

1. 厚片土司放入烤麵包機烘烤一下，取出。
2. 然後在表面塗上一層草莓醬即可食用。

拿鐵咖啡｜

▶ **材　料：**義式濃縮咖啡 120 c.c.、鮮奶 300 c.c.

▶ **作　法：**

1. 先將咖啡杯用 180℃的熱水溫杯。
2. 再將鮮奶加熱至 80℃，倒 100 c.c. 至咖啡杯中。
3. 剩下的鮮奶冷卻至 50℃，放入專用打奶泡的壺中，加上蓋子，抽打約 30 下，即成香濃細緻的奶泡。
4. 煮好的義式濃縮咖啡倒入杯中，再以長匙挖約 100 c.c. 的奶泡，放在上面即成。

烹調小技巧

★ 自製草莓醬：準備草莓 600 公克、白砂糖 300 公克、檸檬汁 60 c.c.，先將草莓去除蒂頭，洗淨，切成塊狀，然後將果肉及白砂糖放入鍋中拌勻，靜置約 10 分鐘，等待草莓出水，轉中火慢慢煮沸，改小火續煮至水分快收乾（煮的過程中，要一邊煮一邊攪拌，以免黏鍋），再加入檸檬汁拌煮至有點濃稠狀，熄火，待自然冷卻後，裝入密封罐中，再移入冰箱冷藏就完成囉！

★ 若是沒有專用的奶泡壺，也可以改用奶泡杯，然後用手工打奶泡也行，此種器材在咖啡材料行均有販售。

營養小叮嚀

★ 厚片土司一片約 75~100 公克（等於 3~4 份主食），它的熱量等於一碗白飯的熱量，千萬不可小覷。

★ 拿鐵咖啡含有牛奶，若高磷者也可用一些商業配方代替，咖啡含鉀量高，高鉀病友則不適合飲用咖啡。

營養分析：505 大卡

營養成分／菜名	熱量（大卡）	蛋白質（公克）	脂肪（公克）	醣（公克）	鈉（毫克）	鉀（毫克）	磷（毫克）
草莓厚片土司	328.5	9.4	7.7	55.4	473.7	110.7	121.4
自製拿鐵咖啡	176.5	11.3	6.9	17.3	198.2	721.5	421.8

鮪魚御飯糰＋牛奶

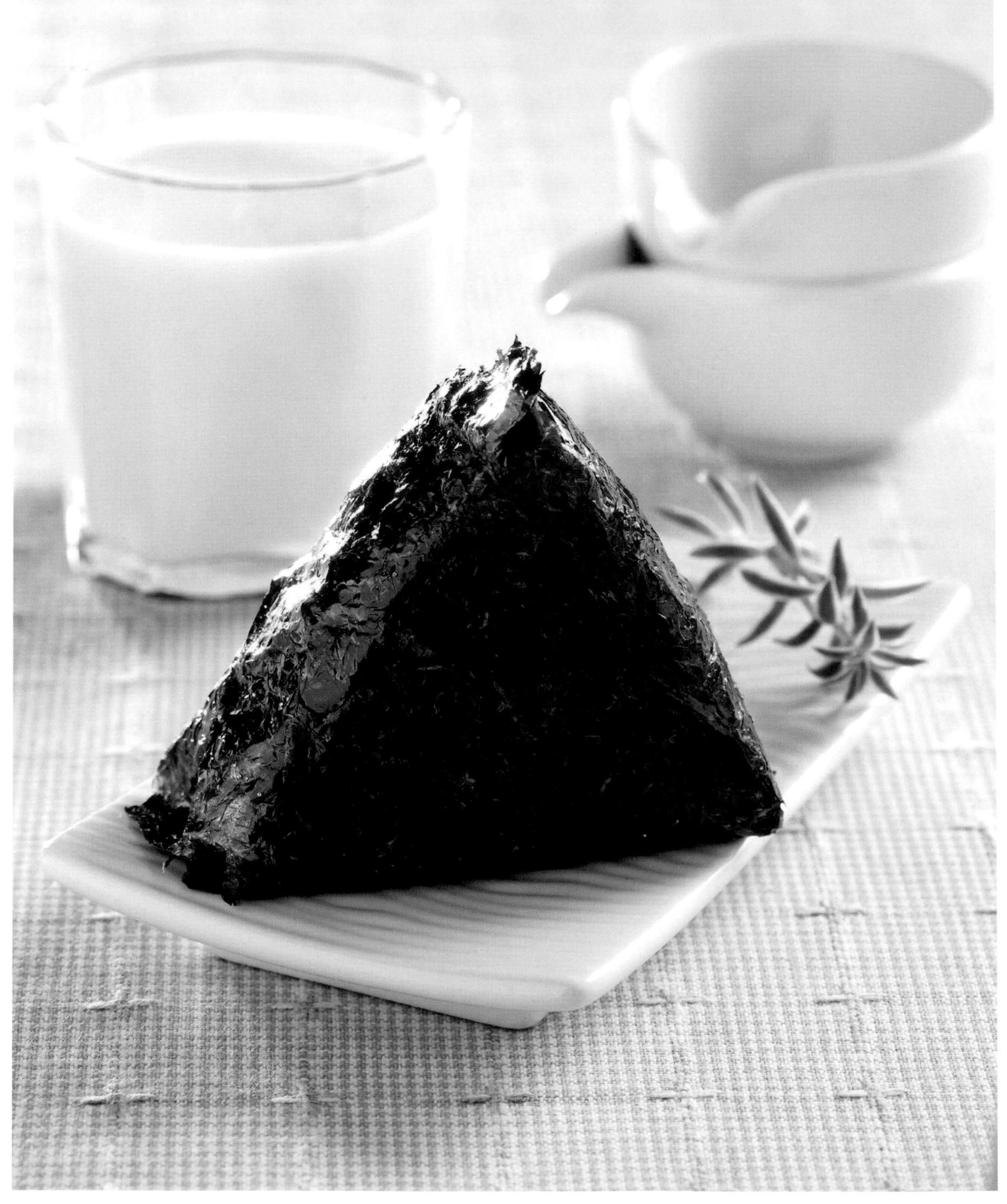

鮪魚御飯糰＋牛奶｜

▶ **材　料：**便利商店御飯糰一個、牛奶一杯（約 250 c.c.）

營養小叮嚀

★ 以便利商店的御飯糰當早餐，高生理價的蛋白質攝取會不夠，必須再搭配牛奶、豆漿，或再加茶葉蛋做補充。

★ 鮪魚屬於深海魚類，擁有豐富的 Omega-3 多元不飽合脂肪酸，如 EPA 和 DHA，可預防心肌梗塞和血栓，建議一星期至少攝取三次。

營養分析：367.5 大卡

營養成分／菜名	熱量（大卡）	蛋白質（公克）	脂肪（公克）	醣（公克）	鈉（毫克）	鉀（毫克）	磷（毫克）
鮪魚御飯糰	246.8	9.8	4.8	41.1	9.7	182.9	88.3
低脂牛奶	120.7	7.2	4.6	12.7	96.0	360.0	211.2

血液透析

DAY 1

午餐

什錦滷味

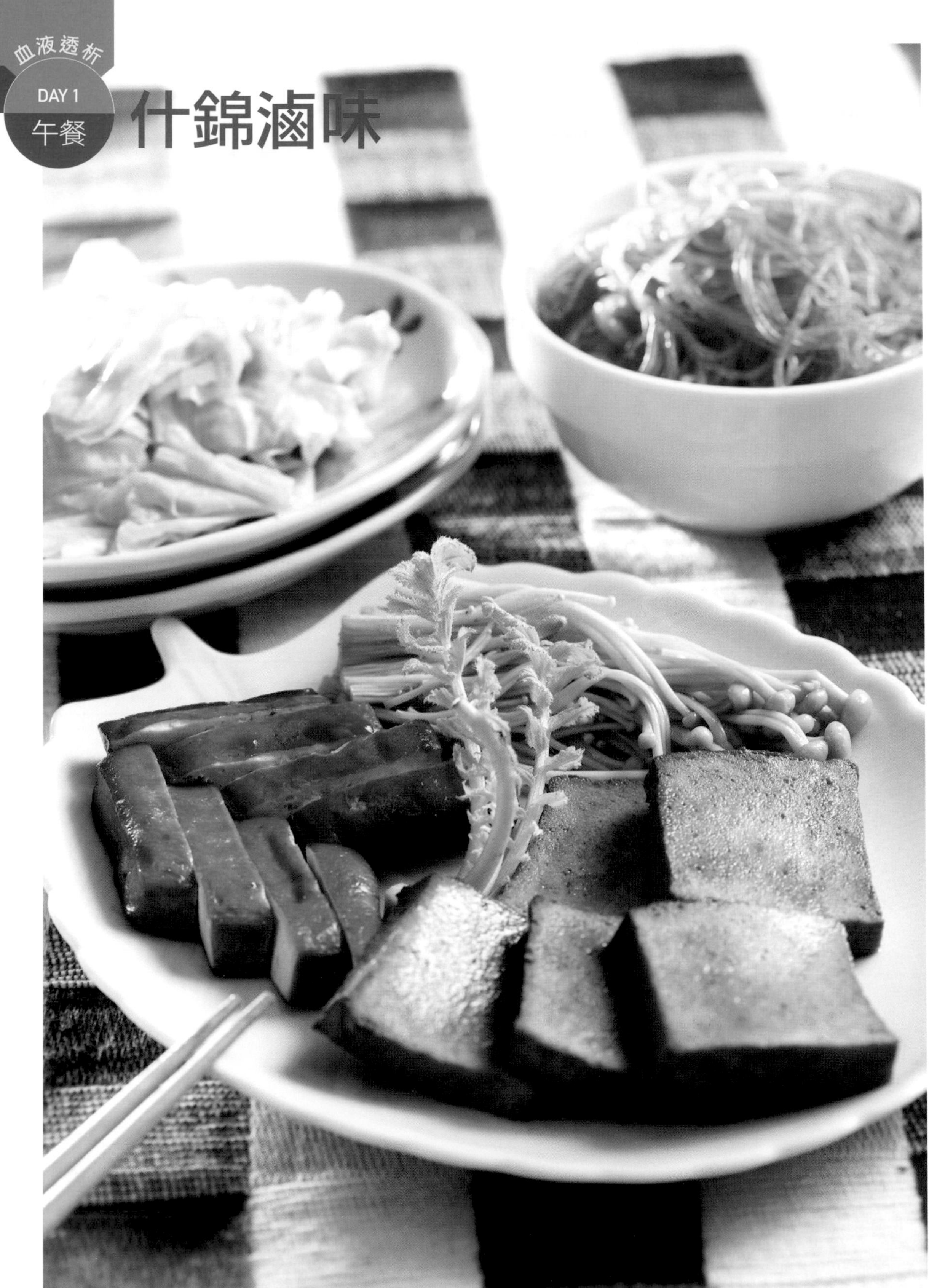

什錦滷味｜

▶ **材　　料：**冬粉 2 把、金針菇 1 份或青菜 1 份（高麗菜、香菇）、百頁豆腐 1 條或五香豆乾 2 片

▶ **滷汁材料：**蔥段 30 公克、薑片 30 公克、蒜頭 30 公克、水 4 杯、滷包 1 包、醬油適量

▶ **作　　法：**

1. 冬粉泡水至軟；金針菇去除蒂頭洗淨或是高麗菜洗淨，切大片；香菇、百頁豆腐或五香豆乾洗淨。
2. 起油鍋，放入蔥段、薑片、蒜頭爆香，再加入醬油、水、滷包煮沸，之後轉小火煮約 10 分鐘，待香味出來。
3. 先放入青菜類或菇類煮熟，撈起來，續入豆乾類煮約 5 分鐘，浸泡約 10 分鐘，撈起來，再續入冬粉煮熟，撈起來，裝入盤中即可食用。

烹調小技巧

★冬粉、金針菇、高麗菜是屬於比較容易煮熟的食材，所以必須先取出來，以免流失太多的養分，而香菇、百頁豆腐及五香豆乾煮熟後，可以浸泡少許時間，會比較入味好吃。

營養小叮嚀

★外食滷味的選擇性強，可以做到均衡飲食，但要注意鹽分和油分容易過量攝取，變通的方法是不加調味料和酸菜，因為滷汁本身已經提供足夠的鹹度與味道了。

營養分析：368 大卡

營養成分／菜名	熱量（大卡）	蛋白質（公克）	脂肪（公克）	醣（公克）	鈉（毫克）	鉀（毫克）	磷（毫克）
冬粉	211.3	0.1	0.1	52.5	6.0	7.8	25.8
五香豆干	115.4	11.6	5.8	4.2	267.0	150.6	174.6
金針菇	41.3	2.0	0.5	7.2	3.6	387.0	97.2

血液透析

DAY 2

午餐

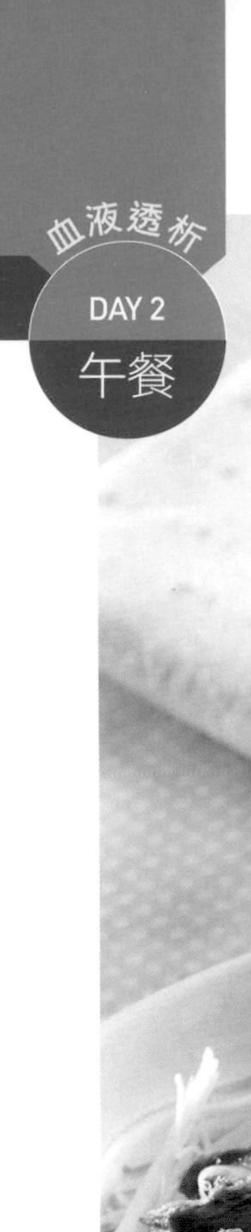

湯粿仔條套餐

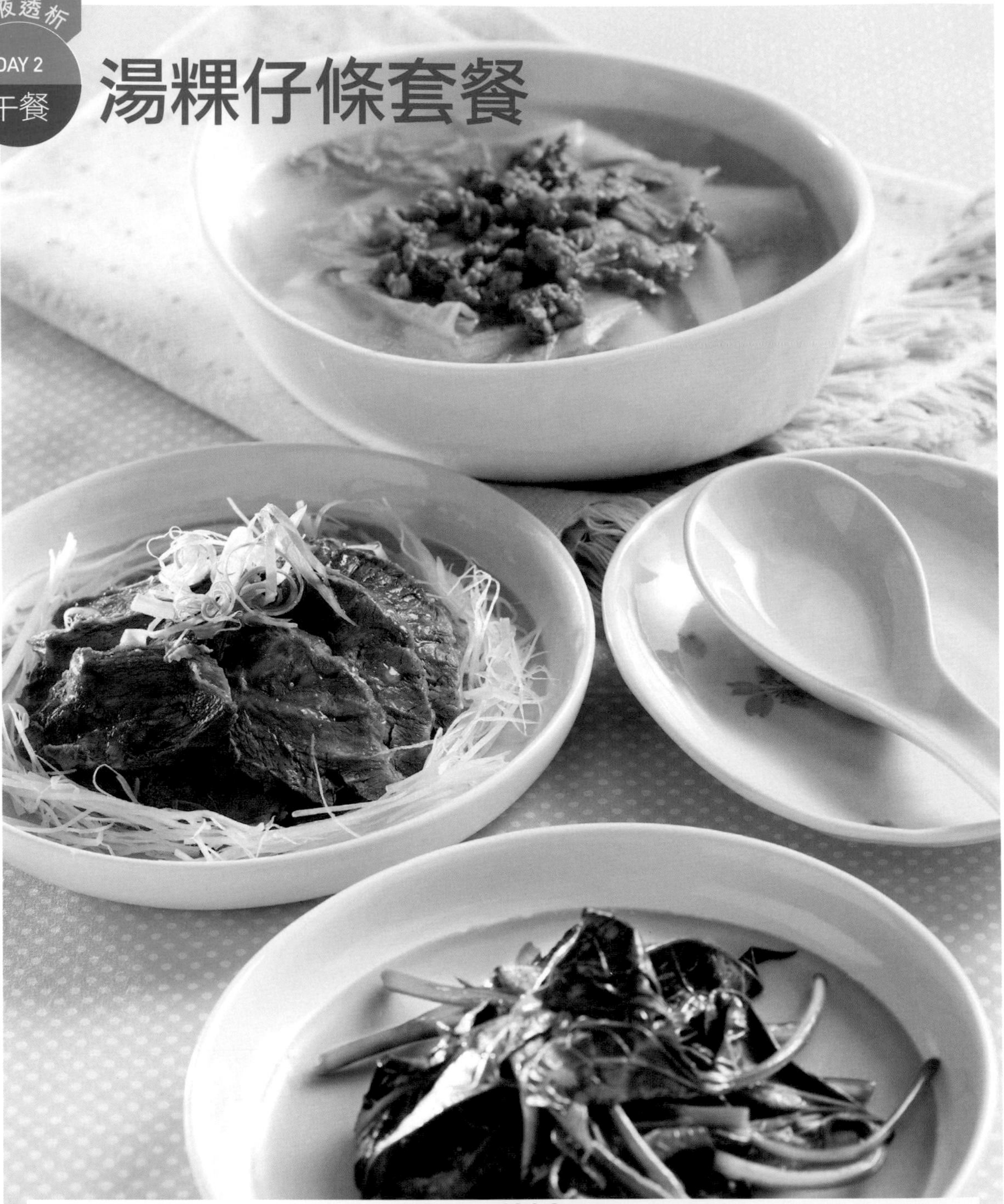

營養分析：424.9 大卡

營養成分 / 菜名	熱量（大卡）	蛋白質（公克）	脂肪（公克）	醣（公克）	鈉（毫克）	鉀（毫克）	磷（毫克）
粿仔條湯	298.4	1.1	5.2	61.8	14.4	30.6	126.7
嘴邊肉	98.4	13.7	4.4	1.0	37.8	203.0	116.2
地瓜葉	28.1	2.6	0.5	3.3	16.8	248.0	24.0

粿仔條湯｜

▶ **材　料：**熟粿仔條 100 公克、水 2 杯、大白菜 20 公克

▶ **調味料：**醬油適量、紅蔥酥適量

▶ **作　法：**

1. 大白菜洗淨，瀝乾水分。
2. 水放入鍋中煮沸，倒入醬油、紅蔥酥煮至出味。
3. 放入粿仔條、大白菜煮沸，裝入湯碗中即可食用。

燙地瓜葉｜

▶ **材　料：**地瓜葉 100 公克、油少許

▶ **調味料：**醬油適量

▶ **作　法：**

1. 地瓜葉去除根部，摘取嫩葉，洗淨備用。
2. 另起一鍋滾水，加入少許的油，放入地瓜葉汆燙至熟，撈起。
3. 裝入盤中，放入醬油或醬油膏調味即可食用。

嘴邊肉｜

▶ **材　料：**嘴邊肉 100 公克、薑絲 10 公克、蔥絲適量、少許米酒

▶ **調味料：**醬油適量

▶ **作　法：**

1. 嘴邊肉先用清水洗淨，去除血水。
2. 放入滾水中汆燙，撈起。
3. 另起一鍋滾水，另外加入少許的蔥、薑、米酒煮滾，放入嘴邊肉煮約 15 分鐘，再續燜約 10 分鐘，取出切片，裝盤。
4. 擺入薑絲及蔥絲，沾醬油即可食用。

營養小叮嚀

★ 乾的粿仔條直接拌肉燥比較鹹，建議少食用，或改吃煮成湯的粿仔條，但是湯最好不要喝，避免攝取太多的鹽分。

★ 沒時間自己煮而選擇外食，務必請麵店的老闆燙青菜時，不要加入肉燥及味精，可以自己另外加醬油或醬油膏調整鹹度，或直接加入湯中煮。（請見本書第 097 頁，調味品的代換）

★ 根據研究指出，針對百種蔬菜進行分析，其中便宜又好吃的地瓜葉營養成分居冠，如果每天沒有多餘時間可以吃其他類的蔬菜，可以偶而吃一大盤（約 300 公克）的地瓜葉，來滿足 1 個人 1 天 2/3 的維生素 A、C、及 1/3 鐵的需求，但要注意地瓜葉是高鉀蔬菜，可選擇吃但不適合天天吃。均衡變化攝取各類蔬菜，才能吃進身體所需的各類營養素。

芝麻烤雞飯套餐

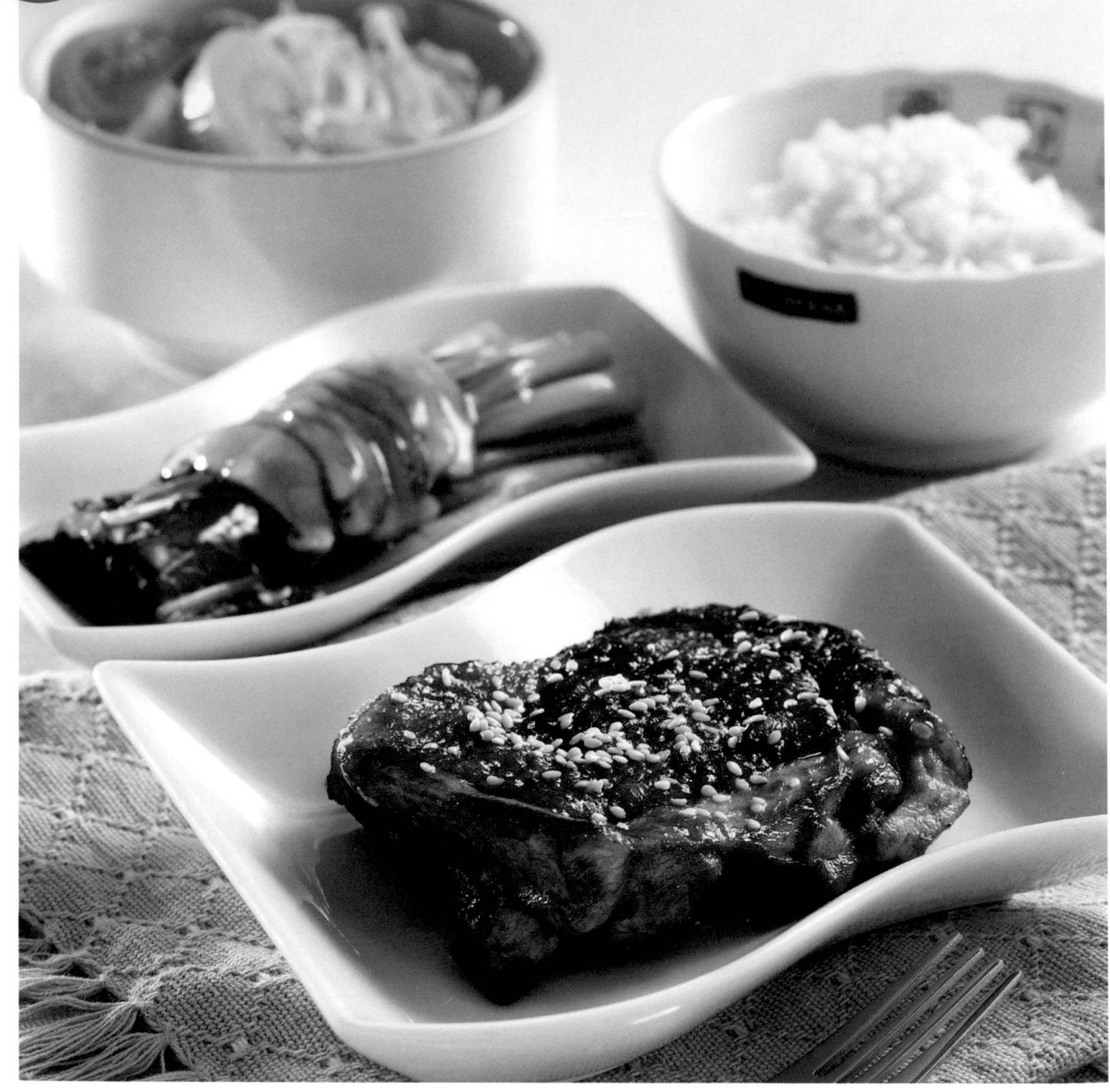

營養分析：**487.5** 大卡

營養成分 / 菜名	熱量（大卡）	蛋白質（公克）	脂肪（公克）	醣（公克）	鈉（毫克）	鉀（毫克）	磷（毫克）
白飯	275.4	5.6	0.5	62.2	3.2	59.2	39.2
芝麻烤雞	121	5.0	5.0	14.0	81.9	185.5	115.5
蠔油芥蘭	72.1	1.4	5.3	4.7	307.9	171.7	35.3
番茄豆芽湯	19	1.2	0.2	3.1	5.1	110.5	16.3

白飯一碗（200 公克）

芝麻香烤雞｜

▶ **材　料：**雞腿 1 隻、白芝麻少許

▶ **醃　料：**醬油適量、酒 1 小匙、糖 1 小匙、蔥 1 支、薑末少許、白胡椒粉少許

▶ **醬　料：**蜂蜜 1 小匙（或紅糖）

▶ **作　法：**

1. 先將醃料全部放入碗中，攪拌均勻，即成醃料汁。
2. 再放入洗淨的雞腿，醃 20 分鐘。
3. 烤箱預熱上下火 230℃，移入醃好的雞腿烤約 30~40 分鐘。（中途要翻面，然後塗上醃料汁）
4. 等雞腿肉快熟時，再塗上一層醃料汁、再抹醬料上色，烤至全熟。
5. 撒上少許的白芝麻即可食用。

蠔油芥蘭｜

▶ **材　料：**芥蘭菜 100 公克、新鮮香菇 1 朵

▶ **調味料：**鹽適量、油 1/2 大匙

▶ **作　法：**

1. 芥蘭菜摘除老葉，摘成小朵或是切成小段；香菇洗淨，切成片。
2. 準備一鍋水煮沸，放入調味料 A，加入芥蘭菜汆燙至熟，撈出，瀝乾水分，裝入盤中。
3. 再將香菇片放入滾水中汆燙至熟，撈起，瀝乾水分，裝入盤中。
4. 再將調味料 B 放入鍋中，煮至湯汁濃稠，熄火，淋在芥蘭菜上面即可食用。

番茄豆芽湯｜

▶ **材　料：**大番茄半個、黃豆芽 10 公克

▶ **調味料：**鹽適量

▶ **作　法：**

1. 大番茄去除蒂頭，洗淨，切成塊狀。
2. 黃豆芽折掉尾端的根鬚，洗淨。
3. 準備水 2 杯，倒入鍋中煮沸，續入全部的材料煮沸，再加入鹽調味即可食用。

營養小叮嚀

★ 糖或蜂蜜遇熱會形成焦糖化反應，會產生特性殊的風味，而且顏色也會漂亮有光澤，使用的醬油量不多，但能增強視覺效果增加食慾。

★ 蠔油醬也含有鈉量，可參考調味料代換表，烹調的變化在於不同調味料所增添的風味，想要多樣化的飲食，就必須先學會調味量含納量的代換喔！

★ 黃豆芽是屬於低鉀的食物，若是高鉀病友，也可以增加黃豆芽的量，減少大番茄的量。

★ 番茄鉀量高，高鉀病友若要食用，建議煮久一點，並且不喝湯。

血液透析

DAY 4

午餐

水餃＋酸辣湯套餐

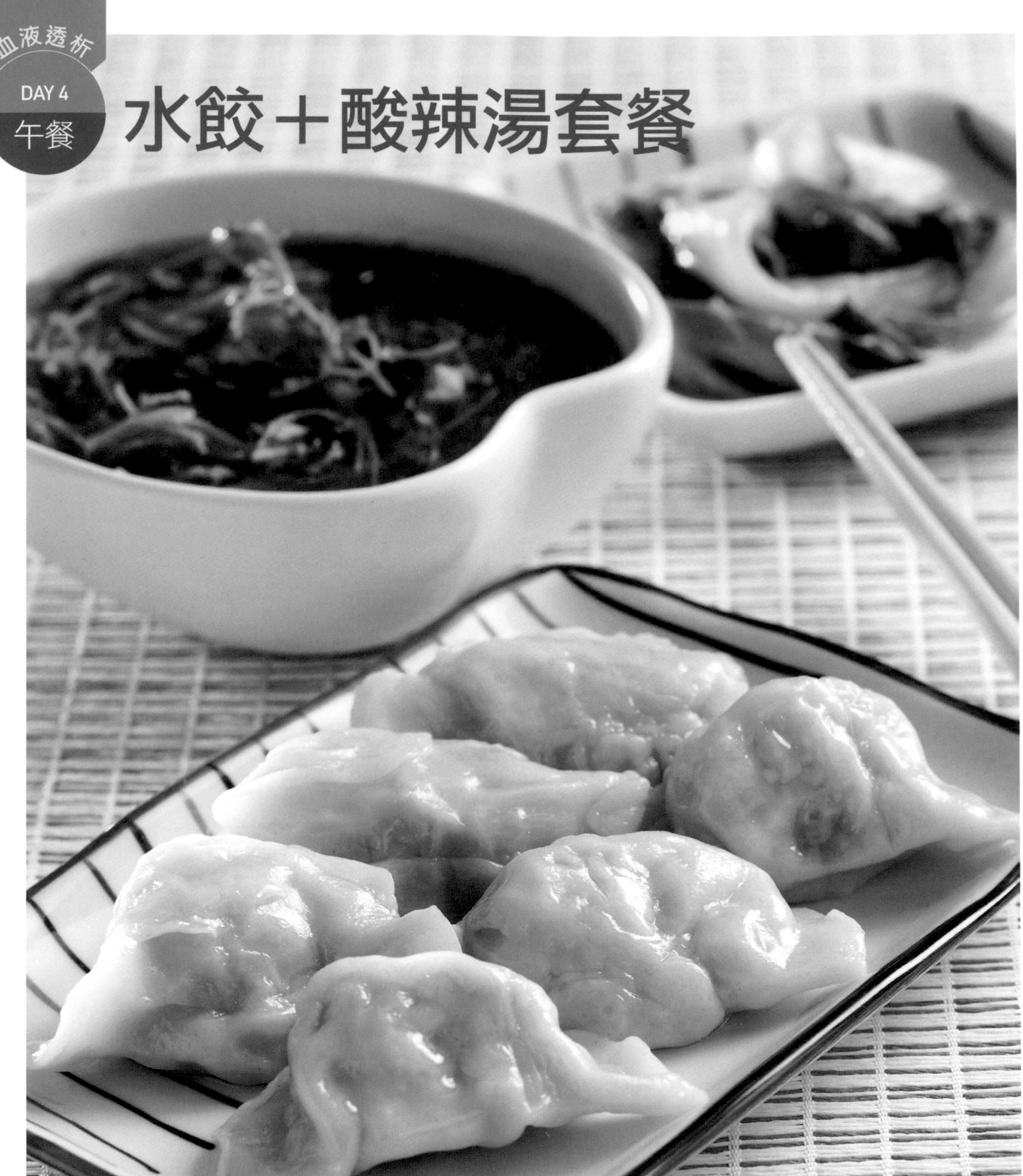

營養分析：594.16大卡

營養成分 菜名	熱量 （大卡）	蛋白質 （公克）	脂肪 （公克）	醣 （公克）	鈉 （毫克）	鉀 （毫克）	磷 （毫克）
高麗菜水餃10顆	400	18.3	9.8	59.7	66.0	678.6	192.1
酸辣湯小碗	185.1	8.5	10.3	14.5	86.9	318.5	138.3
燙大陸妹	9.06	0.6	0.2	1.3	24.0	144.0	22.2

高麗菜水餃

▶ 材　料：

A. 高麗菜 3 0 0 公克、豬絞肉 3 5 公克、蔥末 15 公克

B. 水餃皮 10 張、麵粉少許

▶ 調味料： 醬油適量、香油 1/2 大匙、糖 1/4 大匙、胡椒粉少許

▶ 作　法：

1. 高麗菜洗淨，剁成細末，加入適量的鹽拌勻，醃 10 分鐘，擠乾水分。
2. 全部的材料 A 放入容器中，加入全部的調味料攪拌均勻，靜置約 20 分鐘，待入味，即成肉餡。
3. 取一張水餃皮，在周圍沾上少許的水，取適量的內餡放在水餃皮的中央，然後對折，再將開口捏緊，微壓兩側，再從一端開始摺紋（約 3~4 摺）。
4. 準備一個大平盤，撒上少許的麵粉，再放入包好的水餃。
5. 等全部的水餃全部包好後，準備一大鍋水煮沸，再放入水餃，用湯勺輕撥一下，以大火煮至水餃浮起。
6. 再加入冷開水半碗，再轉中火煮沸，連續動作重複二次，煮至水餃膨脹飽滿，即可撈起來食用。

酸辣湯

▶ 材　料： 嫩豆腐 1/3 塊、木耳絲 20 公克、熟竹筍絲 20 公克、紅蘿蔔絲 20 公克、蛋半顆、香菜適量、太白粉水半杯（太白粉 2 大匙＋水半杯）

▶ 調味料： 鹽適量、醬油適量、胡椒粉 1 大匙、白醋 2 大匙、麻油 1 茶匙

▶ 作　法：

1. 嫩豆腐用冷開水沖淨，切成細絲；蛋放入碗中，打散成蛋液；香菜洗淨，切成末。
2. 嫩豆腐絲、木耳絲、熟竹筍絲及紅蘿蔔絲放入鍋中，倒入 3 杯水煮沸，加入全部的調味料拌勻。
3. 倒入太白粉水勾薄芡，轉小火，淋入蛋液，用湯勺輕輕撥動一下，熄火，擺入香菜末即可食用。

燙大陸妹

▶ 材　料： 大陸妹 60 公克

▶ 調味料： 鹽適量、油少許

▶ 作　法：

1. 大陸妹切除根部，摘取嫩葉，洗淨備用。
2. 另起一鍋滾水，加入少許的油及鹽，放入大陸妹汆燙至熟，撈起，裝入盤中即可食用。

營養小叮嚀

★ 酸辣湯是以太白粉水勾成薄芡，但是勾芡類的食物比較容易吸取油及鹽，外食族若需要控制鹽分者或有高血脂症，只要吃料不要喝湯，即可減少油脂和鹽分攝取量。

★ 水餃、酸辣湯及水餃中的青菜經剁碎後容易咀嚼，也很適合牙齒退化的老人食用，還可以增加纖維質，幫助排便。

血液透析

DAY 5

午餐

沙茶羊肉炒飯套餐

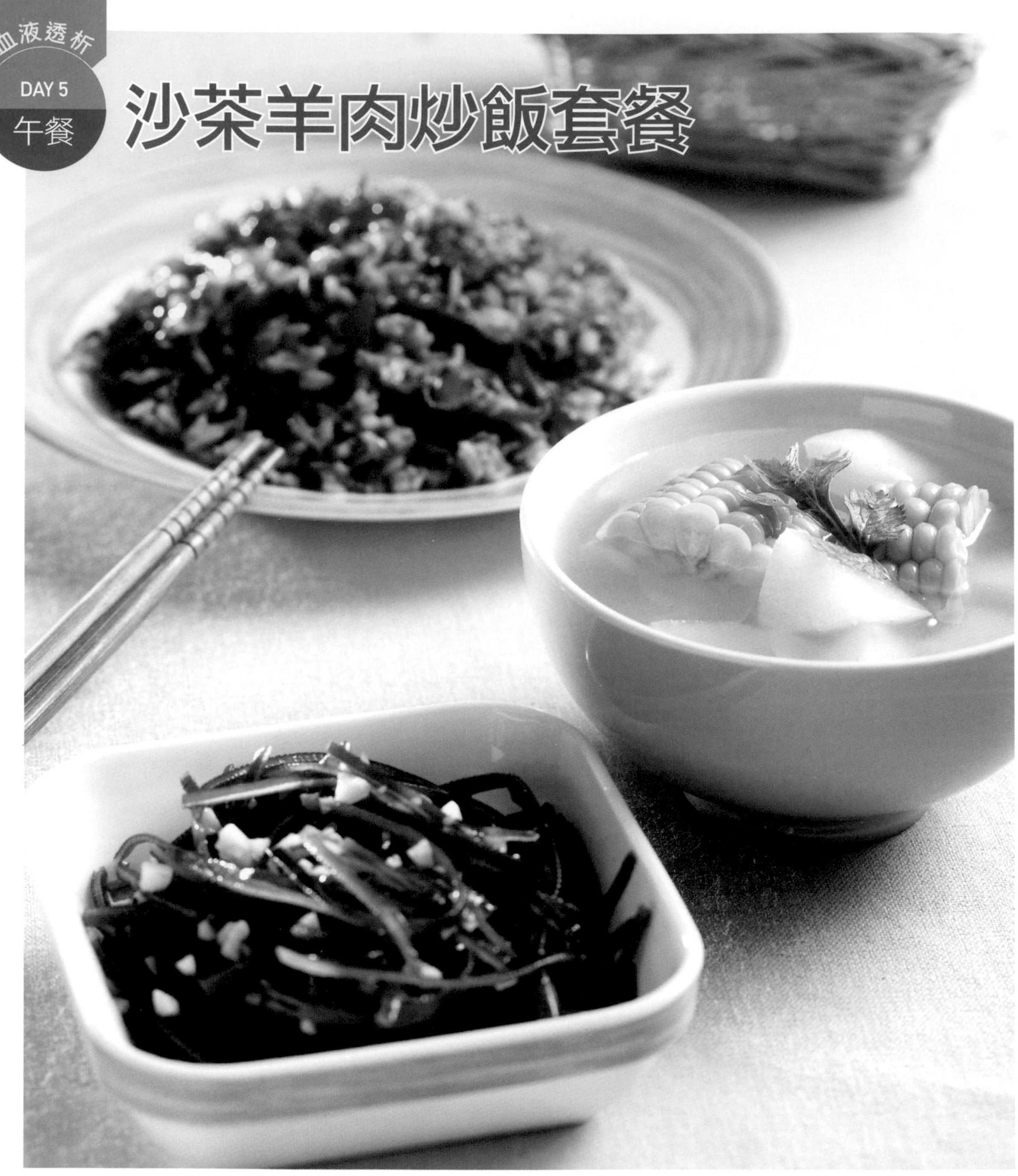

營養分析：**564.9** 大卡

營養成分 菜名	熱量 （大卡）	蛋白質 （公克）	脂肪 （公克）	醣 （公克）	鈉 （毫克）	鉀 （毫克）	磷 （毫克）
沙茶羊肉炒飯	482.6	18.9	21.8	52.6	96.7	393.7	156.2
醋拌海帶絲	25.9	0.4	1.3	3.1	307.8	9.1	6.4
蘿蔔玉米湯	56.4	2.0	0.9	10.1	9.6	168.0	38.6

沙茶羊肉炒飯｜

▶ **材　料：**白飯 200 公克、洋蔥 50 公克、羊肉片 70 公克、辣椒 3 公克、蒜末 10 公克

▶ **調味料：**沙茶醬 2 茶匙、醬油適量、油 1 茶匙

▶ **作　法：**

1. 洋蔥洗淨，切細絲；辣椒洗淨，切片狀。
2. 炒鍋放入油燒熱，加入蒜末、辣椒片炒香，續入洋蔥絲、羊肉片拌炒，全部撈起來。
3. 加入白飯炒勻，放入作法 2 的材料、沙茶醬、醬油快炒均勻即可食用。

醋拌海帶絲｜

▶ **材　料：**海帶絲50公克、蒜末3公克

▶ **調味料：**醋 1 茶匙、麻油 1/4 茶匙

▶ **作　法：**

1. 海帶絲洗淨，放入滾水中煮至微軟，撈起，瀝乾水分。
2. 浸泡冷開水，切段，裝入容器中。
3. 加入蒜末、醋、麻油攪拌均勻即可食用。

蘿蔔玉米湯｜

▶ **材　料：**白蘿蔔 35 公克、玉米 1/3 根、香菜 2 公克

▶ **調味料：**鹽適量

▶ **作　法：**

1. 白蘿蔔去皮，切成滾刀塊；玉米洗淨，切小塊；香菜洗淨。
2. 準備 3 碗的水放入鍋中煮沸，加入白蘿蔔、玉米轉小火熬煮 20 分鐘即可。

烹調小技巧

★ 不吃羊肉的患者，也可以用牛肉片或豬肉片替代。

★ 醋拌海帶絲涼拌好之後，也可以放入冰箱冷藏約半天，味道會更入味又好吃。

★ 絲瓜可分成普通絲瓜和稜角絲瓜，普通絲瓜是圓短形或長圓短；稜角絲瓜又稱為澎湖絲瓜，營養價值優於普通的絲瓜。絲瓜炒熟後，容易變黑，建議不要煮太久。

營養小叮嚀

★ 沙茶醬含鈉量的代換，請見本書第 097 頁調味品代換。

★ 海帶絲是鉀含量低的食物，同時也含有豐富的膳食纖維，是很好的青菜選擇之一。

血液透析

DAY 6

午餐

鹹湯圓＋香蔥醃雞套餐

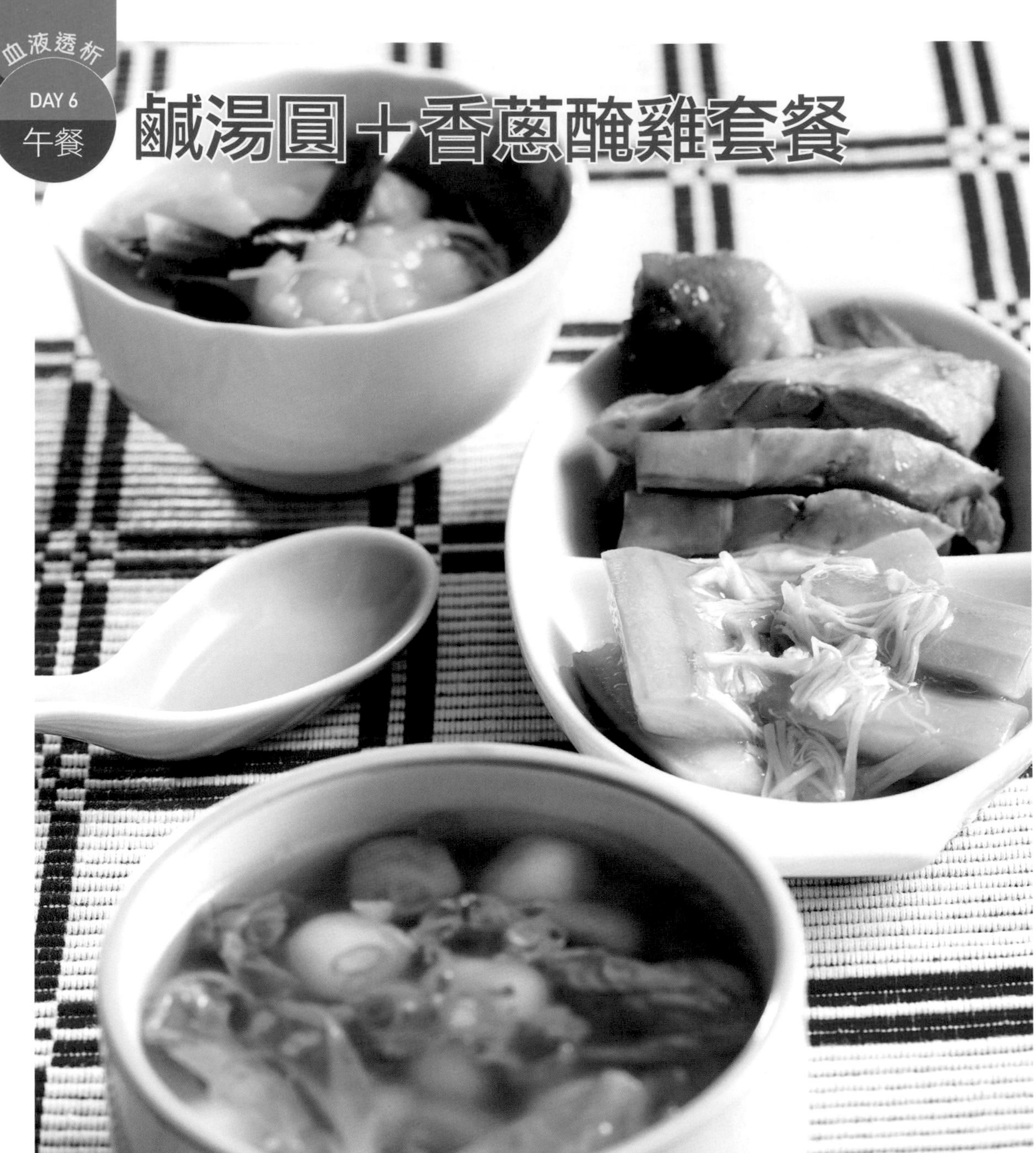

營養分析：**456.5** 大卡

營養成分 / 菜名	熱量（大卡）	蛋白質（公克）	脂肪（公克）	醣（公克）	鈉（毫克）	鉀（毫克）	磷（毫克）
青蔬鹹湯圓	226.0	2.4	5.5	41.7	42.5	206.7	42.2
香蔥醃雞	140.0	27.5	2.3	2.4	42.0	415.2	306.0
絲瓜干貝	73.4	2.8	5.2	3.9	72.7	87.4	47.5
海味苦瓜湯	17.1	0.7	0.1	3.4	156.7	341.6	31.7

青蔬鹹湯圓

▶ **材　料**：傳統湯圓 70 公克、紅蔥頭末 3 公克、小白菜 80 公克

▶ **調味料**：鹽適量、油 1 茶匙

▶ **作　法**：

1. 小白菜洗淨，去除根部，切段。
2. 先準備一鍋滾水，放入湯圓，煮至湯圓浮起來，撈起來。
3. 炒鍋加入少許的油燒熱，放入紅蔥頭末爆香，再加入 2 碗水煮沸。
4. 續入湯圓、大白菜及鹽調味即可。

絲瓜干貝

▶ **材　料**：干貝 1 顆、絲瓜 1/3 條、蔥段少許、薑片少許、酒少許

▶ **調味料**：鹽適量、太白粉 1 茶匙、油 1 茶匙

▶ **作　法**：

1. 干貝加入水半杯浸泡約半天，然後取出干貝，裝入容器，加入少許的蔥段、薑片及酒，移入電鍋蒸軟，取出剝成絲狀。
2. 絲瓜去皮洗淨，切成條狀。
3. 炒鍋加入少許的油燒熱，放入絲瓜炒熟，續入干貝絲，最後倒入太白粉勾薄芡、放入鹽拌勻即可。

香蔥醃雞

▶ **材　料**：土雞腿 1 隻（約 150 公克）、蔥 1 支、老薑片 1 片

▶ **醃肉料**：酒 1/2 大匙、鹽適量

▶ **作　法**：

1. 土雞腿先洗淨，加入醃肉料塗抹均勻，醃約 10 分鐘；蔥洗淨、切段。
2. 湯鍋加入 3 碗水及蔥、薑煮沸後，放入土雞腿，蓋上鍋蓋，以中火煮約 15 分鐘，熄火續悶約 25~30 分鐘，取出，待涼，去皮，剁塊裝入盤中即可食用。

海味苦瓜湯

▶ **材　料**：苦瓜 30 公克、乾海帶 5 公克、嫩薑絲 5 公克

▶ **調味料**：鹽適量

▶ **作　法**：

1. 苦瓜剖開去籽，再以軟刷仔細刷洗，切成塊狀；乾海帶先用濕布擦乾淨，泡水至軟，切成小段。
2. 準備 2 碗水放入鍋中煮沸，再加入海帶、苦瓜轉大火煮滾，改小火燜煮約 15 分鐘。
3. 加入嫩薑絲再煮約 2 分鐘，放入鹽拌勻即成。

營養小叮嚀

★ 雞肉含的脂肪雖然比紅肉（牛、豬、羊）少，但是含鐵量較少，因此建議每天食用不同的肉類更換著吃，營養才能均衡又健康。

★ 醃土雞腿的烹調油量少，但仍須去掉雞皮食用比較佳，才可避免攝取過量飽和性脂肪。

血液透析

DAY 7

午餐

清燉牛肉麵套餐

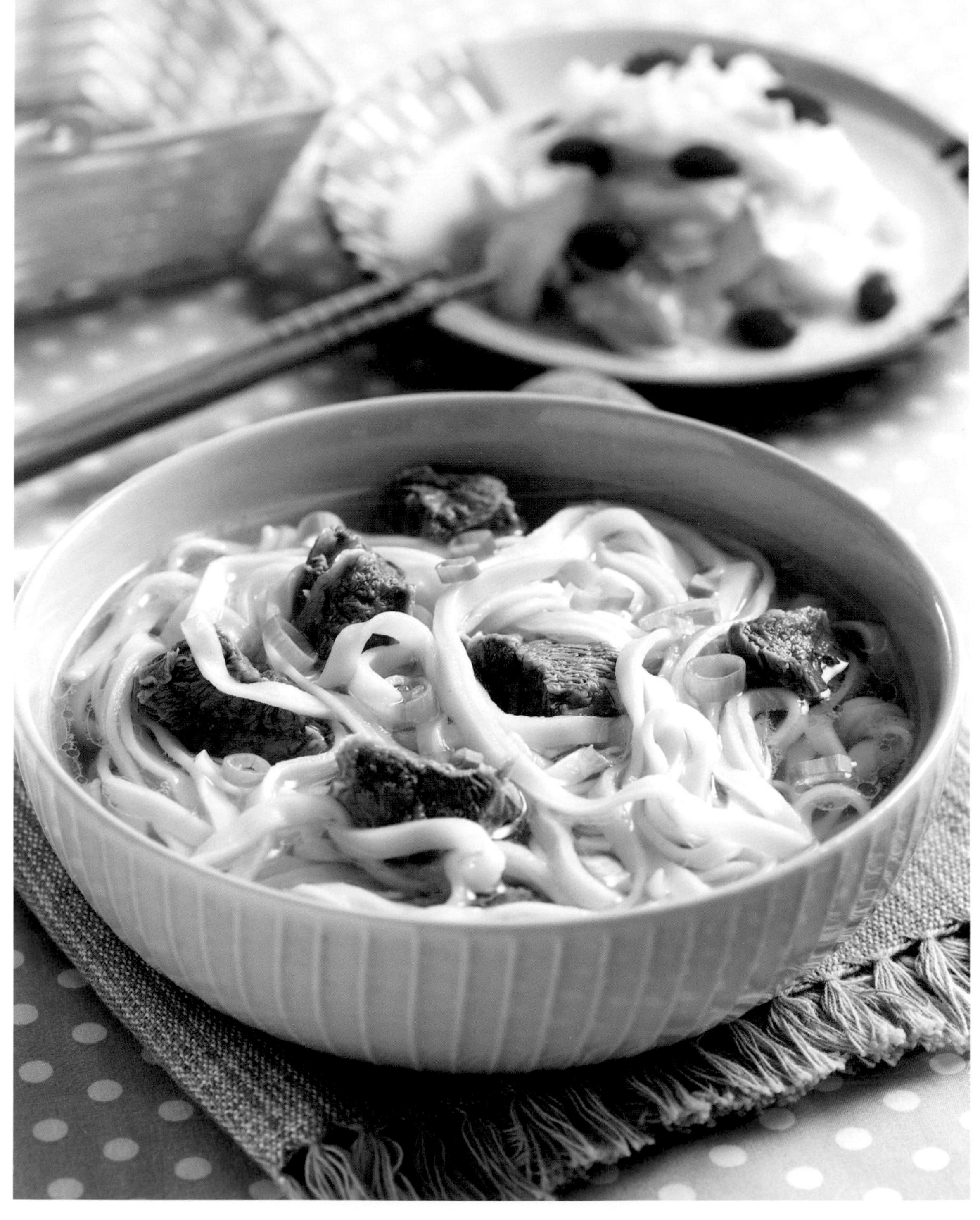

清燉牛肉麵

▶材　料：

A. 牛腩 2 兩、胡椒粒 1 粒、蔥 1 根、薑 1 兩、高粱酒 1/6 杯

B. 麵條 90 公克、蔥花少許

▶調味料：鹽適量

▶作　法：

1. 牛腩洗淨，放入滾中汆燙，去除血水，撈起，用冷水沖淨；蔥洗淨。
2. 牛腩放入鍋中，加入材料 A，倒入滿水（水量要淹過材料），移入電鍋中燉至熟爛，即成清燉牛肉湯。
3. 準備一鍋水煮沸，放入麵條煮熟，裝入碗中，盛入清燉牛肉湯，撒入少許的蔥花即可食用。

養生高麗菜

▶材　料：高麗菜70公克、枸杞3公克

▶調味料：鹽適量

▶作　法：

1. 高麗菜一片片先洗淨，再用手剝成小片。
2. 準備一鍋滾水，放入高麗菜、枸杞汆燙一下，撈起來放入盤中，加入鹽拌勻，即可食用。

烹調小技巧

★牛肉買回家後，最好是2~3天內吃完，若要儲存時，不要浸泡在原有的血水中，最好是洗淨，再放入容器內，上面用鋁箔紙封住。

★牛肉解凍後，不要再放回冷凍室，最好是買回來後，先沖淨切好再分裝成每次使用量，才能保持肉質的美味。

營養小叮嚀

★紅燒因為還要加入醬油上色，所以其鈉含量會比較清燉的作法多，因此在家中盡量用清燉的方式。但外食的清燉，其湯所含的鈉不一定比紅燒作法的量少，所以仍盡量不要喝湯。

★麵食的選擇請參見本書第084頁。

★燙青菜可用各式季節性蔬菜、涼拌海帶等。滷白菜雖然是青菜，但是含油量高，比較不適合食用。

★高鉀病友可將枸杞當調色用但不吃，避免鉀太高。

營養分析：536.4大卡

營養成分／菜名	熱量（大卡）	蛋白質（公克）	脂肪（公克）	醣（公克）	鈉（毫克）	鉀（毫克）	磷（毫克）
清燉牛肉麵	511.0	19.5	23.0	56.5	362.1	227.3	189.5
養生高麗菜	25.4	1.1	0.2	4.8	24.9	127.3	21.5

血液透析

DAY 1
晚餐

香烤鯖魚飯套餐

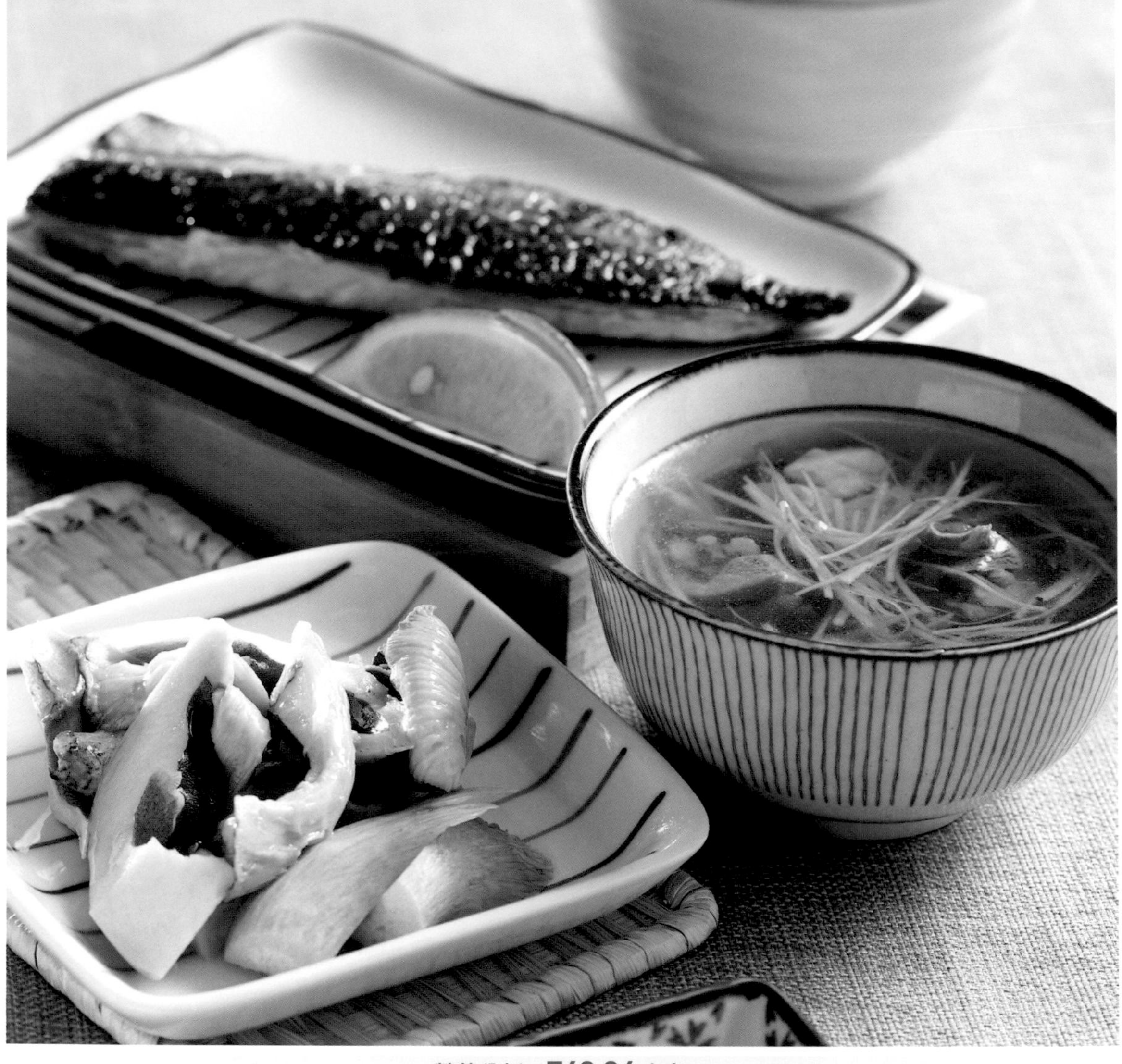

營養分析：762.36大卡

營養成分 菜名	熱量 （大卡）	蛋白質 （公克）	脂肪 （公克）	醣 （公克）	鈉 （毫克）	鉀 （毫克）	磷 （毫克）
白飯	275.36	5.6	0.5	62.2	3.2	59.2	39.2
烤鯖魚	331.2	16.2	29.6	0.0	69.7	314.5	209.1
蜂蜜芥末鮑魚菇	94.5	4.3	0.5	18.2	30.4	262.8	78.1
牛蒡雞肉湯	61.3	6.8	0.9	6.5	19.7	232.8	118.3

白飯一碗（200 公克）

▶ **材　料**：白飯200公克、海苔粉1公克

▶ **作　法**：

1. 在白飯上面，撒入海苔粉即可食用。

蜂蜜芥末鮑魚菇

▶ **材　料**：鮑魚菇 2 片（粗）100 公克

▶ **調味料**：蜂蜜1茶匙、芥末醬1/2茶匙

▶ **作　法**：

1. 鮑魚菇去除蒂頭洗淨，切片，放入滾水中汆燙後快速撈起，瀝乾水分。
2. 然後浸泡冰開水，待要食用時，再撈起來，裝盤。
3. 將調味料調勻，裝入小盤，等要吃的時候，再沾調味料即成。

香烤鯖魚

▶ **材　料**：鯖魚肉 120 公克

▶ **醃　料**：糖1大匙、薑4片、醬油適量

▶ **調味料**：檸檬 1/4 片

▶ **作　法**：

1. 準備一張鋁箔紙塗上一點油。
2. 鯖魚肉用醃料醃約 20 分鐘，再把鯖魚肉放在鋁箔紙上面。
3. 移入烤箱220℃烤箱烤約15~20分鐘至熟（中途可以打開烤箱翻面）。
4. 取出，移入盤子，食用時，再擠入少許的檸檬汁食用。

牛蒡雞肉湯

▶ **材　料**：去骨雞腿肉 35 公克、日本牛蒡小條 70 公克、薑絲 10 公克

▶ **調味料**：鹽適量

▶ **作　法**：

1. 牛蒡洗淨，去皮，切成細絲。
2. 雞腿肉洗淨，切成小塊，放入滾水中汆燙，沖淨。
3. 水 2 杯放入鍋中煮沸，加入全部材料煮熟，再續入鹽拌勻即成。

烹調小技巧

★ 鮑魚菇挑選以菇面大，菇柄粗短，肉質肥厚，沒有破損或枯萎的現象，而且外觀為淡褐色較佳，其營養豐富，低脂肪，口感脆嫩可口、風味獨特性，非常受到大眾的喜歡，適合燴、炒或燉湯。鮑魚菇也可使用近年來新興熱門的杏鮑菇替代。

★ 牛蒡削皮後，可以先浸泡在少量的醋水中，以防止氧化變色。

營養小叮嚀

★ 鯖魚具有多元不飽和脂肪酸，可降低心血管疾病，非常適合用來代替紅肉，減少飽和性脂肪的攝取。

★ 鮑魚菇是含有蛋白質和維生素、礦物質較多的蔬菜，具有膳食纖維功能，可幫助血壓與膽固醇的調整，也可以幫助排便。

血液透析

DAY 2 晚餐

茶油麵線＋藥燉羊肉湯套餐

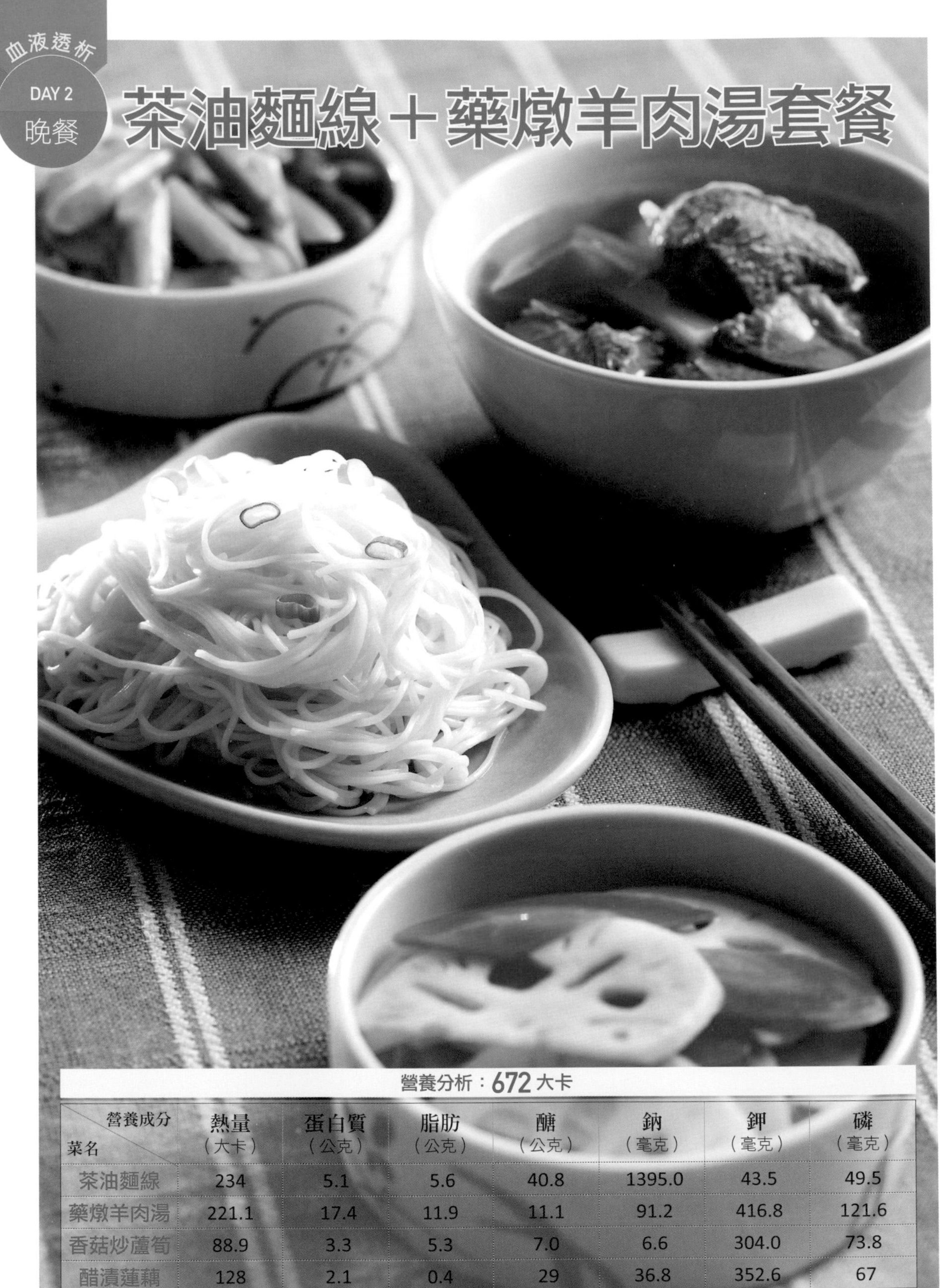

營養分析：672大卡

菜名＼營養成分	熱量（大卡）	蛋白質（公克）	脂肪（公克）	醣（公克）	鈉（毫克）	鉀（毫克）	磷（毫克）
茶油麵線	234	5.1	5.6	40.8	1395.0	43.5	49.5
藥燉羊肉湯	221.1	17.4	11.9	11.1	91.2	416.8	121.6
香菇炒蘆筍	88.9	3.3	5.3	7.0	6.6	304.0	73.8
醋漬蓮藕	128	2.1	0.4	29	36.8	352.6	67

茶油麵線

▶ **材　料：**麵線 50 公克、蔥花少許

▶ **調味料：**茶油 1 茶匙

▶ **作　法：**

1. 準備一鍋水煮沸，放入麵線煮熟，撈起，裝入碗中。
2. 倒入茶油攪拌均勻，擺入蔥花即可食用。

醋漬蓮藕

▶ **材　料：**藕 120 克、紅蘿蔔 30 克

▶ **調味料：**鹽適量、糖1大匙、醋1大匙

▶ **作　法：**

1. 蓮藕去皮，洗淨，切成薄片，用少許的鹽拌勻。
2. 紅蘿蔔去皮，洗淨，切成薄片，用少許的鹽拌勻。
3. 蓮藕、紅蘿蔔放入容器中，加入糖、醋攪拌均勻即可食用。

藥燉羊肉湯

▶ **材　料：**羊腱肉 90克、檸檬片少許、紅蘿蔔 30克、白蘿蔔 30克、蔥 2支、薑片 3片

▶ **調味料：**藥燉滷包 1 包

▶ **作　法：**

1. 羊腱肉洗淨，切塊狀，放入加有檸檬片的滾水中汆燙，撈起沖淨。
2. 紅蘿蔔、白蘿蔔去皮，切滾刀塊；蔥洗淨，切段。
3. 羊腱肉、紅蘿蔔、白蘿蔔、蔥段、薑片及調味料，放入鍋中，加入滿水煮沸，再轉小火煮約 20 分鐘即可食用。

香菇炒蘆筍

▶ **材　料：**蘆筍 100 公克、新鮮香菇 30 公克、蒜末 2 公克

▶ **調味料：**油 1 茶匙、鹽適量

▶ **作　法：**

1. 蘆筍先切除根部老化的部份，再洗淨，切段。
2. 香菇用水洗淨，再擠乾水分，切成條狀。
3. 炒鍋倒入油燒熱，放入蒜末爆香，續入蘆筍、香菇炒熟，加入鹽拌勻即可食用。

營養小叮嚀

★ 橄欖油和苦茶油同樣是含有單元不飽和脂肪較高的油脂，可以適量使用做為烹調用油，可減少心血管疾病。

★ 很多人誤以為蓮藕是蔬菜類，其實因所含的碳水化合物比例多，所以是主食類，而且是屬於鉀較高的主食類，高鉀病患不適用，一般食用前要加入滿水煮久一點，才能去除較多鉀離子，但不建議常食用。

血液透析

DAY 3
晚餐

芋頭米粉湯

芋頭米粉湯｜

▶ **材　料：**乾米粉 60 公克、芋頭 80 公克、豬絞肉 50 公克、金鉤蝦 5 公克、乾香菇 3 公克、小白菜 100 公克、水 3 杯

▶ **調味料：**油 2 茶匙、鹽適量

▶ **作　法：**

1. 乾米粉先浸泡冷水約 15 分鐘；芋頭去皮，切成塊狀。
2. 金金勾蝦洗淨，浸泡冷水；乾香菇浸泡冷水至軟，切絲；小白菜洗淨，切段。
3. 炒鍋加入少許的油燒熱，放入豬絞肉及金金勾蝦爆香，續入芋頭、香菇、水煮沸，轉小火續煮約 5 分鐘。
4. 再放入米粉及小白菜煮熟，加入鹽調味即可食用。

烹調小技巧

★ 料理芋頭最好是帶上手套，防止皮膚發癢，也可以使用檸檬汁或醋塗抹手部，以免被芋頭反「咬」一口。

營養小叮嚀

★ 芋頭含鉀量高，煮爛後會化為湯汁無法過濾，因此若是屬於高血鉀患者，不建議食用。

營養分析：505.4 大卡

營養成分 / 菜名	熱量（大卡）	蛋白質（公克）	脂肪（公克）	醣（公克）	鈉（毫克）	鉀（毫克）	磷（毫克）
芋頭米粉湯	505.4	16.6	13.0	80.5	320.3	832.6	287.1

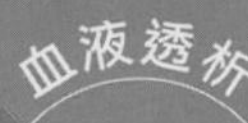

血液透析
DAY 4
晚餐

奶油五彩通心麵套餐

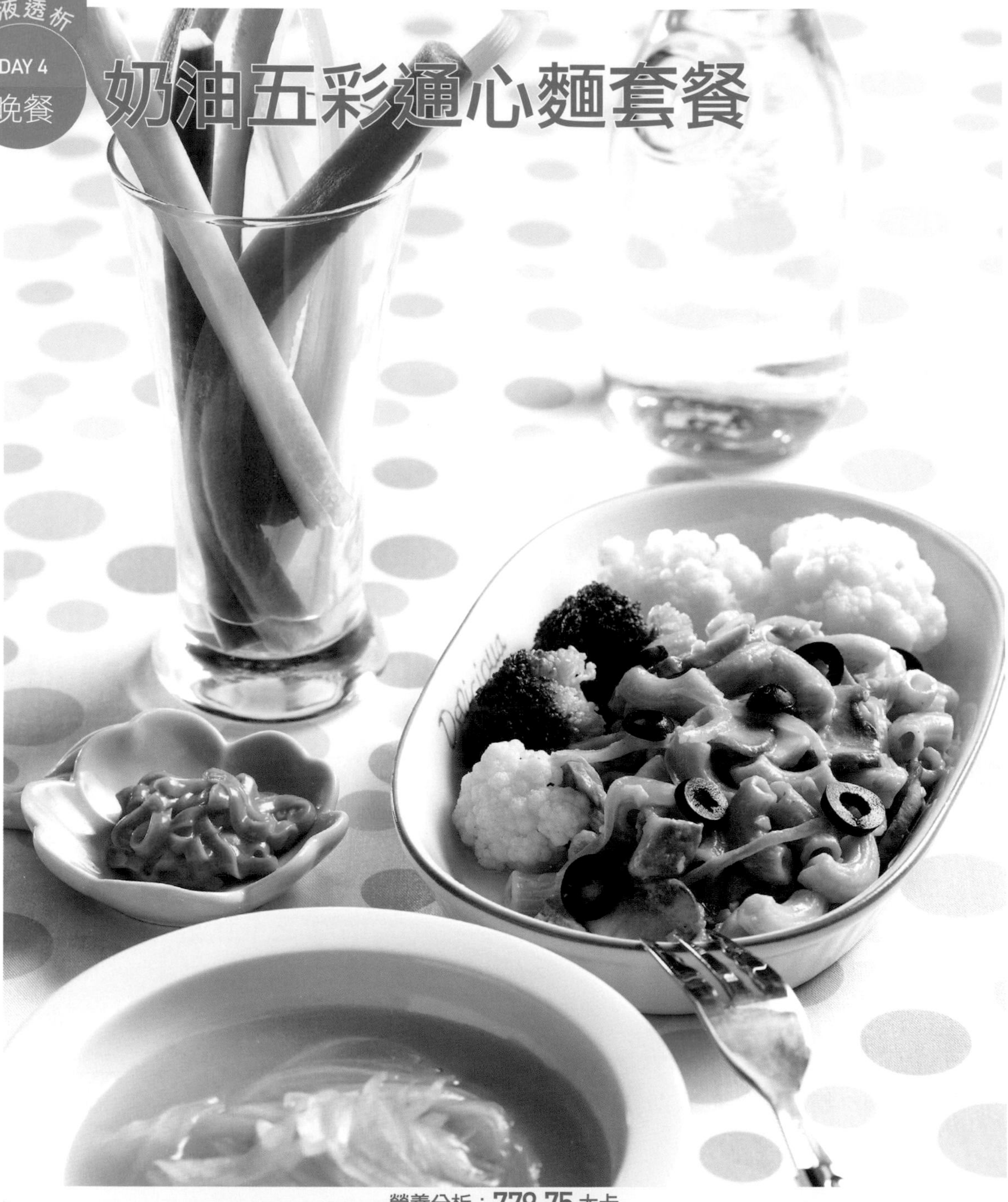

營養分析：**779.75** 大卡

營養成分 / 菜名	熱量（大卡）	蛋白質（公克）	脂肪（公克）	醣（公克）	鈉（毫克）	鉀（毫克）	磷（毫克）
奶油五彩通心粉	652.07	30.3	17.0	87.8	168.0	796.4	346.1
千島蔬菜棒	109.88	3.2	4.3	14.6	54.5	283.0	40.4
高鈣洋蔥湯	17.8	0.4	0.2	3.6	0.0	60.0	12.0

千島蔬菜棒｜

▶ **材　料：**西洋芹 40 公克、大黃瓜 40 公克、紅蘿蔔 30 公克

▶ **調味料：**千島醬 5 公克

▶ **作　法：**

1. 大黃瓜洗淨，去除頭尾，切成條狀。
2. 西洋芹先一根根洗乾淨，去除粗纖維，再用削皮器修平整，切成條狀。
3. 紅蘿蔔去皮，洗淨，切成細條，然後全部的材料放入冰水中冰鎮約 10 分鐘，再取出，裝入容器中，沾千島醬即可食用。

高鈣洋蔥湯｜

▶ **材　料：**洋蔥 1/4 顆、蒜片半顆

▶ **調味料：**水 2 杯、鹽適量

▶ **作　法：**

1. 洋蔥剝除外皮，切除頭尾，洗淨，切成細絲。
2. 炒鍋加入少許的油燒熱，放入蒜片炒香，再續入水、洋蔥絲煮沸。
3. 加入鹽調味即可食用。

奶油五彩通心麵｜

▶ **材　料：**乾通心麵 80 克、肉片 50 公克、洋蔥絲 30 克、蘑菇片 30 公克、花椰菜 30 公克、綠花椰 30 公克、黑橄欖片 10 公克、白醬適量

▶ **調味料：**橄欖油適量、無鹽奶油適量、鹽適量、胡椒粉 1/2 茶匙

▶ **作　法：**

1. 準備一鍋滾水，放入通心麵煮至 8 分熟，撈起，瀝乾水分，拌入少許的橄欖油。
2. 花椰菜、綠花椰洗淨，放入加有少許鹽的滾水中汆燙至熟，撈起備用。
3. 平底鍋先加入少許的無鹽奶油煮至融化，放入洋蔥絲爆香，再加入肉片、蘑菇片炒熟。
4. 加入通心麵、白醬、鹽及胡椒粉稍微拌勻，放入花椰菜、綠花椰及黑橄欖片於餐盤中擺飾即可食用。

▶ **白醬材料：**無鹽奶油 80 公克、鮮奶 250 c.c.、中筋麵粉 40 公克、鹽適量、胡椒粉 1/2 茶匙、動物性鮮奶油 50 c.c.

▶ **白醬作法：**

1. 平底鍋以小火熱鍋，放入無鹽奶油，輕輕搖鍋煮至全部融化。
2. 倒入中筋麵粉炒至香味溢出，熄火，加入鮮奶攪拌均勻，轉小火加熱（要慢慢攪拌，以免焦底），煮至湯汁濃稠。
3. 放入鹽及胡椒粉快速調勻，熄火，最後倒入動物性鮮奶油 50 c.c. 拌勻，即成白醬。

血液透析

DAY 5

晚餐

紅糟烤肋排飯套餐

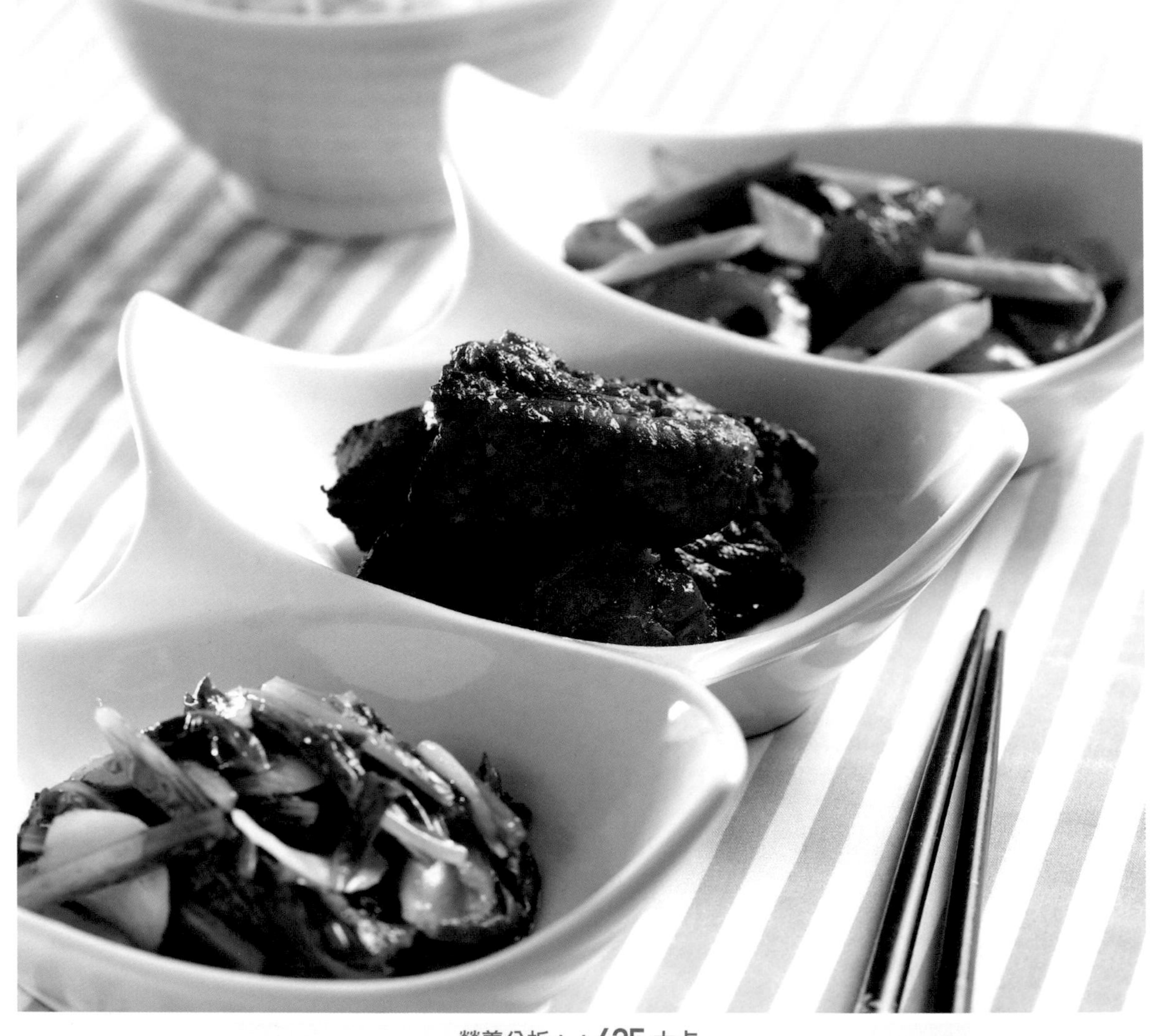

營養分析：：625 大卡

菜名 \ 營養成分	熱量（大卡）	蛋白質（公克）	脂肪（公克）	醣（公克）	鈉（毫克）	鉀（毫克）	磷（毫克）
白飯	275.4	5.6	0.5	62.2	3.2	59.2	39.2
紅糟烤肋排	210.7	21.3	11.2	6.1	50.5	422.0	224.2
紅燒什錦海鮮	118.8	5.6	8.6	4.7	72.6	209.4	81.8
炒 A 菜	20.1	0.4	1.5	1.3	8.4	91.0	19.6

白飯一碗（約 200 公克）

紅糟烤肋排

- **材　料**：肋排150公克、蒜末5公克
- **調味料**：紅糟適量、醬油適量
- **作　法**：

1. 肋排洗淨，加入紅糟、醬油、蒜末拌勻，醃3小時，移入冰箱冷藏。
2. 烤箱預熱上下火約 230℃，把肋排鋪在烤盤上，烤約 30~40 分鐘（中途要翻面，並塗抹醃肋排的醬汁）。
3. 取出，切成塊狀，裝盤即可享用。

炒 A 菜

- **材　料**：A 菜 100 公克、蒜末 2 公克
- **調味料**：油 1/4 茶匙、鹽適量
- **作　法**：

1. A 菜去除根部，摘取嫩葉，洗淨。
2. 準備一鍋滾水，放入 A 菜汆燙至熟，撈起，切段。
3. 炒鍋加入少許的油燒熱，放入蒜末爆香，加入 A 菜炒熟，加入鹽拌勻即可盛盤食用。

紅燒什錦海鮮

- **材　料**：已發海參 1 條（約 60 公克）、水 1 杯、冬菇片 20 公克、紅蘿蔔片 10 公克、竹筍片 25 公克、蔥 1 支、薑片 1 片
- **調味料**：酒1茶匙、醬油適量、鹽適量、糖1/茶匙、太白粉水1大匙、麻油1/4茶匙
- **作　法**：

1. 海參從中間剖開，去腸泥，洗淨腹壁，放入加有少許蔥段、薑片、酒的滾水中煮沸，再轉小火煮約 3 分鐘，去除腥味，撈起來，放入冷水中浸泡一下，再切成大片。
2. 炒鍋加入少許的油燒熱，加入海參爆炒，放入醬油煨煮約 2 分鐘左右，撈出來。
3. 另起油鍋燒熱，放入蔥段及薑片爆香，加入冬菇片、紅蘿蔔片、竹筍片及水煮沸。
4. 放入海參，淋入酒，加入醬油、鹽、糖，用大火燒煮約 1 分鐘。
5. 最後淋入太白粉水勾薄芡，再滴入麻油即可裝盤食用。

烹調小技巧

★ A 菜洗淨之後，最好是放入滾水中汆燙一下，可以去除苦味，然後再撈起來，切小段，整齊排盤，淋入少許的醬油也很好吃哦！

營養小叮嚀

★ 紅糟可以降低膽固醇的合成，也是現在當紅的材料，適合晚餐食用，因為膽固醇的生成作用是在晚上喔！

★ 海參的脂肪含量少，膽固醇也少，可作為豆魚蛋肉類中蛋白質良好的來源選擇之一。

血液透析

DAY 6

晚餐

時蔬炒年糕套餐

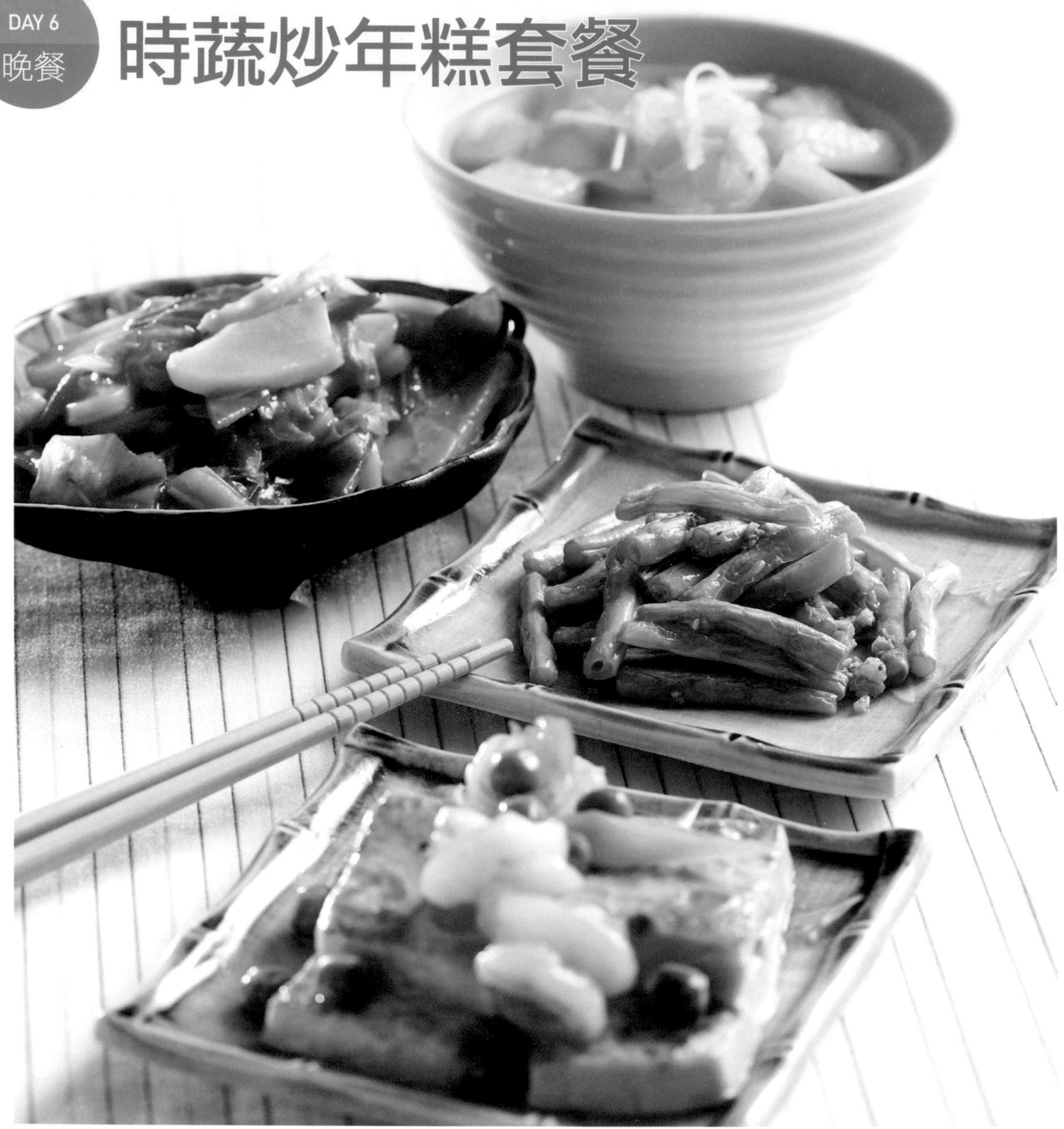

營養分析：：604.5 大卡

營養成分 / 菜名	熱量（大卡）	蛋白質（公克）	脂肪（公克）	醣（公克）	鈉（毫克）	鉀（毫克）	磷（毫克）
時蔬炒年糕	323.3	5.4	5.7	62.6	32.0	120.7	62.4
蝦仁豆腐	234.9	14.6	14.1	12.4	688.4	278.8	1545.1
蒜味四季豆	33.7	1.7	0.2	6.3	7.2	180.0	40.5
絲瓜湯	12.6	0.7	0.1	2.2	0.0	39.0	16.9

時蔬炒年糕

▶ **材　料：** 寧波年糕120公克、高麗菜50公克、紅蘿蔔10公克、蔥10公克、油1茶匙

▶ **調味料：** 醬油適量

▶ **作　法：**

1. 高麗菜洗淨，用手剝小片狀；紅蘿蔔去皮，切成薄片；蔥洗淨，切段。
2. 準備一鍋滾水，放入寧波年糕泡軟，撈起來，裝入容器中備用。
3. 炒鍋加入少許的油燒熱，放入蔥段爆香，續入高麗菜、紅蘿蔔炒熟。
4. 加入寧波年糕、醬油拌炒均勻即可盛盤食用。

蝦仁豆腐

▶ **材　料：** 蛋豆腐140公克、蝦仁40公克、豌豆仁2個、蔥1支

▶ **調味料：** 油1/2茶匙、太白粉1大匙

▶ **作　法：**

1. 蛋豆腐用冷水沖淨，切成四方型；蔥洗淨，切段；蝦仁洗淨，去除腸泥，從中間劃開一刀。
2. 炒鍋加入少許的油燒熱，加入蛋豆腐煎至金黃色，撈起備用。
3. 續入蝦仁、豌豆仁炒熟，倒入蛋豆腐、蔥段及少許的水煮沸，最後放入太白粉勾芡即可食用。

蒜味四季豆

▶ **材　料：** 四季豆100公克、蒜末10公克

▶ **調味料：** 鹽適量

▶ **作　法：**

1. 四季豆去除頭尾，摘除老莖，洗淨，切成段。
2. 起油鍋，放入蒜末炒至金黃色，再加入四季豆炒熟。
3. 最後加入鹽調味即可食用。

絲瓜湯

▶ **材　料：** 絲瓜80公克、薑絲10公克

▶ **作　法：**

1. 絲瓜削去外皮，去除頭尾，切成塊狀。
2. 準備半碗水煮沸，加入薑絲及絲瓜加蓋燜煮至熟即可食用。

營養小叮嚀

★ 雞蛋豆腐比一般嫩豆腐含的蛋白質多，同樣的重量之下攝取蛋白質的含量也會比較多。

★ 絲瓜是含鉀量低的蔬菜，可以煮得很軟，最適合年齡較大的人食用，增加纖維質攝取。

血液透析

DAY 7 晚餐

泰式料理套餐

營養分析：：638.1 大卡

營養成分 / 菜名	熱量（大卡）	蛋白質（公克）	脂肪（公克）	醣（公克）	鈉（毫克）	鉀（毫克）	磷（毫克）
白飯	275.4	5.6	0.5	62.2	3.2	59.2	39.2
清蒸檸檬魚	100.0	15.4	3.8	1.0	44.0	316.8	136.8
椰汁炒雞肉	143.2	8.9	9.3	5.9	34.1	155.5	97.6
泰式酸辣湯	119.5	7.2	8.6	3.3	55.8	26.1	73.2

白飯一碗（約 200 公克）

清蒸檸檬魚

- **材　料：**鱸魚肉片 100 公克、紅辣椒末 1/8 茶匙、香菜梗末適量、香菜末 1 小匙
- **調味料：**鹽適量、米酒 1 茶匙、白糖 1/4 茶匙、檸檬汁 1 小匙、魚露 1/2 大匙
- **作　法：**

1. 鱸魚洗淨，裝入盤中攤平，撒入少許鹽及米酒去除腥味，醃約 10 分鐘。
2. 準備一鍋滾水煮沸，將鱸魚放入蒸籠內，用大火蒸約 6~7 分鐘，取出，將蒸魚汁倒掉。
3. 香菜梗末、紅辣椒末、白糖、檸檬汁、魚露放入碗中拌勻。
4. 淋到鱸魚上面，再放回蒸籠內蒸約半分鐘後，取出撒上香菜末即可。

椰汁炒雞肉｜

- **材　料：**雞胸肉 35 公克，新鮮檸檬葉 0.5 公克
- **調味料：**咖哩粉 1/2 茶匙、椰漿 2 茶匙、魚露 1/2 茶匙、砂糖 1/4 茶匙
- **作　法：**

1. 雞胸肉去皮，洗淨，切塊。
2. 炒鍋倒入少許的油燒熱，加入咖哩粉、椰漿、魚露、砂糖煮滾。
3. 放入雞胸肉塊、檸檬葉拌炒至熟即可食用。

泰式酸辣湯｜

- **材　料：**青檸檬皮屑 1/4 茶匙、薑片 10 公克、香茅 5 片、草蝦 3 隻、紅辣椒 1 支
- **調味料：**青檸檬 1/4 個、魚露適量、香菜末 5 公克
- **作　法：**

1. 草蝦去除腸泥、蝦殼，洗淨；紅辣椒洗淨，切片；青檸檬擠汁。
2. 將 2 碗水放入鍋中煮沸，加入青檸檬皮屑、薑片、香茅煮約 10 分鐘。
3. 加入草蝦煮約 1~2 分鐘至熟，放入全部的調味料即可食用。

烹調小技巧

★ 切取鱸魚的肉片時，可以先將鱸魚平放在砧板上，再用刀從魚身側邊橫切剖開，即可輕鬆取下一片完整的鱸魚肉片。
★ 此道的雞胸肉塊也可以改用雞腿肉塊。購買雞腿肉時，也可以請肉販商幫忙去除雞腿的骨頭，再切成小塊狀，就可以節省烹調時間，而且口感更好吃；或改用豬、牛肉替代。
★ 青檸檬皮屑可以用刮皮刀，輕鬆刮下一片薄片，然後再用刀切成細絲即可。

營養小叮嚀

★ 鱸魚是屬於不飽和脂肪酸、維生素及礦物質豐富，且脂肪少的魚類，為低脂的蛋白質食物，適合作為高生理價蛋白質的攝取來源。

食譜示範

腹膜透析

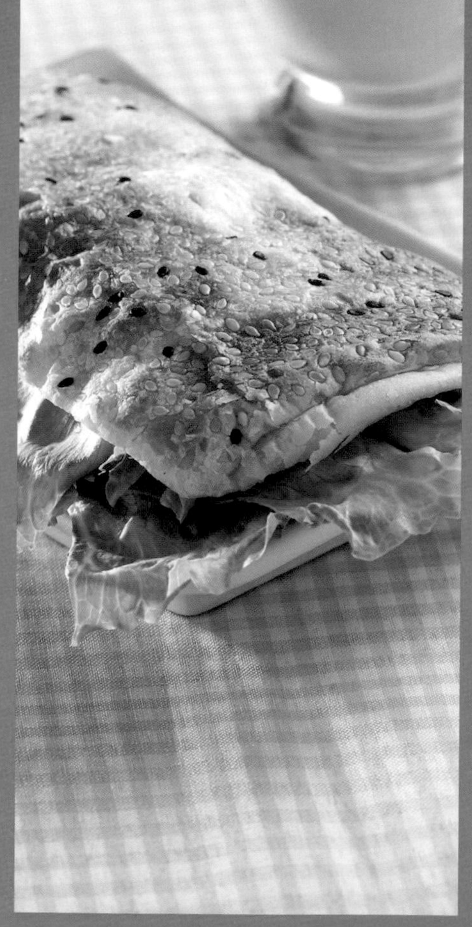

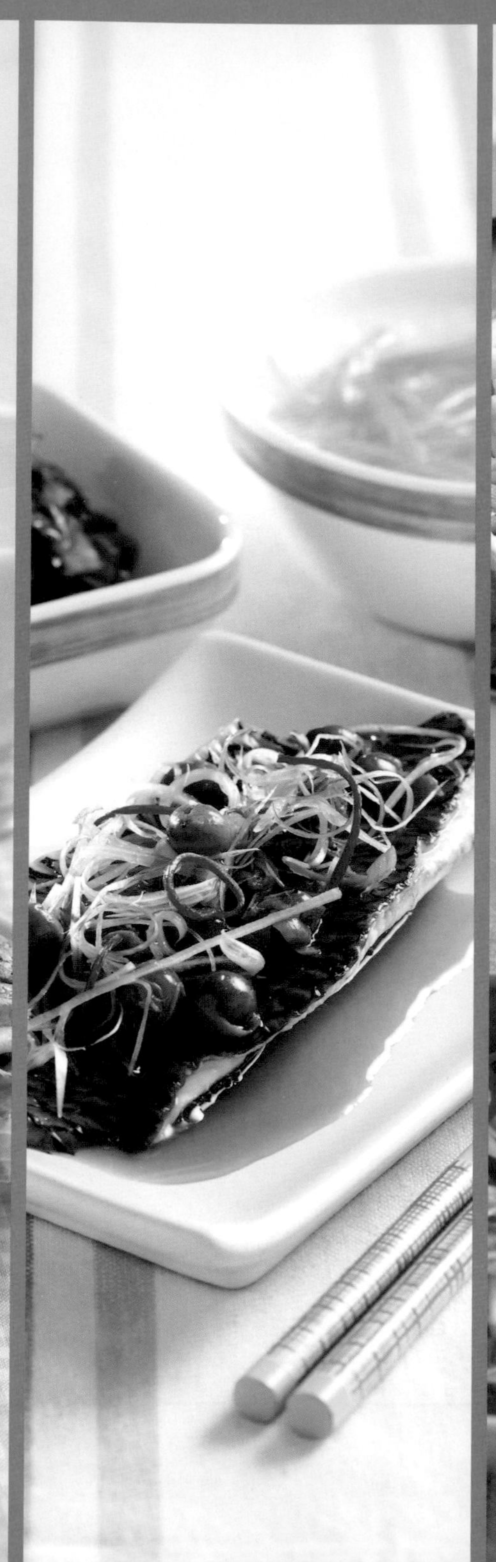

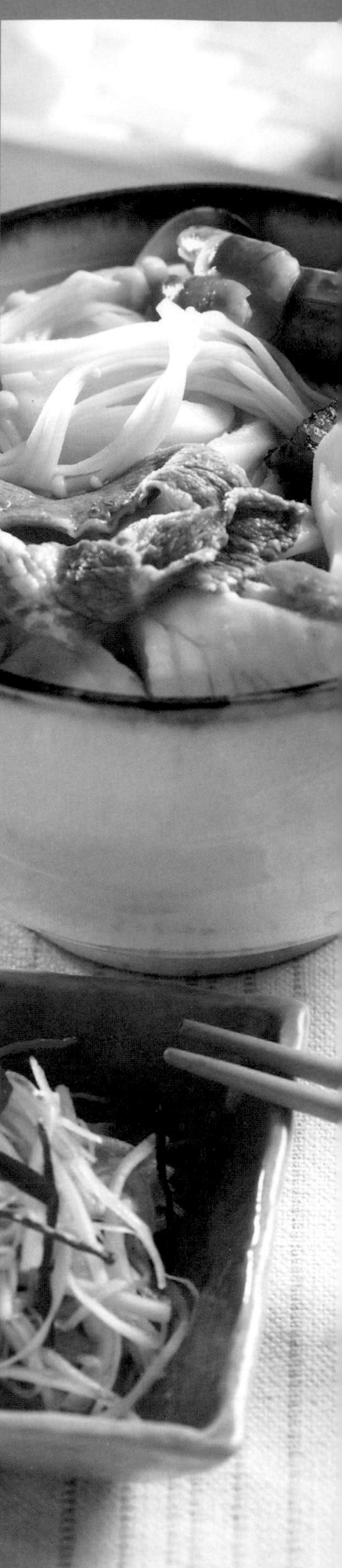

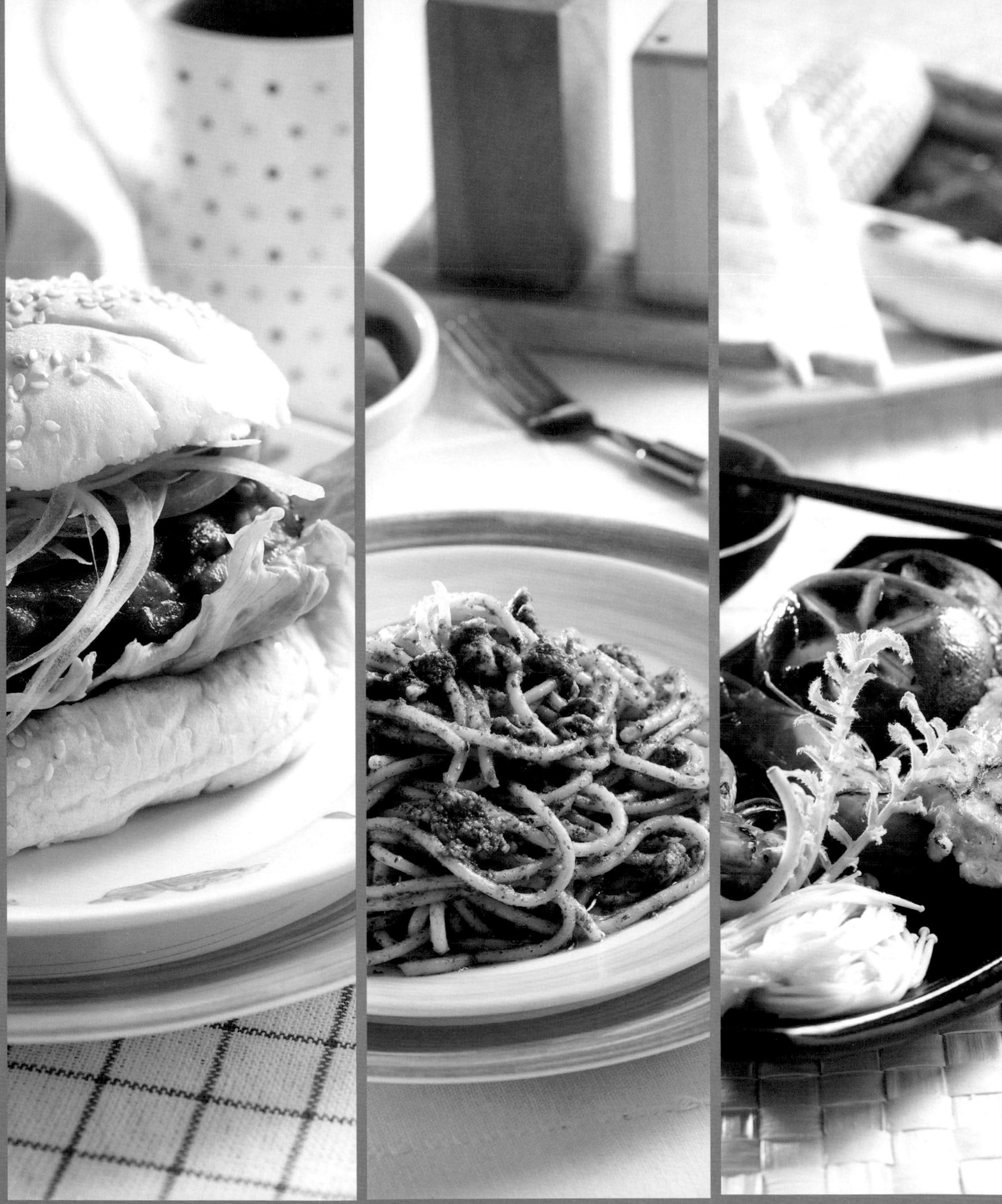

牛奶水果燕麥＋茶葉蛋

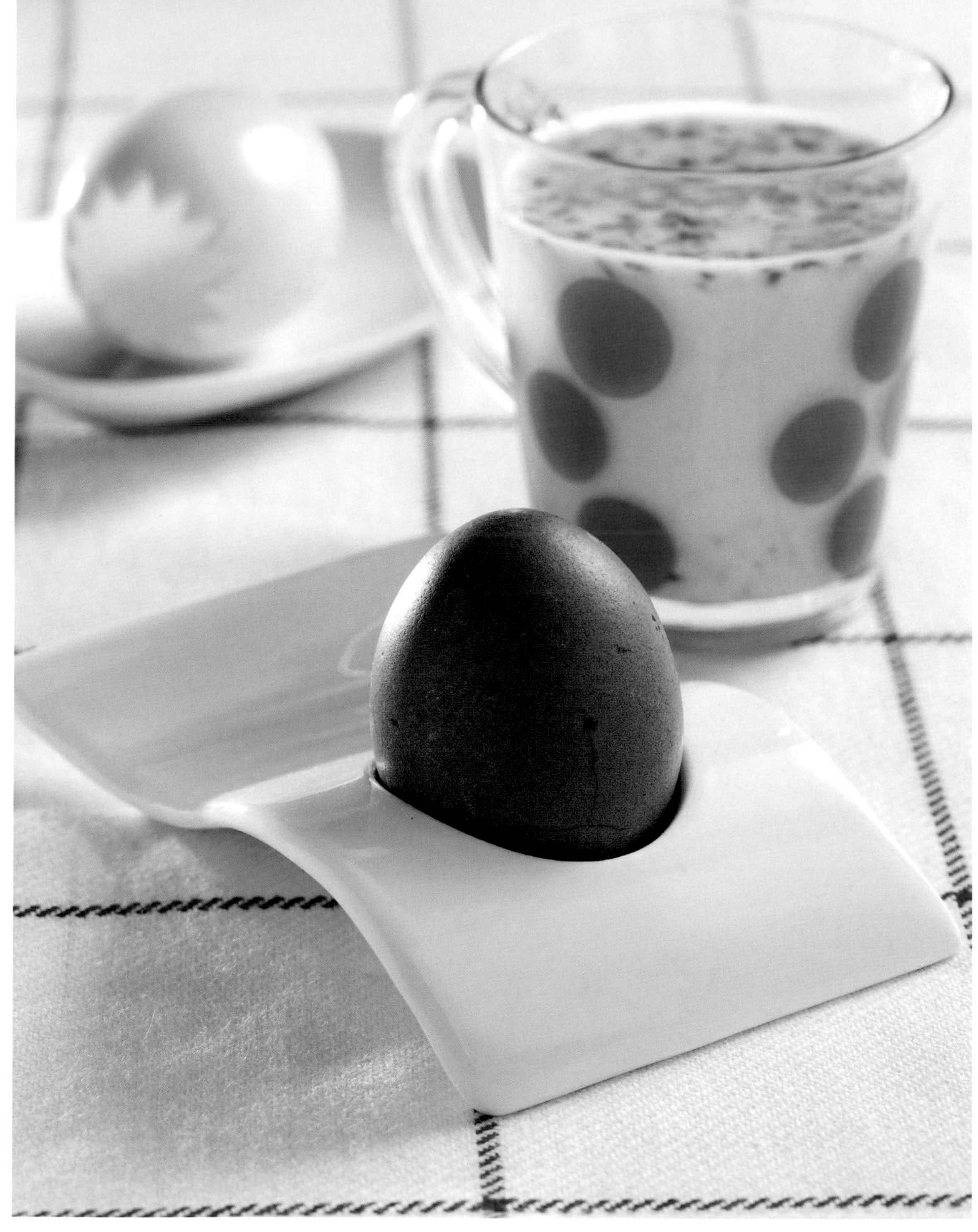

牛奶水果燕麥

▶ **材　料：** 低脂牛奶 1 杯、即溶燕麥片 4 大匙、小草莓 8 顆

▶ **作　法：**

1. 草莓洗淨，去除蒂頭，切成細丁備用。
2. 低脂牛奶倒入鍋中煮沸，放入即溶燕麥片拌勻。
3. 加入草莓丁拌勻即可食用。

茶葉蛋 1 個

▶ **材　料：** 蛋 1 顆、紅茶葉 1 小匙、滷包 1 小包、水 200 c.c.

▶ **調味料：** 醬油適量

▶ **作　法：**

1. 將蛋放入水中煮約五分鐘，取出，浸泡冷水。
2. 再用湯匙輕輕將蛋殼敲出少許的裂痕。
3. 鍋中加入水 200 c.c.，放入紅茶葉、滷包、醬油及蛋，以小火慢煮約 10~15 分鐘，熄火，浸泡至入味即可享用。

烹調小技巧

★ 草莓清洗時，最好是先放滿水，再擺入草莓，用軟刷輕輕刷洗表面，摘除蒂頭，可預防水分滲入肉質，減少了甜味。

★ 吃不完的草莓，可以放入保鮮盒，上面覆蓋一層濕巾，再移入冰箱冷藏。

★ 蛋殼敲出裂痕的作用，主要是要讓蛋容易入味，但是不宜敲出太多的裂痕出來，否則蛋殼容易脫落。

★ 此道作法 3 也可以直接移入電鍋製作，煮約 15~20 分鐘即可取出食用。

營養小叮嚀

★ 牛奶可代換成其他營養補充品（詳見第 216 頁）；血鉀過高的病友則應限制燕麥的攝取。

★ 燕麥片含有豐富的維生素 B 群（尤其是 B_1）、E、多種微量礦物質（鐵、鋅、鎂）及有助調節血脂肪的單元不飽和脂肪酸與人體必需的亞麻油酸及次亞麻油酸，有助預防貧血、降低膽固醇、改善神經衰弱的功效。

★ 草莓 80 公克等於半份水果，也可以用其他季節時令的水果替代（詳見第 017 頁食物代換表——水果類）。

★ 另外一種吃法：牛奶＋燕麥＋蛋花，加少量鹽煮成鹹的燕麥粥，另外搭配半份水果食用。

營養分析：369.19 大卡

營養成分／菜名	熱量（大卡）	蛋白質（公克）	脂肪（公克）	醣（公克）	鈉（毫克）	鉀（毫克）	磷（毫克）
牛奶水果燕麥	292.9	11.8	7.0	45.7	111.2	616.0	367.6
茶葉蛋	76.29	6.7	5.4	0.2	74.3	67.7	101.8

腹膜透析

DAY 2

早餐

蘿蔔糕排骨湯

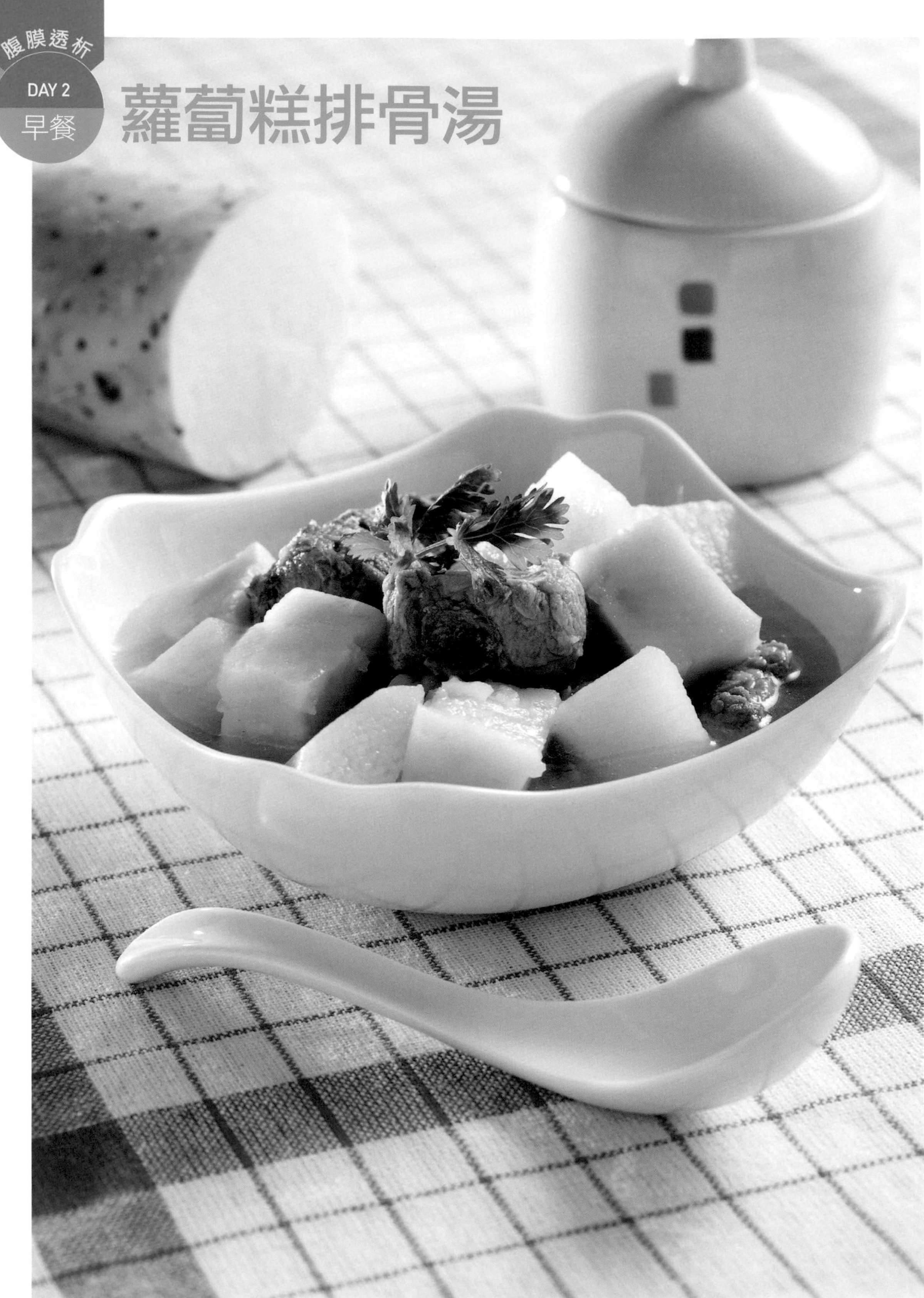

蘿蔔糕排骨湯｜

▶ **材　料：**蘿蔔糕 2 塊（約 140 公克）、山藥 70 克、排骨塊 100 克、水 2 碗

▶ **調味料：**鹽適量

▶ **作　法：**

1. 蘿蔔糕切成丁狀；山藥洗淨後去皮，切成滾刀塊。
2. 排骨洗淨，放入滾水中汆燙，去除血水後，用冷水沖淨備用。
3. 準備一個乾淨的鍋，加入排骨、山藥及水 2 碗，煮至山藥變軟後，再放入蘿蔔糕煮沸。
4. 最後放入鹽調味拌勻，即可盛起上桌食用。

烹調小技巧

★ 煮此道湯品時，切記要用小火煮，湯汁比較不會混濁。

營養小叮嚀

★ 市面上販售的蘿蔔糕，有些加了很多的材料，例如：蝦米、火腿等，所以購買蘿蔔糕最好是選擇沒有放很多材料的蘿蔔糕，對洗腎者的健康比較沒負擔。

★ 排骨 100 克是含骨的重量，實際可食的量約為 70 公克。

★ 山藥和米飯一樣是屬於主食類（全穀雜糧），以中醫角度來看，山藥的功效具有健脾胃、益腎氣、潤皮毛、養顏美容、增加免疫力等功效，最適合體質虛冷的人食用。

★ 傳統蘿蔔糕的烹調方式都是用油煎後食用，洗腎者可以嘗試新的蘿蔔糕吃法，切成一口大小的塊狀煮湯，可減少油量攝取。

營養分析：421.1 大卡

營養成分／菜名	熱量（大卡）	蛋白質（公克）	脂肪（公克）	醣（公克）	鈉（毫克）	鉀（毫克）	磷（毫克）
蘿蔔糕排骨湯	421.1	16.4	21.0	41.7	421.4	476.4	203.7

腹膜透析

DAY 3

早餐

生菜燒餅＋低糖豆漿

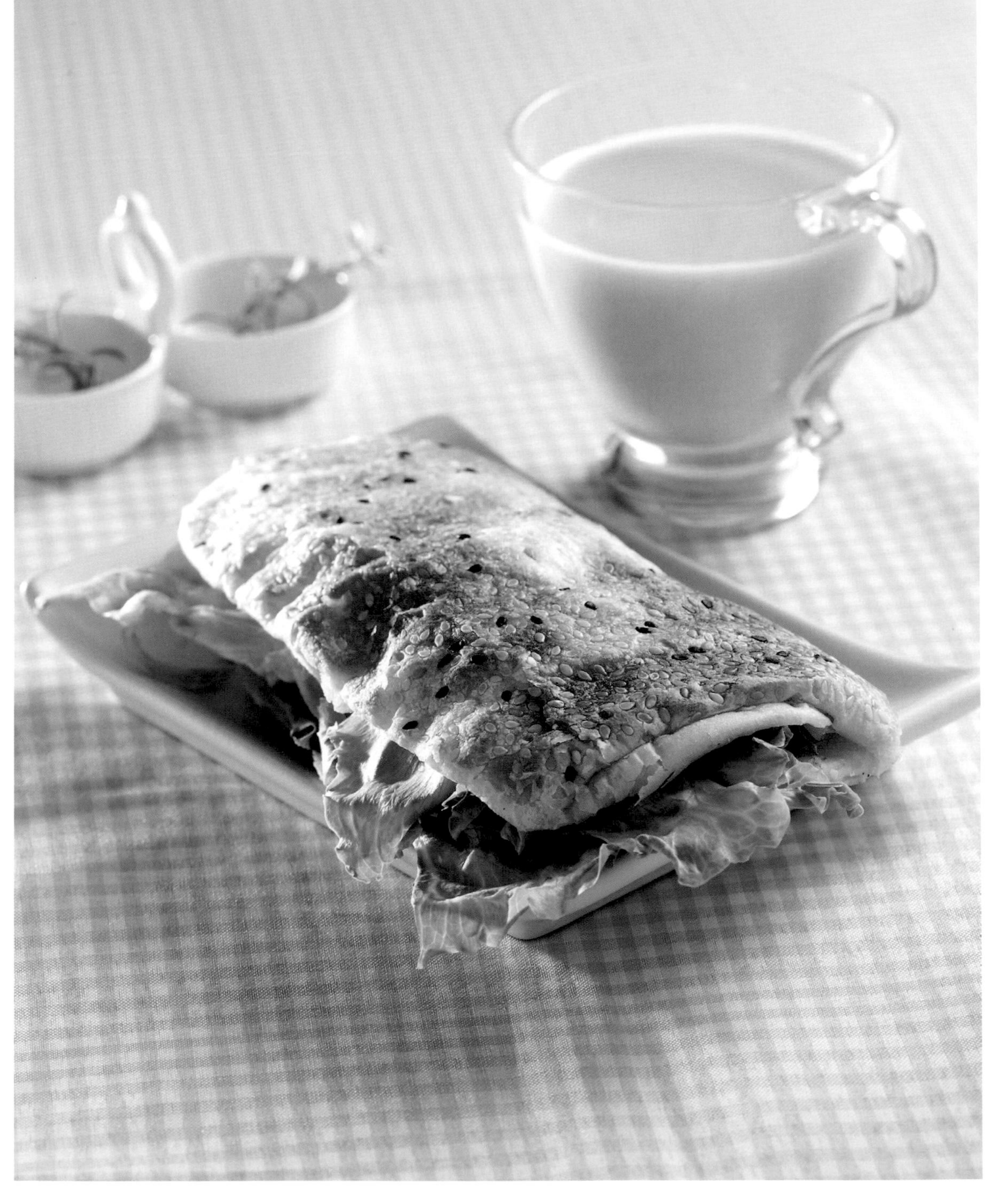

生菜燒餅

▶ **材　料：**燒餅 1 個、美生菜適量

▶ **調味料：**美乃滋 1 大匙

▶ **作　法：**

1. 美生菜洗淨，浸泡冰水，撈起，瀝乾水分。
2. 燒餅放入烤箱中，烤熱再取出，從中間切開。
3. 中間擺入美生菜，再擠入美乃滋即可食用。

低糖豆漿 1 杯（240c.c.）

▶ **材　料：**黃豆 20 公克、水 250 c.c.

▶ **調味料：**代糖 1 茶匙

▶ **作　法：**

1. 黃豆泡水約半天後，洗淨，放入果汁機攪打均勻細緻。
2. 再用細紗布袋過濾入鍋中，用中火邊煮邊攪拌至滾沸。
3. 撈除表面的泡沫後，熄火，加入代糖攪拌均勻即可飲用。

營養小叮嚀

★ 生菜燒餅中使用的美生菜，也可以改用苜蓿芽或是小黃瓜變換口味，每次攝取不同的營養素。

★ 如果覺得美乃滋熱量較高，也可以改用現成的日式醬汁、法式油醋汁等替代。

★ 燒餅雖是用烤的，但一層層的酥脆感來自油脂，仍須注意食用頻率。

★ 美生菜的部分，可在速食店或是便利商店買生菜沙拉來取代。

★ 傳統早餐店販售的冰豆漿，通常都已先加好糖，無法調整甜度，因此建議點熱豆漿，並交代店家不放糖，或是只放少許的糖。另外也可以在便利商店買到市售的低糖或無糖豆漿。

營養分析：407.26 大卡

營養成分 / 菜名	熱量（大卡）	蛋白質（公克）	脂肪（公克）	醣（公克）	鈉（毫克）	鉀（毫克）	磷（毫克）
燒餅夾生菜	325.2	7.6	13.9	42.4	466.0	103.6	59.7
低糖豆漿	82.06	7.2	3.0	6.5	0.4	352.6	98.8

腹膜透析

DAY 4

早餐

雞排漢堡 + 無糖紅茶

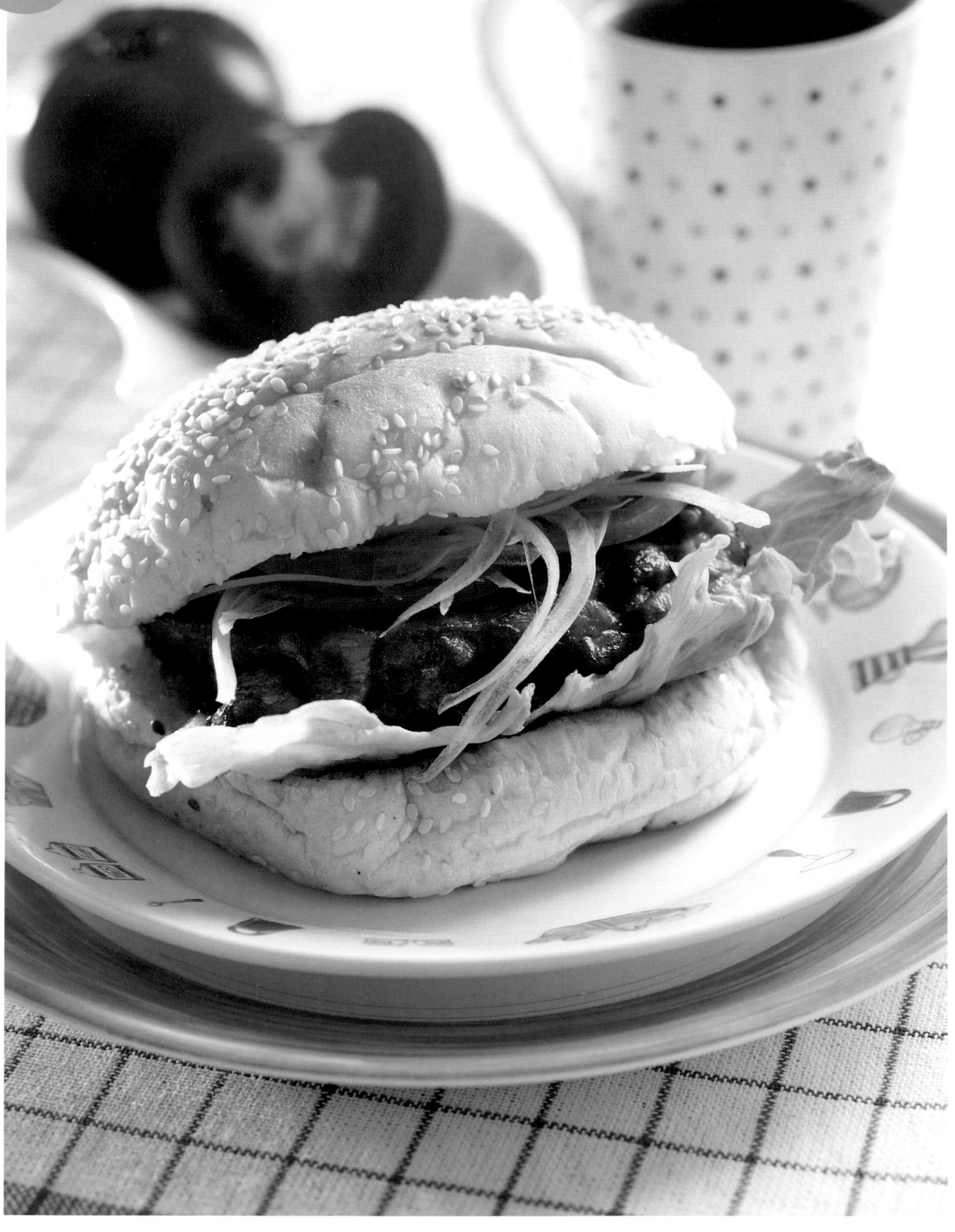

雞排漢堡

▶ **材　料：**漢堡麵包 1 個、雞腿肉 1 片（約 2 兩重）、大番茄 1/4 個（約 20 公克）、美生菜 2~3 片（10 公克）、洋蔥絲適量（約 5 公克）

▶ **醃　料：**酒 1 茶匙、醬油適量、糖 1/4 茶匙

▶ **調味料：**番茄醬 1 大匙（10 公克）

▶ **作　法：**

1. 雞腿肉去皮，切除多餘的油脂，用刀子輕劃數刀，用醃料拌勻，醃約 10~15 分鐘。
2. 在烤箱平盤上，鋪上一層鋁箔紙，放入雞腿肉烤約 8 分鐘至熟；番茄洗淨，切片；美生菜洗淨，浸泡冰水，撈起，瀝乾水分。
3. 漢堡麵包放入烤箱約 3 分鐘，使表面略焦，取出，中間打開，加入腿雞肉、番茄片、美生菜，再淋上番茄醬即可食用。

無糖紅茶 1 杯

▶ **材　料：**紅茶包 1 個

▶ **作　法：**

1. 準備一個乾淨的鍋子， 放入水 250c.c. 煮沸，待冷卻至 85℃
2. 再加入紅茶包浸泡約 3~5 分鐘即可飲用。

烹調小技巧

★ 美生菜洗淨之後，放入冰水中冰鎮一下，撈起來瀝乾水分，可以增加脆度。
★ 洋蔥切好絲，浸泡一下冷水，可以去除辛辣味。

營養小叮嚀

★ 番茄醬可以加入少許的溫開水稀釋後再使用。
★ 若想喝有甜味的紅茶，可以加代糖。

營養分析：367.9 大卡

營養成分／菜名	熱量（大卡）	蛋白質（公克）	脂肪（公克）	醣（公克）	鈉（毫克）	鉀（毫克）	磷（毫克）
雞排漢堡	365.9	22.0	11.4	43.8	578.8	401.9	233.7
無糖紅茶	2	0.5	0.0	0.0	0.0	0.0	0.0

腹膜透析

DAY 5

早餐

清粥小菜

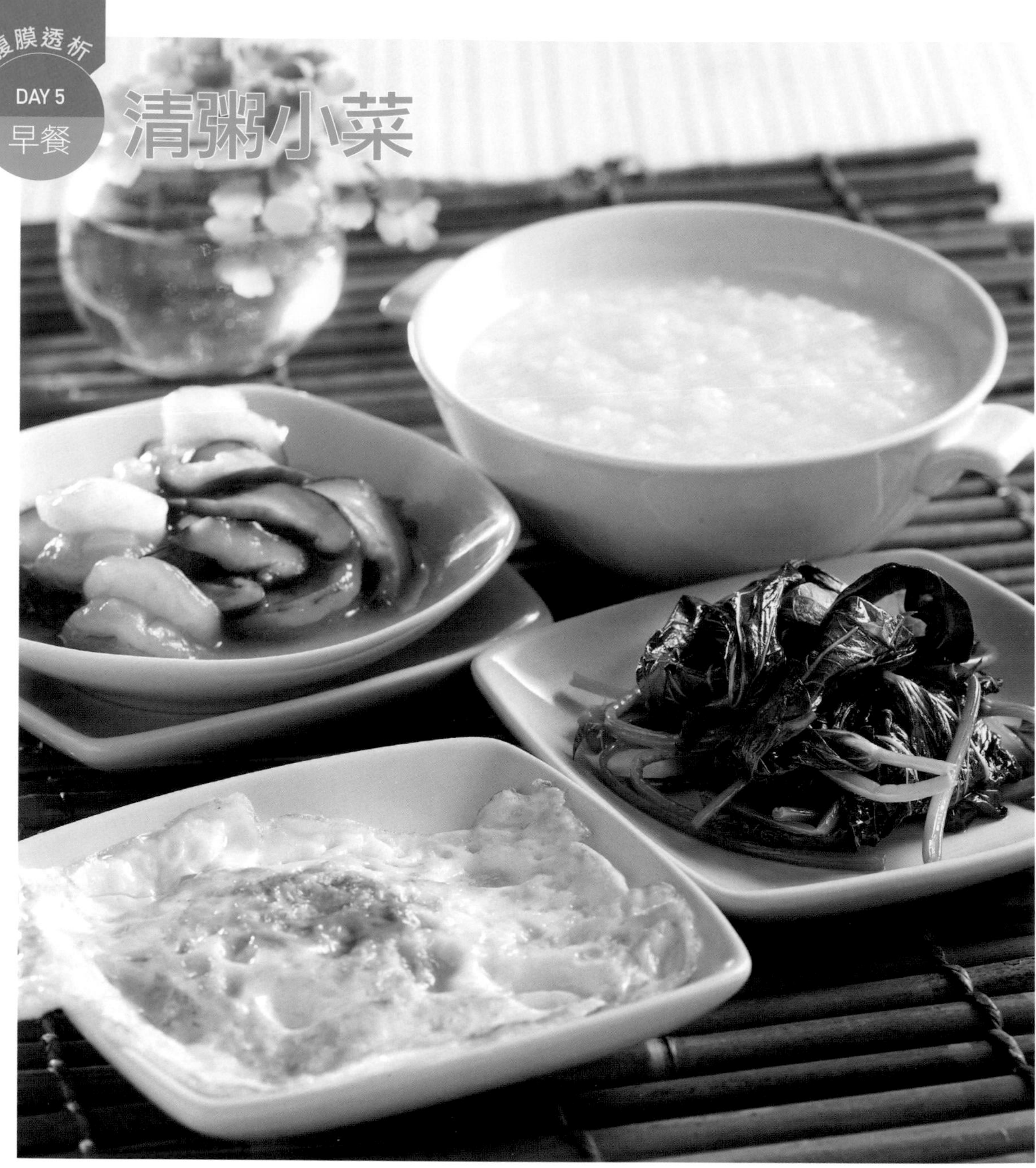

營養分析：427.93 大卡

營養成分 / 菜名	熱量（大卡）	蛋白質（公克）	脂肪（公克）	醣（公克）	鈉（毫克）	鉀（毫克）	磷（毫克）
清粥	206.5	4.2	0.4	46.6	2.4	44.4	29.4
水煮地瓜葉	35	3.3	0.6	4.1	21.0	310.0 3	0.0
荷包蛋	121.2	6.7	10.4	0.2	74.3	67.7	101.8
香菇燴蝦仁	65.23	7.3	1.3	6.1	45.4	83.5	90.7

清粥 1 碗半（約 450 公克）

▶ **材　料：**米 60 公克

▶ **作　法：**

1. 米洗淨，加入水 2 杯。
2. 移入電鍋中，外鍋倒入 2 杯水煮成粥。

荷包蛋

▶ **材　料：**蛋 1 個、油 1 茶匙

▶ **調味料：**醬油膏適量

▶ **作　法：**

1. 蛋打入碗中，平底鍋加入少許的油燒熱。
2. 倒入蛋液，煎成荷包蛋，盛入盤中。淋上醬油膏即可食用。

香菇燴蝦仁

▶ **材　料：**生香菇 1 朵（約 20 公克）、蝦仁 6 隻（約 30 公克）

▶ **調味料：**鹽適量、酒少許、麻油 1/4 茶匙、太白粉 1 茶匙

▶ **作　法：**

1. 生香菇洗淨，切片備用。
2. 蝦仁去除腸泥、洗淨，背部用刀子輕劃一刀，用鹽、酒醃約 10 分鐘，放入滾水汆燙，撈起。
3. 炒鍋內倒入麻油燒熱，放入香菇炒香，加入少許的水後，續入蝦仁拌勻。
4. 最後放入太白粉勾薄芡即可食用。

水煮地瓜葉

▶ **材　料：**地瓜葉 1 碗

▶ **調味料：**鹽適量

▶ **作　法：**

1. 地瓜葉去除根部，摘取嫩葉，洗淨切段。
2. 另起一鍋滾水，加入少許的油，放入地瓜葉汆燙至熟，撈起。
3. 裝入盤中，放入鹽調味拌勻即可食用。

營養小叮嚀

★ 脫水不易、使用較高濃度透析液的病友，稀飯的水分勿太多，或是可考慮改成乾飯。

★ 想要減重的朋友，可以將荷包蛋換成水煮蛋，若擔心膽固醇過高，可只食蛋白，或用豆製品取代。

腹膜透析

DAY 6

早餐

綜合壽司＋低糖豆漿

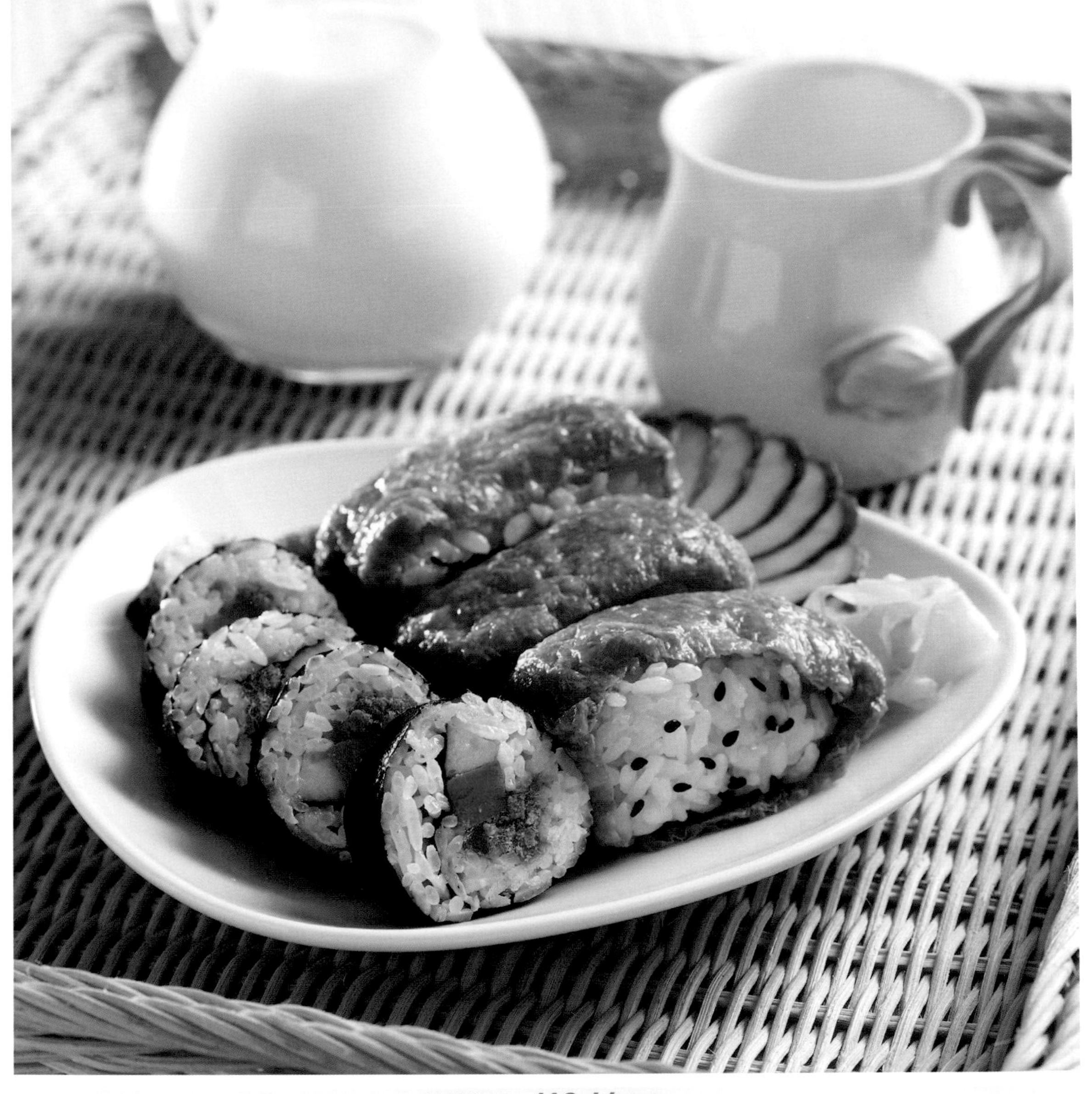

營養分析：419.46 大卡

營養成分 / 菜名	熱量（大卡）	蛋白質（公克）	脂肪（公克）	醣（公克）	鈉（毫克）	鉀（毫克）	磷（毫克）
綜合壽司	337.4	14.2	4.6	59.8	473.4	264.5	177.7
低糖豆漿	82.06	7.2	3.1	6.5	0.4	352.6	98.8

綜合壽司（海苔壽司 5 個＋豆皮壽司 4 個）

▶ **材　料：**蓬萊米 60 公克、豆皮 4 塊、紫菜皮 1 張、小黃瓜 20 公克、紅蘿蔔 20 公克、肉鬆 1 大匙、嫩薑片少許

▶ **調味料：**壽司醋 1 湯匙、黑芝麻適量

▶ **作　法：**

1. 蓬萊米洗淨，放入電鍋煮熟後，馬上加入壽司醋攪拌均勻，並用電風扇吹涼，即成壽司飯，再塞入豆皮中。
2. 上面撒入少許黑芝麻，即成豆皮壽司。
3. 小黃瓜、紅蘿蔔洗淨，切成長條狀，放入滾水中汆燙一下，撈起，瀝乾水分。
4. 將捲簾攤平，放一張紫菜皮，鋪上壽司飯，依序加入小黃瓜、紅蘿蔔、肉鬆，再捲成長條狀。
5. 表面包裹一層保鮮膜，待要食用時，再平切成小段，即成海苔壽司，搭配嫩薑片即可食用。

低糖豆漿 1 杯（240 c.c.）

▶ **材　料：**黃豆 20 公克、水 250 c.c.

▶ **調味料：**代糖 1 茶匙

▶ **作　法：**

1. 黃豆泡水約半天後，洗淨，放入果汁機攪打均勻細緻。
2. 再用細紗布袋過濾入大鍋中，用中火邊煮邊攪拌至滾沸。
3. 撈除表面的泡沫後，熄火，加入代糖攪拌均勻即可飲用。

烹調小技巧

★ 紫菜皮儘量減少接觸空氣，以免容易變軟，不用時一定要密封包好，才可避免捲壽司時，容易破裂。小黃瓜切成條狀，放入滾水汆燙約 5 秒，馬上撈起來放入冰水中冰鎮，口感比較脆味。白醋 1 大匙、白糖 1 大匙和鹽適量放入碗中一起拌勻，即為壽司醋。

營養小叮嚀

★ 一般市售的海苔或豆皮壽司 1 個，約有 25 公克的飯，相當於半份的主食類；包有豐富餡料的花壽司，飯量較多，約 2/3 至 1 份的主食類。

乳酪鮪魚三明治＋無糖綠茶

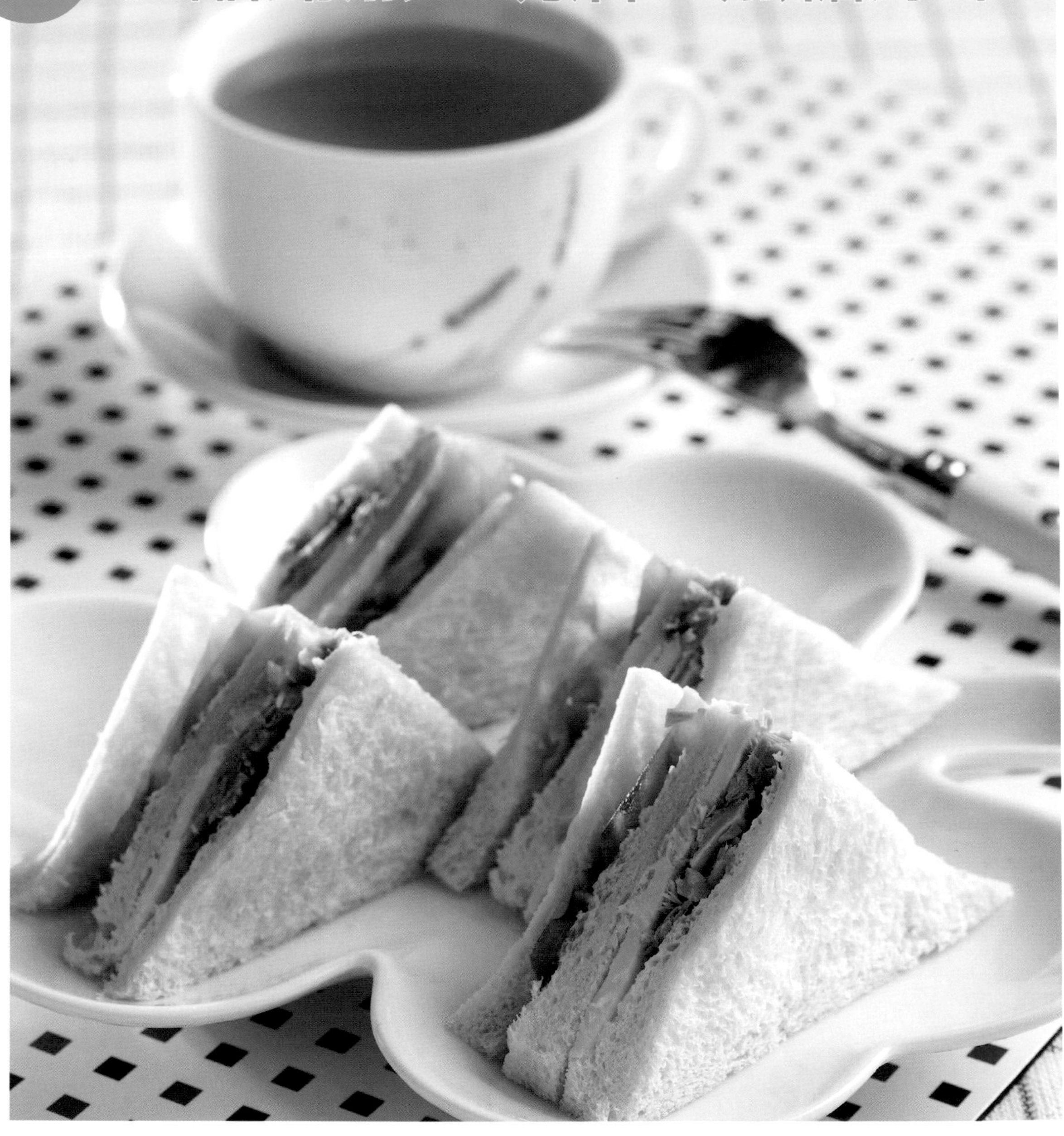

營養分析：392.3 大卡

菜名 ＼ 營養成分	熱量（大卡）	蛋白質（公克）	脂肪（公克）	醣（公克）	鈉（毫克）	鉀（毫克）	磷（毫克）
乳酪鮪魚三明治	390.3	21.2	15.4	41.7	862.9	382.7	332.1
無糖綠茶	2	0.5	0.0	0.0	0.0	0.0	0.0

乳酪鮪魚三明治｜

▶ **材　料：**薄吐司 3 片、低脂起司 1 片、水漬鮪魚 2 大匙、大番茄 1/4 個（約 20 公克）、美生菜數片（約 10 公克）

▶ **調味料：**黑胡椒粒適量、美乃滋 1 大匙

▶ **作　法：**

1. 大番茄洗淨，切片；美生菜洗淨，放入冰水中浸泡，取出，瀝乾水分。
2. 薄吐司移入烤箱中，烤約 2 分鐘後取出。
3. 取第一片薄吐司，擺入美生菜、大番茄，再放上第二片吐司。
4. 再擺入低脂起司、水漬鮪魚，再擺入第三片吐司。
5. 將刀片放在爐火上烤熱，將吐司斜切成四等份，擺入盤中即可食用。

無糖綠茶 1 杯｜

▶ **材　料：**綠茶包 1 個

▶ **作　法：**

1. 準備一個乾淨的鍋子， 放入水 250 c.c. 煮沸，待溫度冷卻至 85℃。
2. 加入綠茶包浸泡約 3~5 分鐘即可。

烹調小技巧

★ 鮪魚罐頭裡面含有較多油分，可以用湯匙將油分擠出來，再做成三明治。

★ 低脂起司也可以改用在超市或量販店就可以買到的低脂起司醬替代。

★ 製作三明治的材料選擇多樣化，蔬菜部分可用小黃瓜、苜蓿芽、洋蔥絲、蘆筍等替代；鮪魚可以換成蛋、雞腿肉片、里肌肉片；但玉米和馬鈴薯屬於主食類，應與土司做替換。

營養小叮嚀

★ 市售鮪魚罐頭有油漬的和水漬的，選用水漬的油脂含量低，熱量也較低。

★ 調味用料有黑胡椒粒和黑胡椒鹽的差別，選用黑胡椒粒因為不含鹽，所以含鈉量較低。

★ 若想喝有甜味的綠茶，可以加入少許的代糖。

腹膜透析

DAY 1 午餐

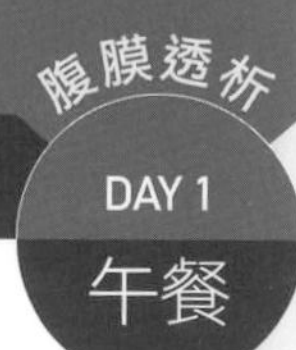

地瓜稀飯＋樹子蒸魚套餐

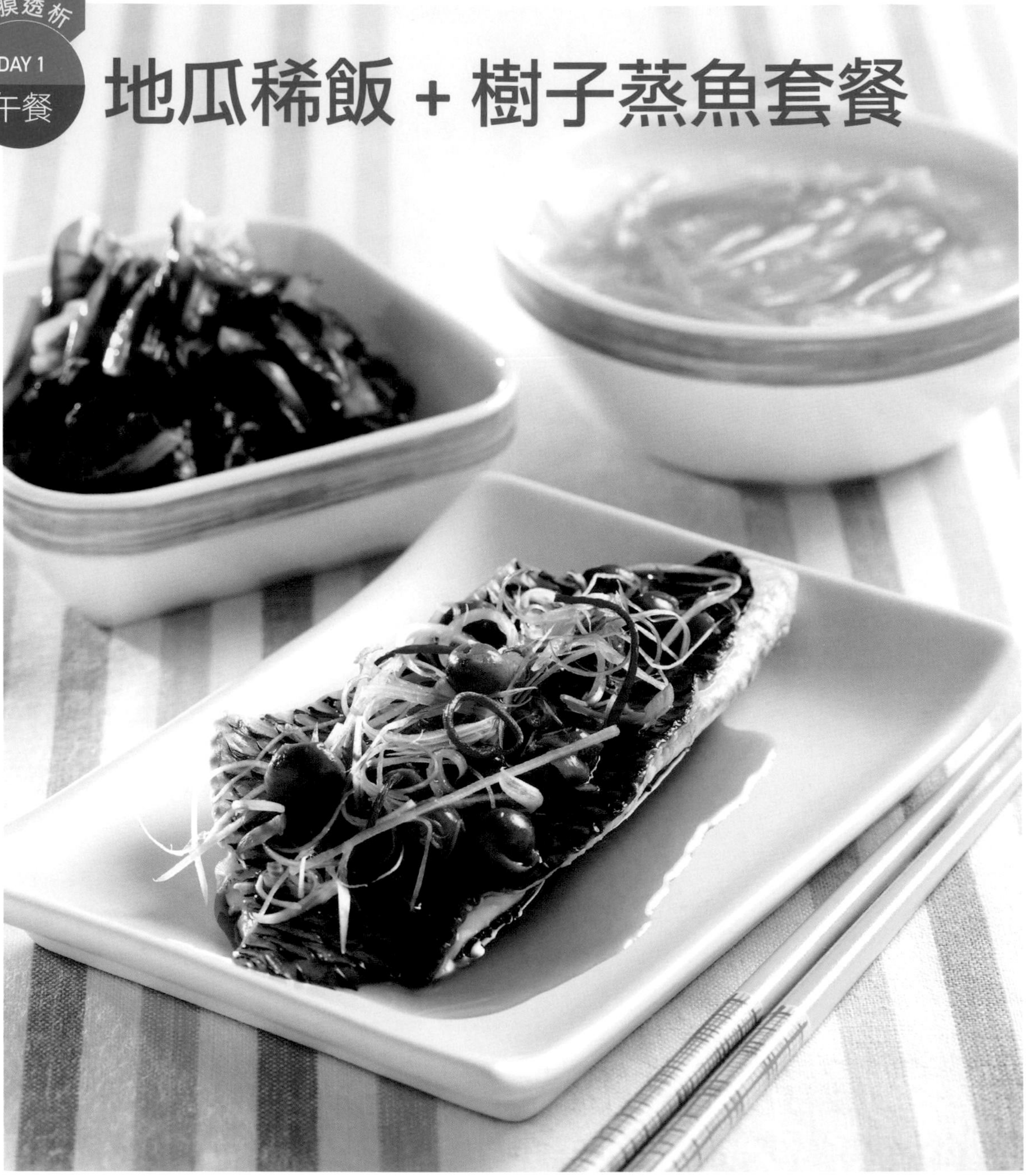

營養分析：**415.81** 大卡

營養成分 / 菜名	熱量（大卡）	蛋白質（公克）	脂肪（公克）	醣（公克）	鈉（毫克）	鉀（毫克）	磷（毫克）
地瓜稀飯	273.1	4.8	0.5	62.4	26.6	203.9	58.6
樹子蒸魚	78.95	14.3	1.8	1.5	242.7	290.9	131.8
蒜香 A 菜	63.76	1.7	5.4	2.1	49.0	240.0	30.0

地瓜稀飯一碗｜

▶ **材　料**：地瓜 55 公克、蓬來米 60 公克、水 2 杯

▶ **作　法**：

1. 地瓜去皮，洗淨，切成絲。
2. 蓬來米洗淨，放入鍋中，加入水煮沸，轉小火續煮約 5 分鐘（中途要攪拌）。
3. 加入地瓜絲（不要攪拌），用小火煮約 10 分鐘即可食用。

蒜香 A 菜｜

▶ **材　料**：菜 100 公克、蒜末 2 公克

▶ **調味料**：油 1 茶匙、鹽適量

▶ **作　法**：

1. A 菜去除根部，摘取嫩葉，洗淨。
2. 準備一鍋滾水，放入 A 菜汆燙至熟，撈起，切段。
3. 炒鍋加入少許的油燒熱，放入蒜末爆香。

樹子蒸魚｜

▶ **材　料**：吳郭魚肉片 70 公克、樹子 5 公克、蔥絲適量、紅辣椒絲適量

▶ **醃　料**：蔥段 1 支、薑片 3 片、醬油適量、酒 1 大匙

▶ **作　法**：

1. 吳郭魚肉片洗淨，裝入盤中，加入醃料醃約 10 分鐘，上面擺入樹子。
2. 移入蒸籠蒸約 7~8 分鐘，取出，撈除煮熟的蔥段及薑片。
3. 擺入蔥絲、紅辣椒絲裝飾即可食用。
4. 加入 A 菜炒熟，加入鹽調味即可盛盤食用。

烹調小技巧

★ 地瓜稀飯也可以選用紅色的地瓜替代。

★ 若要節省烹調時間，可以將地瓜切成絲，放入快鍋煮至嗶嗶聲響，轉小火續煮約 1 分鐘熄火，然後燜約 5~8 公鐘即成。

★ 樹子又稱為破布子，也適合炒汆燙好的山蘇，味道超級速配，有空也可以試做看看。樹子本身已帶有鹹味，所以此道的醬油不要一次放太多，可以先品嚐看看味道，再酌量增加醬油。

★ A 菜洗淨之後，最好是放入滾水中汆燙一下，可以去除苦味，然後再撈起來，切小段，整齊排盤，淋入少許的醬油也很好吃！

營養小叮嚀

★ 吳郭魚肉片如果是含骨重量約重 120 公克，實際可食用量為 70 公克。

★ 地瓜含有豐富纖維，吃下去很容易有飽足感，相較同重量的白飯熱量卻較低，可幫助腸胃蠕動、預防便秘。

腹膜透析

DAY 2 午餐

蘆荀炒蝦仁＋南瓜飯套餐

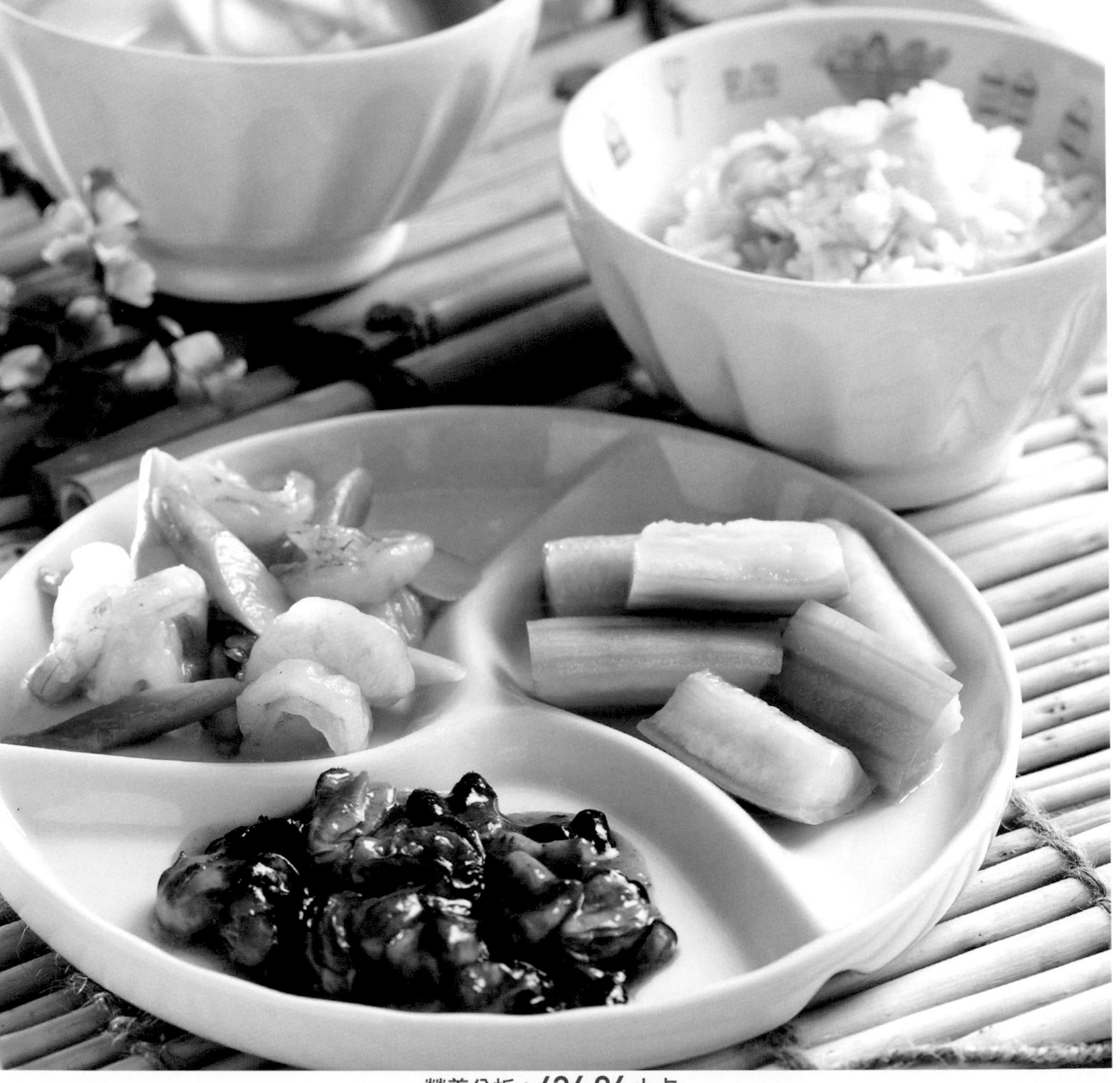

營養分析：436.06 大卡

營養成分 / 菜名	熱量（大卡）	蛋白質（公克）	脂肪（公克）	醣（公克）	鈉（毫克）	鉀（毫克）	磷（毫克）
南瓜飯	274.7	6.6	0.6	60.8	3.4	364.4	71.4
蘆荀炒蝦仁	43.51	7.4	0.2	3.0	393.3	183.2	163.3
豆豉蚵	49.9	6.4	1.3	3.2	516.3	150.3	61.4
炒絲瓜	60.48	0.8	5.2	2.7	1.1	48.0	20.8
麻竹荀片湯	7.47	0.7	0.0	1.1	2.4	84.0	9.3

南瓜飯

- **材　料**：米 60 公克、南瓜 100 公克
- **作　法**：
  1. 南瓜先去皮，刨成細絲。
  2. 米洗淨加入水 60 公克及南瓜絲放入電鍋內鍋；移入電鍋，加入外鍋水 1 杯煮至開關跳起，即可取出食用。

炒絲瓜

- **材　料**：絲瓜 80 公克、油 1 茶匙
- **調味料**：鹽適量
- **作　法**：
  1. 絲瓜去皮，切成段。
  2. 炒鍋加入少許的油燒熱，放入絲瓜拌炒；續入少許的水煮至絲瓜熟透，放入鹽調味即可食用。

麻竹筍片湯

- **材　料**：麻竹筍 30 公克
- **調味料**：鹽適量
- **作　法**：
  1. 麻竹筍先洗淨，剝除外殼之後，去掉前端老肉，對切，再切成薄片。
  2. 放入鍋中，加入 2 碗水煮沸，轉小火續煮約 10 分鐘；加入鹽調味即可。

蘆筍炒蝦仁

- **材　料**：綠蘆筍 4 根、蝦仁 6 隻、油 1 茶匙
- **醃　料**：鹽適量、酒少許
- **調味料**：鹽適量
- **作　法**：
  1. 蝦仁去腸泥、洗淨，加入鹽、酒醃一下，放入熱水稍微汆燙，撈起，瀝乾水分後。
  2. 綠蘆筍洗淨，切去尾端切段，放入滾水中燙熟，移入冰水中冰鎮。
  3. 炒鍋加入少許的油燒熱，放入綠蘆筍、蝦仁拌炒均勻，加鹽調味即可。

豆豉蚵

- **材　料**：豆豉 5 公克、生蚵 50 公克、油 1 大匙
- **調味料**：鹽及胡椒粉適量、糖 1/4 匙
- **作　法**：
  1. 豆豉沖淨，浸泡冷水後，瀝乾水分，用刀背輕拍一下。
  2. 生蚵放入鹽水浸泡一下，再用清水沖淨，沾少許的地瓜粉，放入滾水中汆燙一下，撈起，瀝乾水分。
  3. 炒鍋加入少許的油燒熱，放入豆豉爆香，再倒入生蚵、調味料，轉大火快炒約 30 秒即可裝盤食用。

營養小叮嚀

★ 很多人都以為南瓜是蔬菜，但因其澱粉質豐富，和米飯一樣是屬於主食類（全穀雜糧類），內含的 β 胡蘿蔔素，可由人體吸收後轉化為維生素 A，對改善眼睛乾澀是非常重要的營養素。

★ 血鉀高的病友應節制南瓜的攝取量。

腹膜透析

DAY 3

午餐

什錦素鍋餐

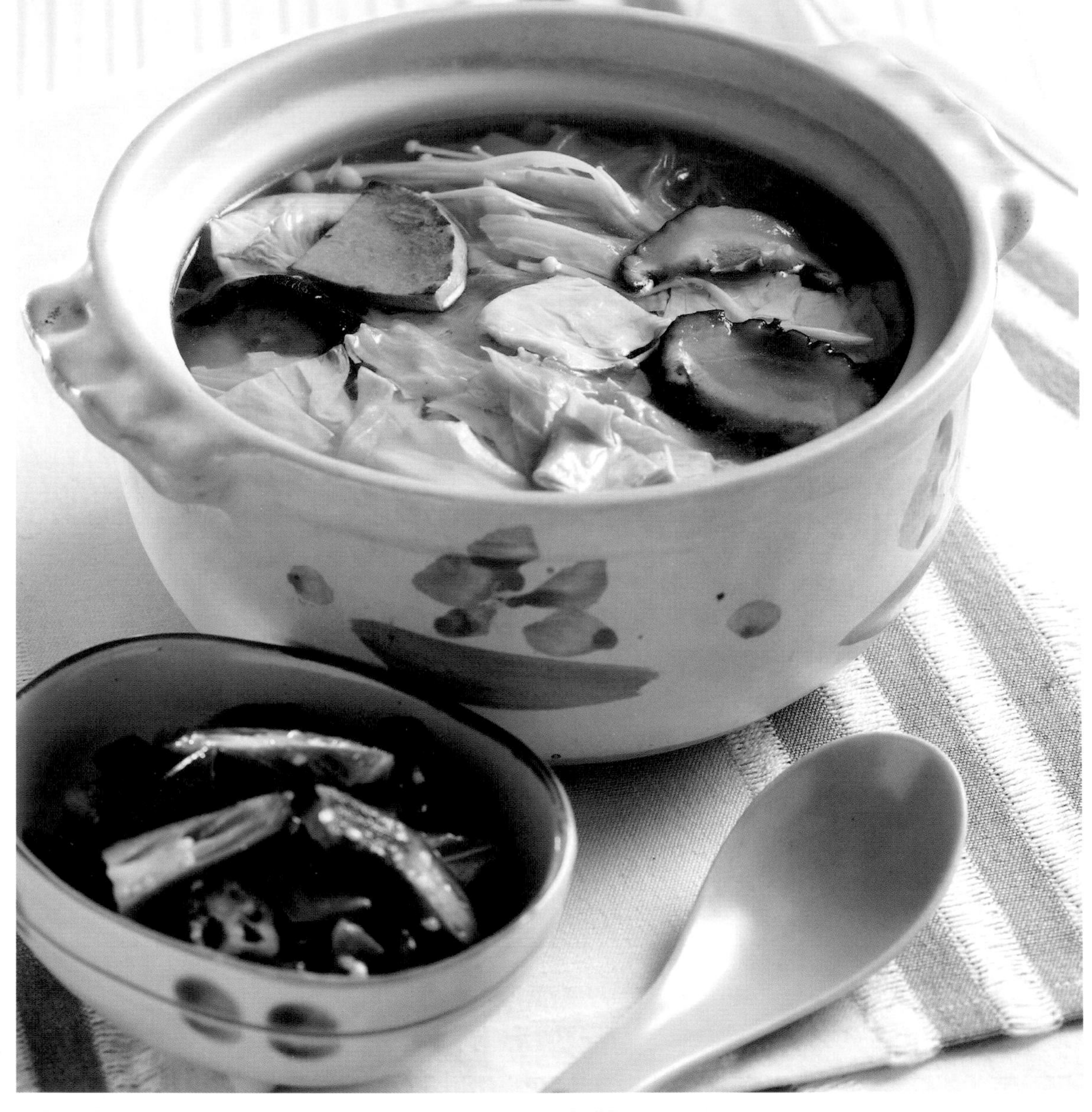

營養分析：438.29 大卡

營養成分 / 菜名	熱量（大卡）	蛋白質（公克）	脂肪（公克）	醣（公克）	鈉（毫克）	鉀（毫克）	磷（毫克）
什錦素鍋	374.1	16.7	8.8	57.0	179.3	827.0	290.7
雙味海葵	64.19	1.8	4.0	5.3	130.5	123.4	47.3

什錦素鍋｜

▶ **材　料**：冬粉 1 把、芋頭塊半碗（約 60 公克）、傳統豆腐半塊（約 40 公克）、素火腿 2 片（約 20 公克）、白豆包（未炸過的）半張（約 20 公克）、高麗菜半碗（約 50 公克）、乾香菇 2 朵、金針菇 20 公克、素三絲丸 2 個（約 20 公克）、玉米半根

▶ **調味料**：鹽適量

▶ **作　法**：

1. 冬粉放入冷水浸泡至軟；豆腐用冷開水沖淨，切成塊狀；素火腿切成片狀。
2. 白豆包用溫水洗淨；高麗菜洗淨，剝成塊狀；香菇泡水至軟，切成條狀。
3. 金針菇切除根部硬蒂，用清水多洗淨三次；素三絲丸洗淨。
4. 全部的材料（除了冬粉之外），放入砂鍋中，加入滿水煮沸，轉小火續煮約 5 分鐘至材料全熟。
5. 再放入冬粉煮熟，加入鹽調味即可食用。

雙味海葵｜

▶ **材　料**：秋葵 3 根（50 公克）、海帶芽 1 湯匙（20 公克）、白芝麻 1/2 匙

▶ **調味料**：鹽適量、香油 1/2 茶匙

▶ **作　法**：

1. 秋葵洗淨，切成斜段；海帶芽洗淨，切段。
2. 白芝麻放入炒鍋中，炒至金黃色。
3. 秋葵、海帶芽放入滾水中汆燙，撈起，放入冰水中浸泡至冷卻，撈起，瀝乾水分。
4. 秋葵、海帶芽放入碗中，加入少許的鹽及香油拌勻，撒上白芝麻即可食用。

烹調小技巧

★ 現在在大型的量販店均有販售現成洗淨處理好真空包的蔬菜，例如：芋頭塊、紅蘿蔔球、半天筍、西洋芹、馬鈴薯塊等材料，簡單又方便，尤其是有客人到家吃飯，只要跑一趟量販店，不用很多時間，馬上就可以端上一鍋熱騰騰又美味的蔬食火鍋，健康又營養。

★ 秋葵還有一個美麗的名稱叫做「玉女指」，它的黏液很多，適合涼拌或煮湯。

★ 採買秋葵要選色澤翠綠，完整潔淨，長度約在 10 公分以內較佳。秋葵可以用鹽搓洗，去除表面的絨毛，用清水洗淨再進行烹調動作。

營養小叮嚀

★ 秋葵中的黏滑汁液，是由水溶性纖維果膠、半乳聚糖和阿拉伯樹膠等組成，有整腸、幫助消化、預防便秘的功用。

腹膜透析

DAY 4

午餐

鳳梨蝦仁 + 荷葉飯套餐

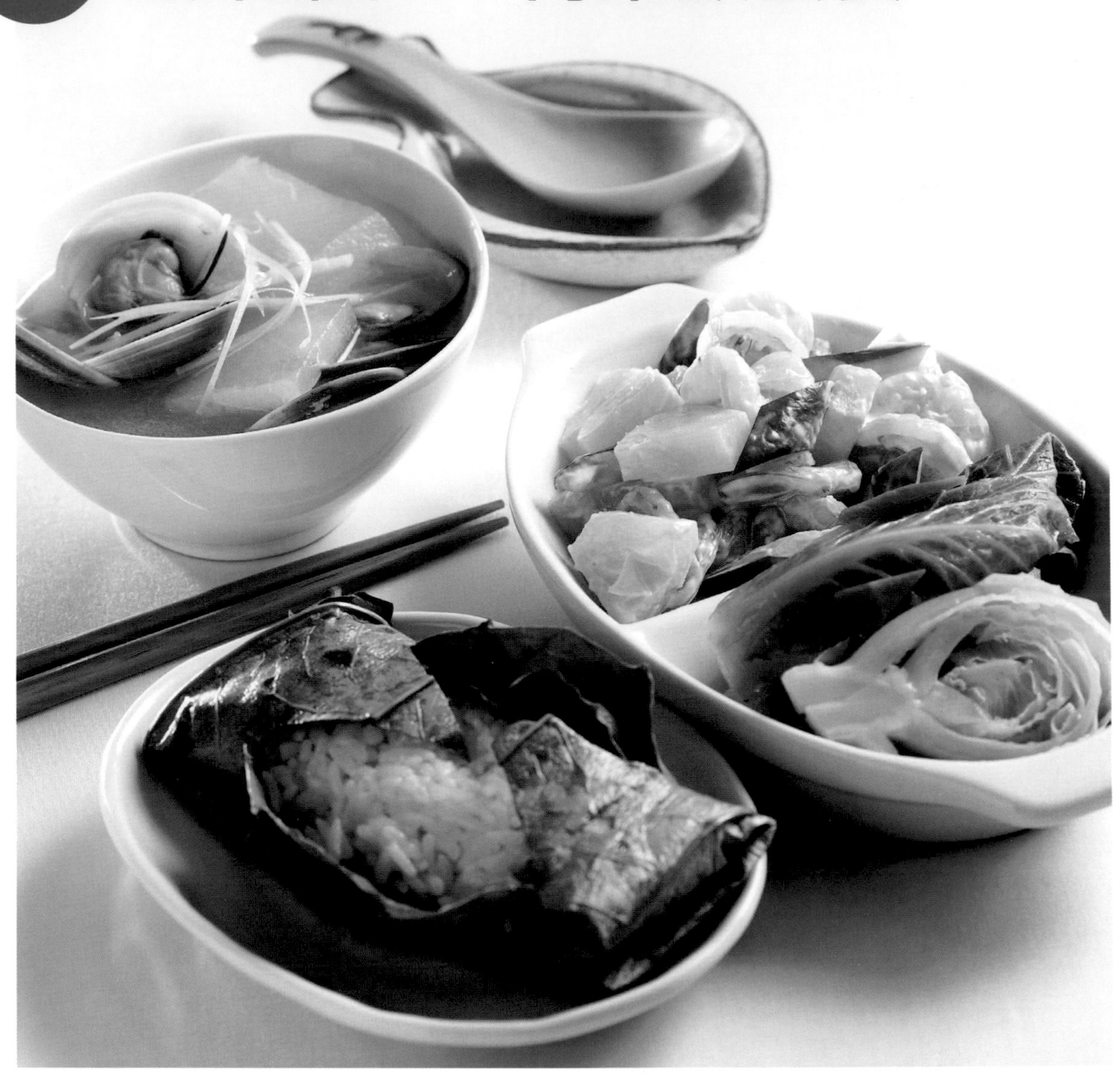

營養分析：527.5 大卡

營養成分 / 菜名	熱量（大卡）	蛋白質（公克）	脂肪（公克）	醣（公克）	鈉（毫克）	鉀（毫克）	磷（毫克）
荷葉米飯	275.4	5.6	0.5	62.2	3.2	59.2	39.2
鳳梨拌蝦仁	115.6	10.7	3.7	9.9	120.6	101.0	124.8
冬瓜蛤蜊湯	45.72	7.0	0.5	3.4	282.9	115.2	99.3
炒高麗菜苗	90.78	2.4	6.1	6.6	33.8	338.0	65.4

荷葉飯

▶ **材　料：**白米 80 公克、荷葉 1 張

▶ **作　法：**

1. 白米、荷葉分別洗淨。
2. 再將荷葉鋪平，擺入洗淨的白米包起來，放入盤子。
3. 移入蒸籠蒸約 5~8 分鐘，待荷葉香味飄出來，即可取出食用。

炒高麗菜苗

▶ **材　料：**高麗菜苗 2 顆（100 公克）、紅蘿蔔片 1/4 條（20 公克）、油 1 茶匙

▶ **調味料：**鹽適量

▶ **作　法：**

1. 高麗菜苗洗淨，浸泡冷水，再沖淨，取出，對切四等份。
2. 炒鍋加入少許的油燒熱，加入紅蘿蔔片、高麗菜苗拌炒均勻。
3. 加入鹽調味，取出裝盤即可食用。

鳳梨拌蝦仁

▶ **材　料：**鳳梨片 1 片、草蝦仁 9 隻（約 45 公克）、小黃瓜 1/4 條（約 20 公克）、美乃滋 1/2 大匙

▶ **醃　料：**酒 1 茶匙、鹽適量、胡椒粉 1/4 茶匙

▶ **作　法：**

1. 蝦仁去腸泥、洗淨後，用醃料醃入味，再放入滾水中汆燙一下，撈起，瀝乾水分。
2. 小黃瓜洗淨，切丁狀，放入滾水汆燙一下，撈起，瀝乾水分。
3. 鳳梨片切成 8 小片裝入容器，續入蝦仁、小黃瓜、美乃滋攪拌均勻即可食用。

冬瓜蛤蜊湯

▶ **材　料：**冬瓜 1/3 碗、蛤蜊半碗、嫩薑絲少許、水 2 碗

▶ **調味料：**鹽適量

▶ **作　法：**

1. 冬瓜去皮，洗淨，切塊;蛤蜊洗淨，放入鹽水中浸泡，待吐沙乾淨。
2. 水 2 碗放入鍋中煮沸，加入嫩薑絲、冬瓜塊煮熟。
3. 再放入蛤蜊煮至開口，加入鹽調味即可食用。

營養小叮嚀

★ 許多腎友認為某些海鮮如：蝦、蛤蜊，為高膽固醇食物，因此不敢攝取。但是這些海鮮的飽和脂肪含量比豬肉、牛肉還低，同時不飽和脂肪酸的比例也較高，只要控制好每次食用的份量，仍然是適合腎友吃的食物。

腹膜透析

DAY 5

午餐

潛艇堡套餐

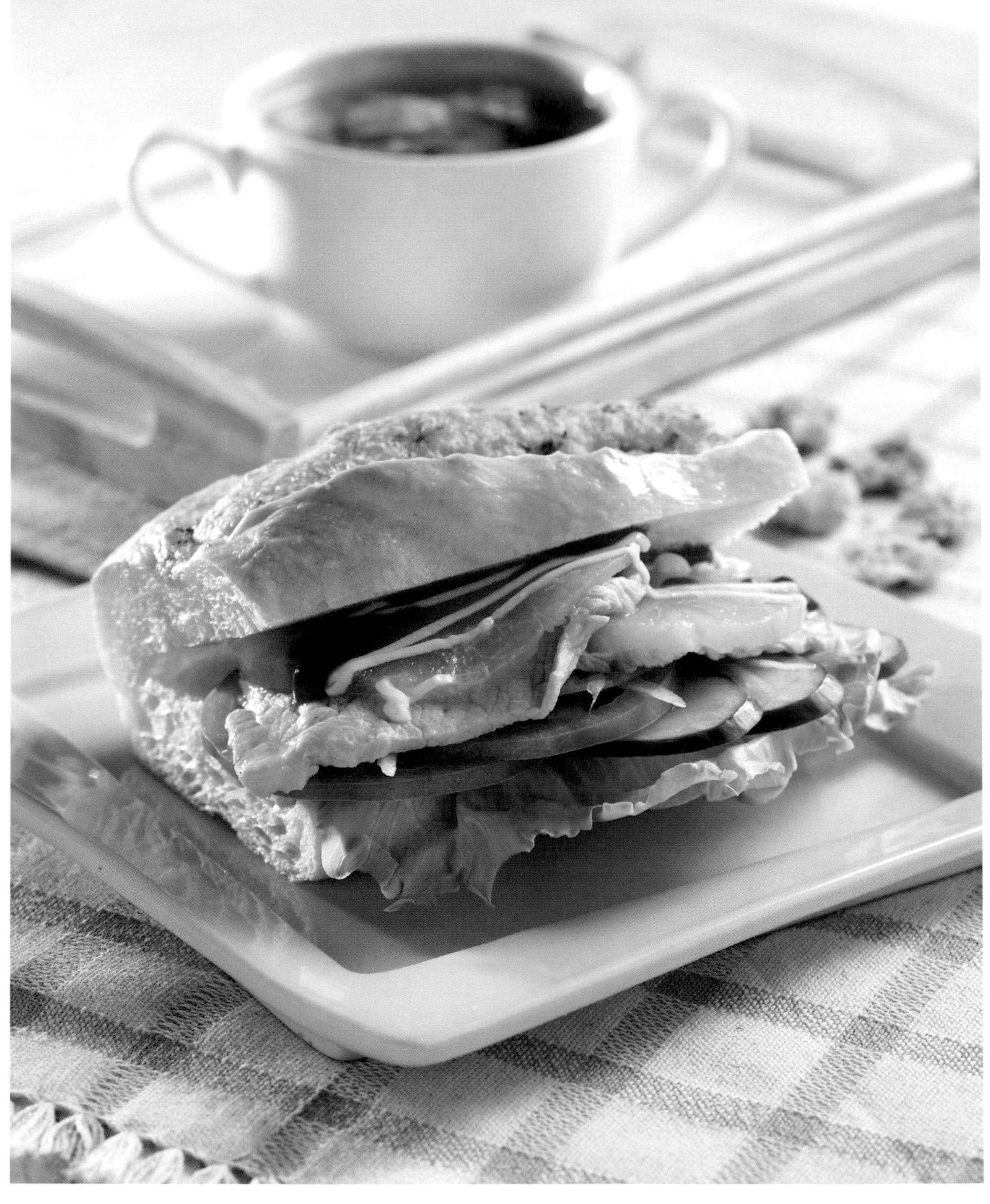

潛艇堡

▶ **材　料：** 法國麵包半條（100公克）、里肌肉片（70公克）、美生菜半碗（50公克）、番茄片1/3顆（30公克）、黃瓜片2片、洋蔥絲10公克、罐頭鳳梨1片（30公克）

▶ **調味料：** 醬油適量、胡椒粉少許、美乃滋1大匙、番茄醬1大匙

▶ **作　法：**

1. 里肌肉片加入適量的醬油、胡椒粉醃約10分鐘後，移入烤箱烤熟。
2. 法國麵包從中間切開，擺入烤好的美生菜、番茄片、黃瓜片、里肌肉片、洋蔥絲及鳳梨片。
3. 再淋入美乃滋和番茄醬即可食用。

茉莉菊花茶

▶ **材　料：** 茉莉花1/4茶匙、菊花1茶匙

▶ **作　法：**

1. 準備一個乾淨的鍋子，放入水250 c.c. 煮沸。
2. 加入茉莉花、菊花浸泡約3~5分鐘即可飲用。

烹調小技巧

★ 里肌肉片比較容易煮熟，建議不要烤太久，以免肉質變硬不好吃。
★ 此道的里肌肉片也可以改用相同重量的雞肉、魚片、牛肉等替代。

營養小叮嚀

★ 茉莉花淡淡的清香，能緩和緊張的情緒，菊花則有疏風散熱、明目之功效。
★ 想喝甜的花茶，可加代糖，但不適合高鉀者。

營養分析：538.8 大卡

營養成分／菜名	熱量（大卡）	蛋白質（公克）	脂肪（公克）	醣（公克）	鈉（毫克）	鉀（毫克）	磷（毫克）
潛艇堡	538	26.8	21.6	59.0	771.8	680.9	193.1
茉莉菊花茶	0.8	0.2	0.0	0.0	54.0	39.0	12.0

腹膜透析

DAY 6

午餐

日式燒肉＋紅豆飯套餐

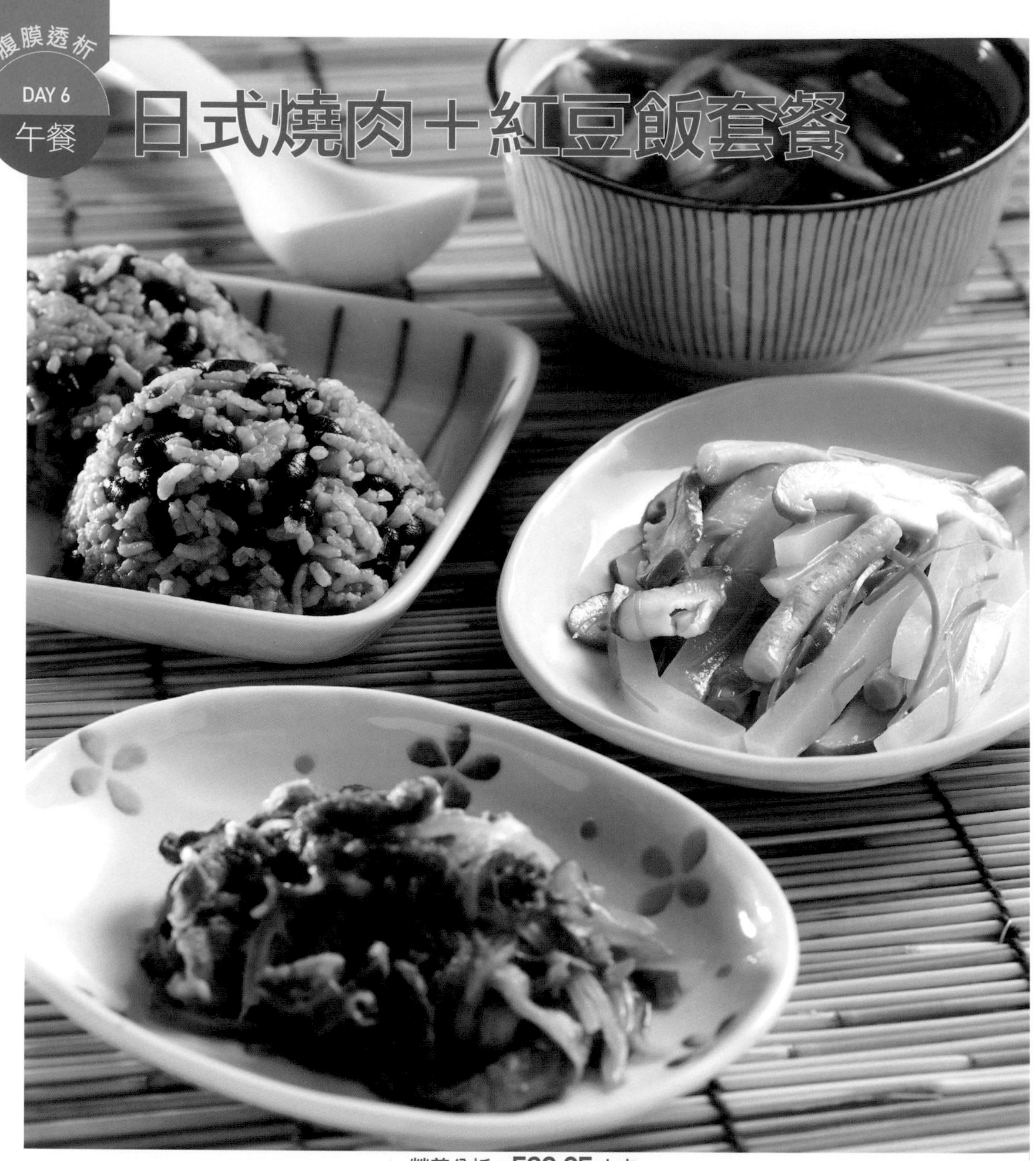

營養分析：590.05 大卡

營養成分 / 菜名	熱量（大卡）	蛋白質（公克）	脂肪（公克）	醣（公克）	鈉（毫克）	鉀（毫克）	磷（毫克）
高鐵紅豆飯	274.6	8.7	0.5	58.9	3.0	242.0	128.0
日式燒肉	220.7	14.1	15.5	6.1	168.7	311.1	164.2
什錦蒟蒻	83.77	1.8	5.3	7.3	18.8	196.8	51.5
金針木耳湯	10.98	0.4	0.1	2.2	5.9	28.0	7.2

高鐵紅豆飯

▶材　料：米 60 公克、紅豆 20 公克

▶作　法：

1. 紅豆用水輕輕沖淨，再清洗數次，浸泡冷水約 2 小時。
2. 米洗淨，浸泡冷水約 20 分鐘。
3. 將紅豆、米放入鍋中，加入水 80 c.c.，移入電鍋中煮至開關跳起，取出即可食用。

日式燒肉

▶材　料：火鍋豬肉片 70 公克、洋蔥半顆（50 公克）、油 1 茶匙

▶調味料：日式燒肉醬 1 匙、薑泥 1/2 匙

▶作　法：

1. 洋蔥洗淨，去除外皮，切成細絲。
2. 炒鍋加入少許的油燒熱，加入洋蔥絲炒香，續入火鍋豬肉片快炒。
3. 倒入少量的水，放人調味料拌勻。

什錦蒟蒻

▶材　料：敏豆約 3~4 根（約 25 公克）、香菇 1 朵（約 30 公克）、紅蘿蔔 20 公克、蒟蒻 1 塊（約 40 公克）、油 1 茶匙

▶調味料：鹽適量

▶作　法：

1. 敏豆去頭尾絲，洗淨；香菇泡水至軟，切片;紅蘿蔔去皮，切細絲。
2. 蒟蒻洗淨，放入滾水中汆燙，取出，用冷水沖淨，切片。
3. 炒鍋加入少許的油燒熱，加入敏豆、香菇、紅蘿蔔絲，蒟蒻片一起拌炒。
4. 加入一點點的水煮沸，放入鹽調味即可起鍋，裝入盤中食用。

金針木耳湯

▶材　料：乾金針 5 公克、木耳 20 公克

▶調味料：鹽適量

▶作　法：

1. 乾金針用水浸半小時，剪去梗蒂，再洗乾淨。
2. 再將金針放入滾水中煮約 1 分鐘，撈起沖淨，瀝乾水分。
3. 木耳洗淨，去除硬蒂，切成絲狀。
4. 水 2 碗倒入鍋中煮沸，加入金針、木耳絲煮約 5 分鐘，放入鹽拌勻即可食用。

營養小叮嚀

★ 蒟蒻屬於水溶性纖維，因人體中沒有酵素可以分解，所以不會被消化與吸收，能幫助腸胃蠕動，加上蒟蒻的吸水力強，食用後會有飽食感，熱量極低，因此適合需體重控制的腎友。

★ 木耳屬於蔬菜類，含有鈣、磷、鐵、胡蘿蔔素、硫胺素、核黃素、菸鹼酸等營養素。另外木耳也含有一種叫做「多醣體」的物質，能增加體內球蛋白含量，增強免疫能力。

腹膜透析

DAY 7

午餐

青醬義大利麵套餐

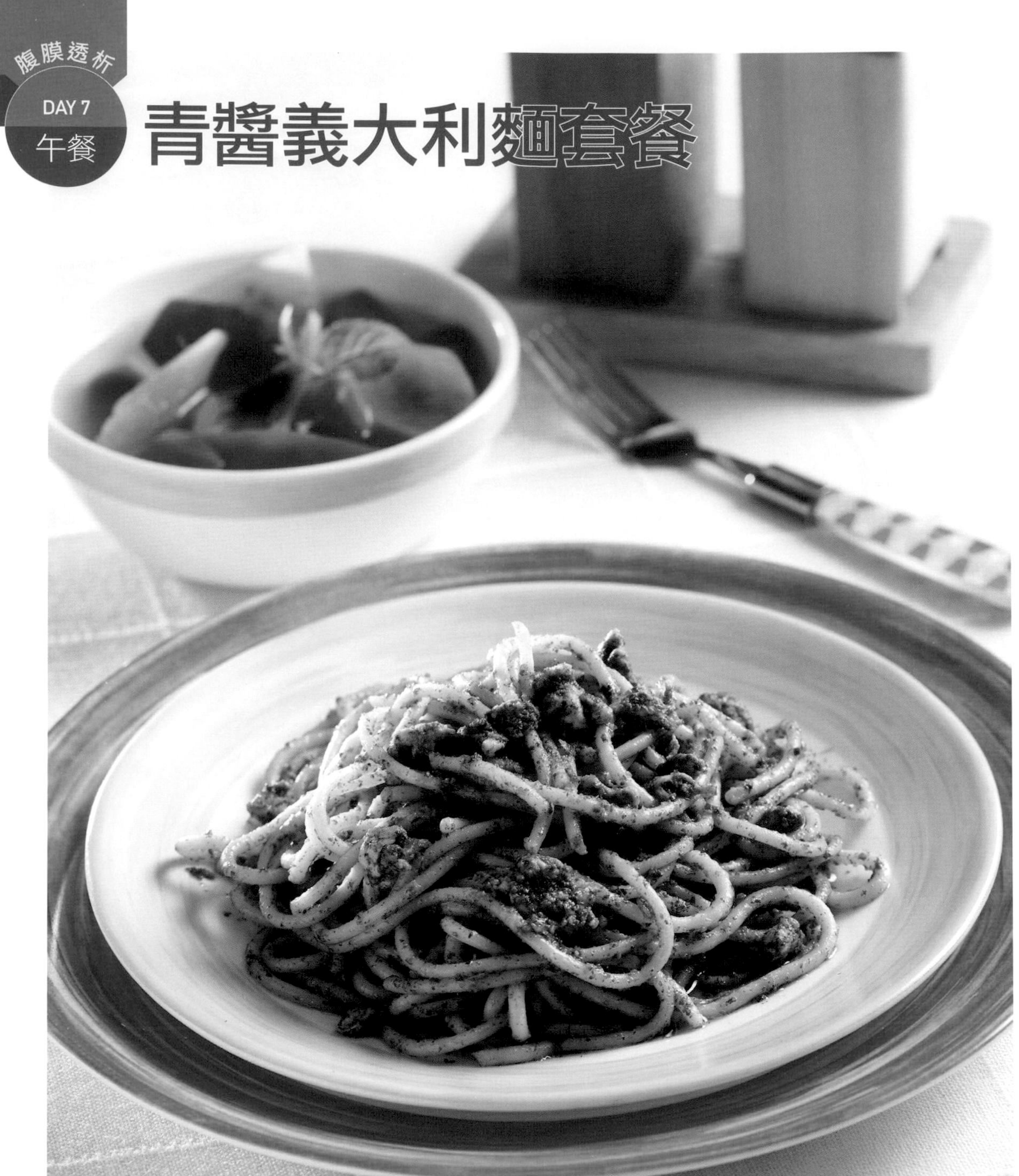

營養分析：546.09 大卡

營養成分 / 菜名	熱量（大卡）	蛋白質（公克）	脂肪（公克）	醣（公克）	鈉（毫克）	鉀（毫克）	磷（毫克）
青醬義大利麵	513.8	28.9	17.6	59.9	149.6	485.4	348.2
羅宋湯	32.29	0.6	0.2	7.0	20.7	145.1	19.4

青醬義大利麵｜

▶ **青醬材料（1人份）：**九層塔30公克、松子1大匙、大蒜2瓣、起司粉1大匙、橄欖油1茶匙

▶ **青醬作法：**

1. 九層塔去除硬梗，只留葉子，洗淨，並擦乾水分。
2. 松子放入烤箱烤至金黃色，散發出香味。
3. 九層塔、松子、大蒜、起司粉放入果汁機絞碎，逐量加入橄欖油（一邊加、一邊打）攪拌均勻即成青醬。

▶ **義大利麵材料：**義大利細麵80公克、雞胸肉末70公克、青醬適量、鹽適量、橄欖油少許

▶ **作　法：**

1. 義大利麵放入滾水中煮至八分熟，撈起，瀝乾水分，拌入少許的橄欖油。
2. 平底鍋加入少許的油，加入雞胸肉末炒熟，再放入義大利細麵、青醬炒出香味。
3. 加入鹽調味，再裝盤即可食用。

羅宋湯｜

▶ **材　料：**大番茄1/4個（30公克）、洋蔥20公克、紅蘿蔔10公克、西洋芹10公克

▶ **調味料：**鹽適量、糖1/2大匙、胡椒粉少許

▶ **作　法：**

1. 番茄洗淨，切塊；洋蔥剝除外膜，洗淨，切塊；紅蘿蔔去皮，洗淨，切塊；西洋芹洗淨，去除老筋，切塊。
2. 鍋中加入2杯水，先放入洋蔥、紅蘿蔔、西洋芹煮約5分鐘。
3. 再加入番茄續煮約5分鐘，加入調味料拌勻，即可盛入碗中食用。

烹調小技巧

★ 青醬可以事先大量製作，然後再分袋冷藏備用，若是大量製作時，可以再加入檸檬汁1大匙，防止氧化變黑。

★ 松子也可以用炒鍋中炒至散出香味。青醬義大利麵盛盤之後，也可以加入少許炒香的松子，增加口感，添加特性色。

★ 義大利麵煮約八分熟，撈起來再加入少許的橄欖油拌勻，可以避免麵條結成一糰。

★ 此道的蔬菜材料也可以改用青椒、紅甜椒、黃甜椒、高麗菜替代。

★ 可用水加入少許的番茄醬或番茄糊，然後再放入什錦蔬菜煮熟，食用時再加點香菜增加風味，即可變成一碗簡單又快速的羅宋湯。

營養小叮嚀

★ 橄欖油含有較高的單元不飽和脂肪酸，可降低壞的膽固醇，減少罹患心血管疾病的風險，但橄欖油仍是屬於油脂類，每1茶匙含有熱量45大卡，應適量食用。

磨菇牛排餐

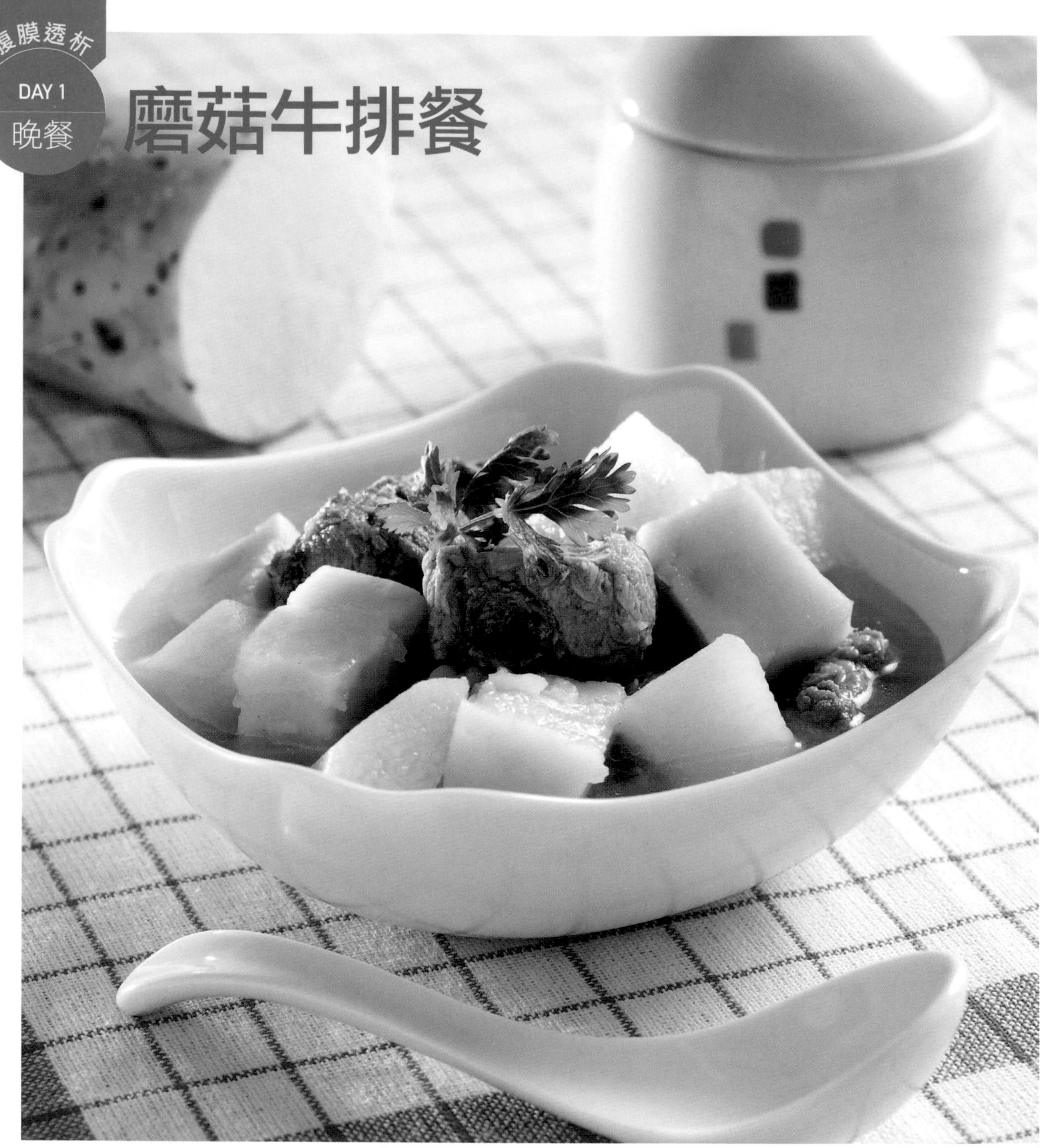

營養分析：815.44 大卡

菜名＼營養成分	熱量（大卡）	蛋白質（公克）	脂肪（公克）	醣（公克）	鈉（毫克）	鉀（毫克）	磷（毫克）
小餐包	155.58	4.6	2.8	28.0	24.0	52.8	35.0
焗烤馬鈴薯	209.6	9.8	3.1	35.6	330.8	634.8	217.7
蘑菇牛排	354.4	12.2	33.8	0.4	52.1	205.4	150.9
玉米蘿蔔湯	95.86	3.2	1.5	17.3	34.8	315	73.4

小餐包

- **材　料：**高筋麵粉 30 公克、低筋麵粉 3 公克、乾酵母 0.6 公克、溫水 25 公克、細砂糖 5.5 公克、蛋 5 公克、鹽適量、奶粉 1 公克、奶油 3 公克
- **作　法：**

1. 高筋麵粉與低筋麵粉先用細網過篩；乾酵母浸泡溫水。
2. 除奶油外，將其餘全部的材料放入鍋中混合，用手揉成麵糰。再加入奶油一起揉成光滑的麵糰，蓋上濕布，在室溫中待發酵 40~50 分鐘。
3. 取出，分割成每個約 15 公克的小麵糰，再用手揉成圓形狀。
4. 蓋上保鮮膜，再靜置 10 分鐘，移到烤盤上，再發酵約 25 分鐘，表面刷上蛋汁。
5. 烤箱預熱上火 220 ℃，下火 180℃。將作法 4 移入烤箱內烘烤約 8 分鐘，取出之後，感覺到綿密又帶有香氣即可食用。

焗烤馬鈴薯

- **材　料：**中型馬鈴薯 1 顆（約 200 公克）、低脂起司片 1 片
- **調味料：**鹽適量、胡椒粉 1/4 匙
- **作　法：**

1. 馬鈴薯不削皮，先用水將表皮清洗乾淨，放入蒸籠內蒸約 20 分鐘。
2. 馬鈴薯切開 1/3，用叉子將馬鈴薯內部挖鬆，加入鹽、胡椒粉調味。
3. 再將起司片切成小丁，撒在馬鈴薯上，放入烤箱烤至表面略焦即可。

磨菇牛排

- **材　料：**蘑菇 1 朵、菲力牛排 1 塊（約 80 公克）、油 2 茶匙、醬油少許
- **醃　料：**醬油適量、糖 1/4 匙、黑胡椒粒 1/4 匙
- **調味料：**醬油適量
- **作　法：**

1. 菲力牛排用冷水沖淨，加入醃料醃約 30~40 分鐘；蘑菇洗淨切薄片。
2. 平底鍋放入油燒熱，加入蘑菇片炒香，續入醃好排力牛排煎熟，倒入少許的醬油即可裝盤食用。

玉米蘿蔔湯

- **材　料：**紅蘿蔔 30 公克、白蘿蔔 30 公克、玉米半根（約 80 公克）
- **調味料：**鹽適量
- **作　法：**

1. 紅蘿蔔、白蘿蔔去皮，切成滾刀塊；玉米洗淨，切小塊。
2. 準備 2 碗的水放入鍋中煮沸，加入紅蘿蔔、白蘿蔔、玉米轉小火續煮約 20 分鐘。
3. 加入鹽拌勻，裝入容器即可。

營養小叮嚀

★牛肉雖比雞肉、海鮮油脂含量較豐富，但是因屬於紅肉，鐵質含量也較高，只要選取比較瘦的部位，而且每次攝取不過量，每星期仍可吃 2~3 次的牛肉。

腹膜透析

DAY 2 晚餐

切仔米粉套餐

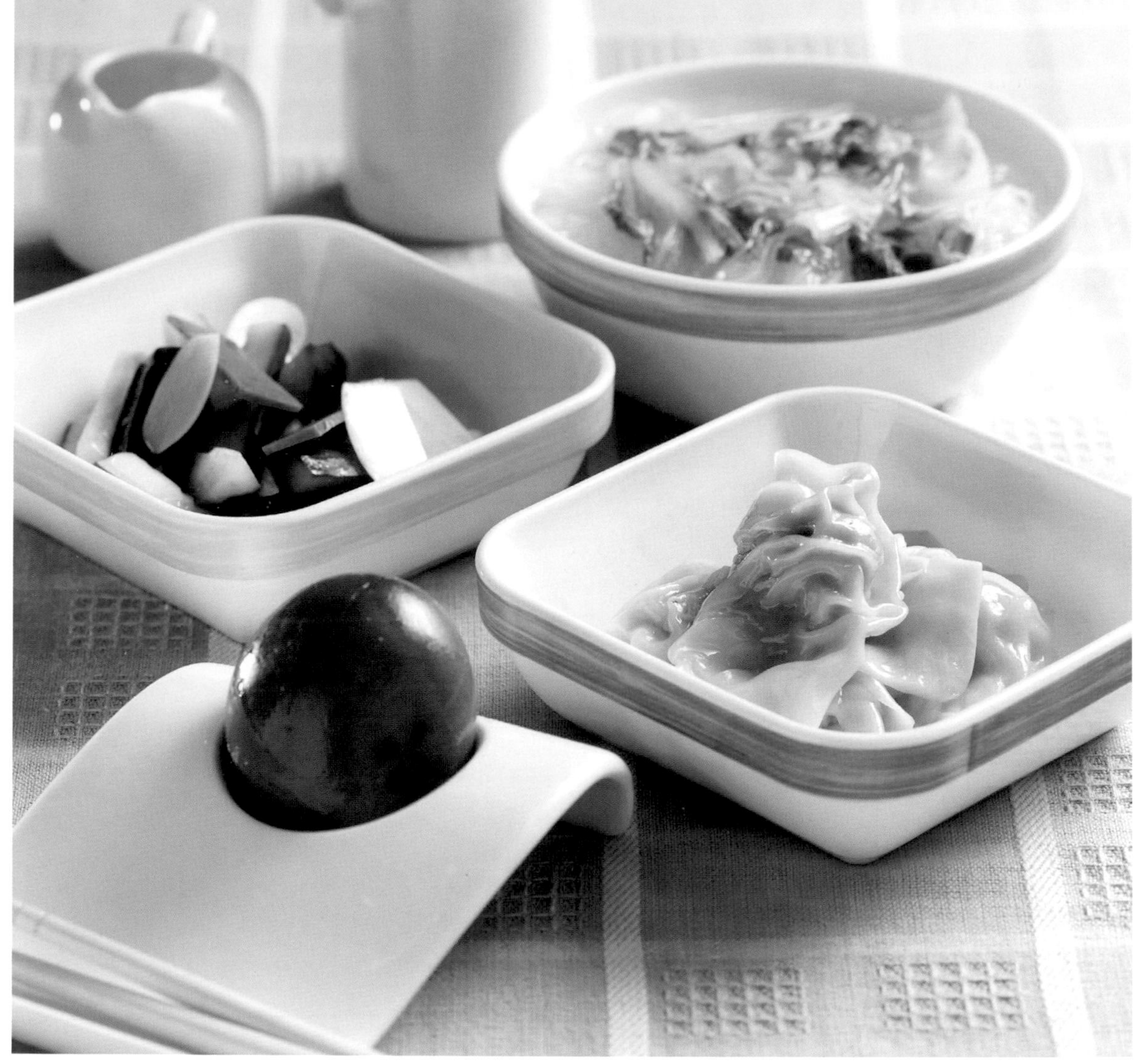

營養分析：631.25 大卡

營養成分 / 菜名	熱量（大卡）	蛋白質（公克）	脂肪（公克）	醣（公克）	鈉（毫克）	鉀（毫克）	磷（毫克）
切仔米粉	289.1	0.6	0.7	70.0	146.9	93.6	4.0
乾拌餛飩	194.9	12.2	9.6	14.9	29.2	200.1	103.1
滷蛋	76.29	6.7	5.4	0.2	74.3	67.7	101.8
酸甜拌小黃瓜	70.96	1.2	5.3	4.6	20.6	194	35.2

切仔米粉｜

▶ **材　料：**乾米粉半碗（約80公克）、小白菜10公克、白蘿蔔1/4條（約30公克）

▶ **調味料：**鹽適量

▶ **作　法：**

1. 乾米粉泡水至軟；小白菜洗淨，切成段。
2. 白蘿蔔去皮，洗淨，切絲，放入鍋中，加入水 1.5 碗轉小火煮熟。
3. 再加入米粉、小白菜煮熟，放入鹽調味即可食用。

滷蛋｜

▶ **材　料：**蛋 1 個、水 1 杯、蔥段 1 支、薑片 1 片

▶ **滷汁材料：**醬油適量、沙拉油 1 大匙、糖 1 茶匙、桂皮 5 公克、八角粒 1 粒

▶ **作　法：**

1. 蛋用清水洗淨，放入滾水中，用中火煮約 6~7 分鐘，浸泡冷水待涼，剝殼。
2. 將滷汁材料全部放入鍋中，加入水、蔥段、薑片煮沸。
3. 放入蛋煮約 7 分鐘，再浸泡約 15~20 分鐘至入味，即可取出食用。

乾拌餛飩｜

▶ **材　料：**餛飩皮 30 公克（約 5~7 張）、豬絞肉 3 大匙、蔥薑水 20 c.c.、香油 1/2 大匙

▶ **內餡調味料：**醬油適量、胡椒粉 1/4 茶匙、香油 1/2 茶匙

▶ **作　法：**

1. 豬絞肉放入容器中，加入蔥薑水拌勻。
2. 再放入全部的內餡調味料攪拌均勻，靜置約 1 小時至入味，即成肉餡。
3. 取一張餛飩皮，放在手上虎口內，略成凹陷狀，再用竹片取適量的肉餡，填入餛飩皮中間。
4. 將餛飩皮周圍向中央捏緊集中，再放入平盤中，待餛飩全部都包好。
5. 準備一鍋滾水煮沸，放入餛飩煮熟，撈起，乾拌香油 1/2 大匙，裝入盤中即可食用。

酸甜拌小黃瓜｜

▶ **材　料：**小黃瓜 1 條（80 公克）、紅蘿蔔 20 公克、蒜片 1 粒

▶ **醃　料：**鹽適量、糖 1/4 匙、白醋 1/4 匙、麻油 1 匙

▶ **作　法：**

1. 小黃瓜洗淨，再切小段；紅蘿蔔去皮，切片。
2. 小黃瓜、紅蘿蔔放入容器中，加入少許的鹽、糖、蒜片拌勻，醃約 20~30 分鐘。
3. 倒掉容器中多餘的水分，再放入白醋及麻油攪拌均勻，裝入盤中即可。

腹膜透析

DAY 3

晚餐

雙花雞丁＋薏仁飯套餐

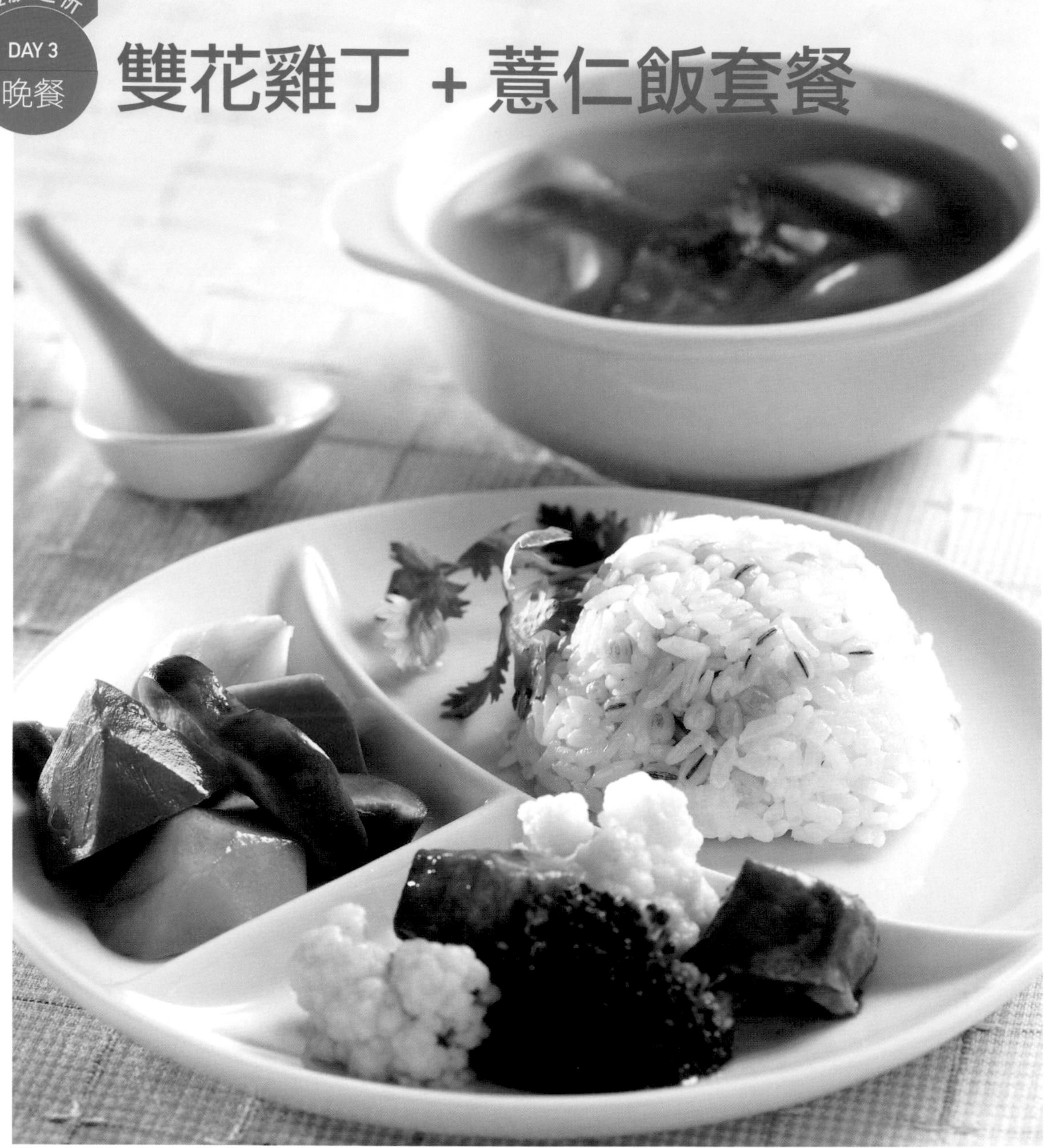

營養分析：536.2大卡

營養成分 菜名	熱量 （大卡）	蛋白質 （公克）	脂肪 （公克）	醣 （公克）	鈉 （毫克）	鉀 （毫克）	磷 （毫克）
薏仁養生飯	280.8	7.0	1.8	59.2	2.6	102.6	53.0
雙花雞丁	140.6	20.3	5.8	1.8	49.3	379.5	210.2
香根燉物	101.1	3.8	0.5	20.3	28.8	441.0	84.6
番茄湯	13.7	0.5	0.1	2.8	4.5	105.0	10.0

薏仁養生飯｜

▶ **材　料：**白米60公克、乾薏仁20公克

▶ **作　法：**

1. 薏仁先浸泡冷水約2小時；白米洗淨。
2. 白米、乾薏仁放入電鍋內鍋，加入水80c.c.，煮至開關跳起。

雙花雞丁｜

▶ **材　料：**雞胸肉2.5兩（約85公克）、白花椰2朵（約20公克）、綠花椰2朵（約20公克）、蒜片1粒、油1茶匙

▶ **醃　料：**酒1茶匙、醬油適量、糖1/4茶匙

▶ **調味料：**鹽適量

▶ **作　法：**

1. 雞胸肉去除外皮，再切掉白色的油脂，切成塊狀，用醃料醃約20分鐘，再放入滾水汆燙至熟，撈起，瀝乾水分。
2. 白花椰、綠花椰先剝除梗的老皮，再洗淨，放入滾水汆燙至熟，撈起，瀝乾水分。
3. 炒油加入少許的油燒熱，放入蒜片爆香，加入雞胸肉、白花椰、綠花椰拌炒均勻，加入鹽調味即可。

香根燉物｜

▶ **材　料：**馬鈴薯半個（約90公克）、紅蘿蔔1/4條（30公克）、生香菇2朵（約30公克）

▶ **調味料：**醬油適量、糖1/4匙、胡椒粉適量

▶ **作　法：**

1. 馬鈴薯、紅蘿蔔分別洗淨，削皮，切成滾刀塊。
2. 香菇洗淨，去除蒂頭，再切成片狀。
3. 全部的材料放入鍋中，加入醬油、糖用小火燉煮至軟。
4. 最後撒上適量的胡椒粉即可食用。

番茄湯｜

▶ **材　料：**大番茄2顆（約50公克）

▶ **調味料：**鹽適量

▶ **作　法：**

1. 番茄去除蒂頭洗淨，並切除上面的硬梗塊，然後每顆切成六塊狀。
2. 準備一個乾淨的鍋，倒入2碗水煮沸。
3. 加入番茄煮熟，放入鹽調味即可。

營養小叮嚀

★薏仁含有豐富的澱粉、蛋白質及油脂、維生素B群、鈣、磷、鐵與豐富的水溶性纖維，可預防心血管疾病、降血脂、促進新陳代謝、美白肌膚。但高磷、高鉀者，不可攝取太多。

★番茄屬於低醣且高纖維的蔬菜類，由於熱量低，可當作體重控制者的最佳點心，若是一些糖尿病患者也可將其視為較易準備的蔬菜來食用。其中的番茄紅素為抗氧化物，有延緩老化、預防癌症的功效。

腹膜透析

DAY 4

晚餐

海鮮鍋燒麵餐

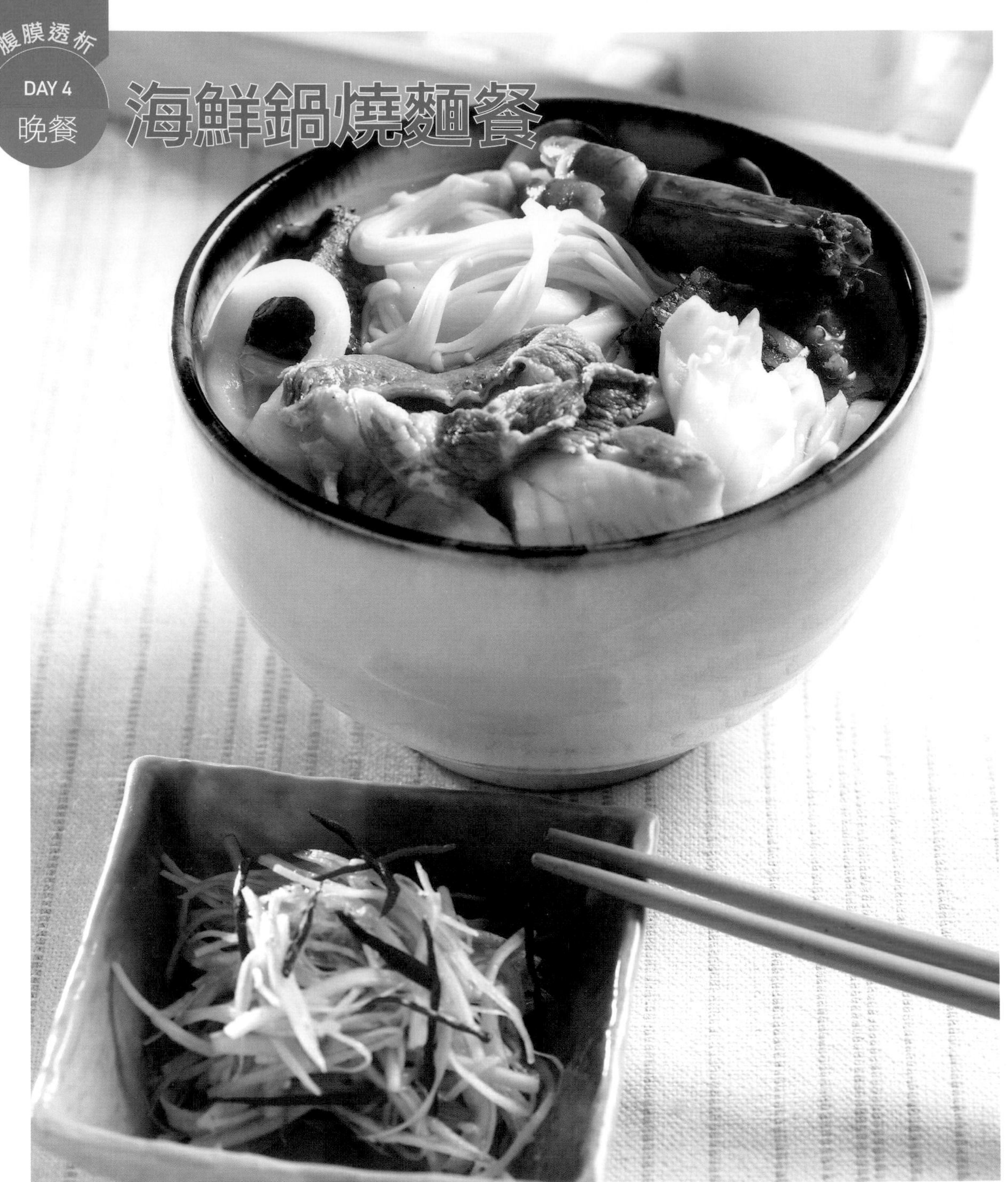

營養分析：573.29 大卡

菜名 \ 營養成分	熱量（大卡）	蛋白質（公克）	脂肪（公克）	醣（公克）	鈉（毫克）	鉀（毫克）	磷（毫克）
海鮮鍋燒麵	502.2	31.5	7.6	76.9	328.9	476.5	337.8
芝麻牛蒡絲	71.09	1.4	1.9	12.1	4.6	190.3	54.2

海鮮鍋燒麵｜

▶ **材　料**：鍋燒麵 1 包（240 公克）、豬血糕 1 小塊（約 30 公克）、草蝦 1 尾、蛤蜊 2 個、豬肉片 35 公克、鯛魚片 20 公克、花枝片 20 公克、金針菇 20 公克、香菇 1 朵、水 3 碗、麻油 1 茶匙

▶ **調味料**：鹽適量

▶ **作　法**：

1. 豬血糕切成小塊；草蝦去腸泥洗淨；蛤蜊洗淨，放入鹽水中浸泡，待吐沙乾淨。
2. 豬肉片、鯛魚片、花枝片分別洗淨；大白菜洗淨，切成塊狀；金針菇去除根部硬梗，洗淨；香菇泡水至軟，切塊狀。
3. 水 3 碗放入鍋中，加入豬血糕、香菇煮沸，再續入草蝦、蛤蜊、豬肉片、鯛魚片、花枝片、金針菇煮熟，放入鍋燒麵煮沸，加入調味料拌勻即可食用。

芝麻牛蒡絲｜

▶ **材　料**：牛蒡半碗（50 公克）、白芝麻 1/4 匙、紅辣椒絲少許

▶ **調味料**：白醋 1/4 匙、糖 1/4 匙、鹽適量、麻油 1/4 匙

▶ **作　法**：

1. 牛蒡用刀剝除表皮，切成絲狀，浸泡冷水，撈起，瀝乾水分。
2. 牛蒡放入碗中，加入調味料、醃約 10 分鐘，加入紅辣椒絲拌勻。
3. 白芝麻放入乾鍋中炒香，再撒到已入味的牛蒡上面即可裝盤食用。

烹調小技巧

★ 鍋燒麵是已煮熟的麵條，所以可以等全部材料煮熟之後，再放進去煮，最後再加入調味料拌勻即可食用。
★ 鍋燒麵的蔬菜也可以改用高麗菜、紅蘿蔔、綠色蔬菜、杏鮑菇、美白菇等材料替代。
★ 牛蒡削皮後，可以先浸泡在少量的白醋水中，以防止氧化變黑。
★ 芝麻採買要以外觀色澤均勻，看起來飽滿、乾燥，聞起來有香味較佳。白芝麻可以放入烤箱烘烤或用乾鍋，轉小火烤至金黃色，再密封裝罐，放置在陰涼處，避免產生油臭味。

營養小叮嚀

★ 鍋燒麵 240 公克＝ 4 份主食，也可以換成 1 碗白飯或 2 碗熟冬粉，其他食材煮成小火鍋。
★ 千萬別小看豬血糕的醣類和熱量，1 小塊 30 公克，約 2 根手指大小就相當於 1 份主食，吃的時候注意勿過量。不過豬血糕的含鐵量高，對於缺鐵的腎友來說很有幫助。
★ 建議選用有 CAS 標章的豬血糕，來源比較有保障。

日式燒烤

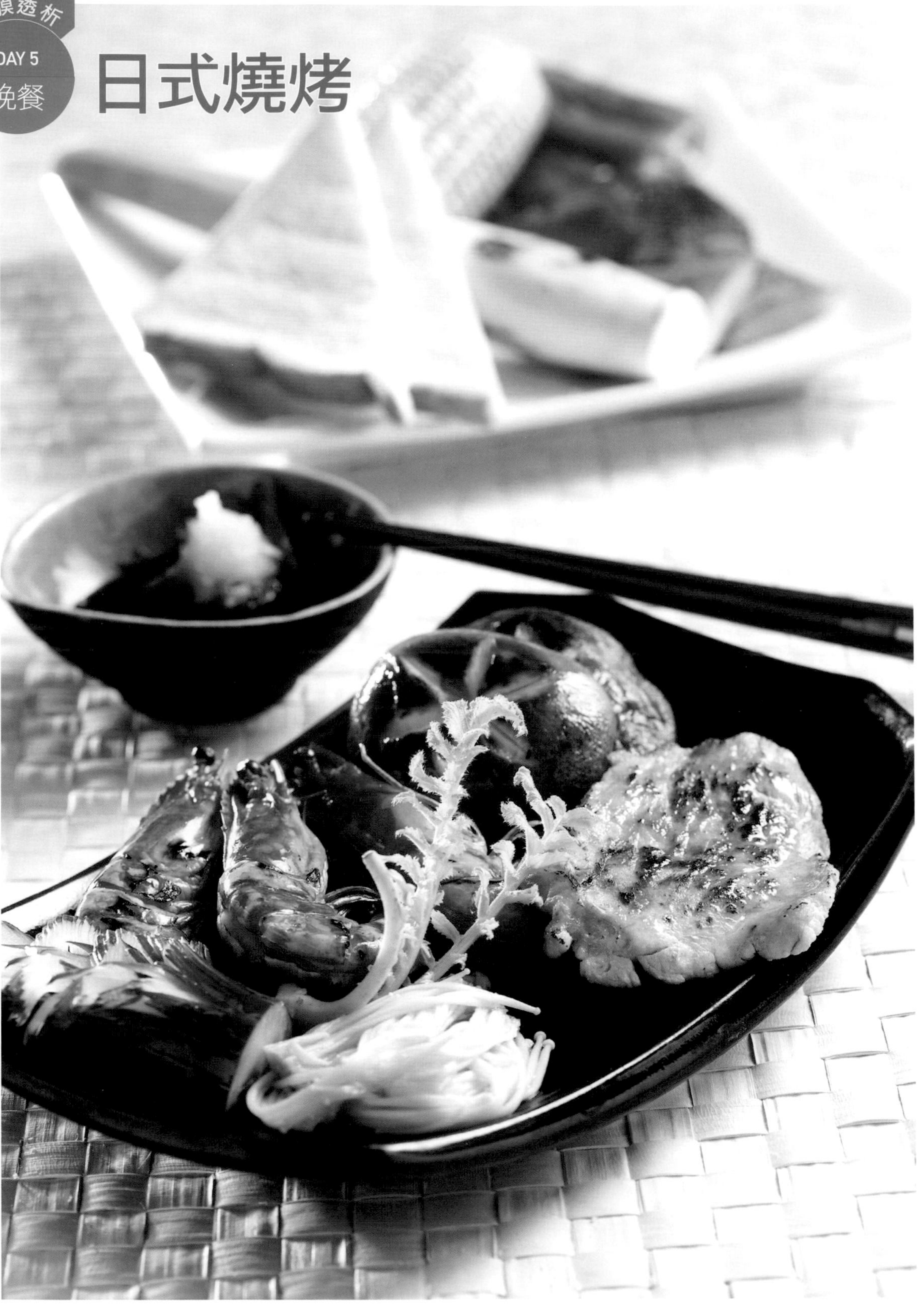

日式燒烤｜

▶ **材　料：**玉米半條（約 100 公克）、薄土司 3 片、肉片 1 兩、草蝦 3 隻（約 40 公克）、五香豆干 2 塊、絲瓜 1/3 條（約 50 公克）、茭白筍 2 支（約 80 公克）、青椒半個（約 50 公克）、生香菇 2 朵（約 30 公克）、金針菇 40 公克、奶油 2 匙

▶ **沾　醬：**日式醬油適量、蘿蔔泥 1 大匙、辣椒適量、白醋 1 茶匙

▶ **作　法：**

1. 將玉米、五香豆干、茭白筍分別洗淨；絲瓜去皮、青椒去籽分別洗淨；生香菇、金針菇分別洗淨；草蝦去腸泥，洗淨。
2. 然後將材料分別放入烤箱烤至熟，取出（金針菇可以加入奶油一起烤）。
3. 沾醬材料放入碗中拌勻。
4. 將烤好的材料，沾醬即可食用。

烹調小技巧

★ 草蝦將背部劃開，即可輕易取出腸泥，煮熟後，會呈現自然的彎度，好看又好吃。
★ 金針菇加入少許奶油燒烤，可以使味道升級，更加好吃又美味。
★ 烤玉米時，可以用錫箔紙包起來烘烤，可以保持原味又不會烤焦。

營養小叮嚀

★ 沾醬的比較（請見第 097 頁調味料的含鈉量代換）

營養分析：679 大卡

營養成分／菜名	熱量（大卡）	蛋白質（公克）	脂肪（公克）	醣（公克）	鈉（毫克）	鉀（毫克）	磷（毫克）
日式燒烤	679	36.1	23.7	80.3	653.3	1146.2	503.6

腹膜透析

DAY 6

晚餐

枸杞山藥粥套餐

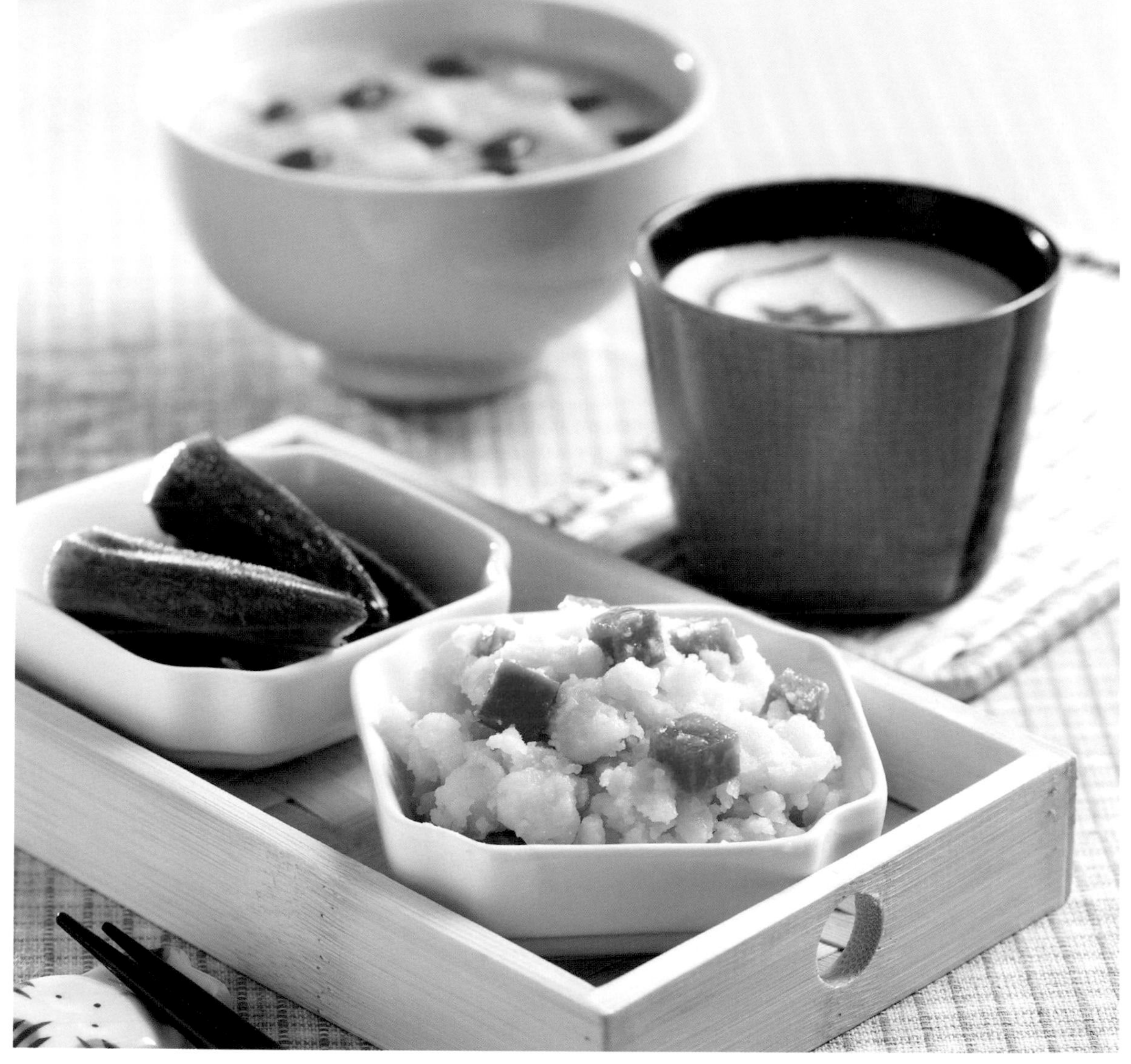

營養分析：**627.46** 大卡

營養成分 菜名	熱量（大卡）	蛋白質（公克）	脂肪（公克）	醣（公克）	鈉（毫克）	鉀（毫克）	磷（毫克）
枸杞山藥粥	279	6.2	1.9	59.2	33.2	365.6	59.6
日式茶碗蒸	158.2	16.1	6.2	9.5	427.6	186.8	249.5
馬鈴薯山藥	163.5	2.9	7.0	22.2	114.4	338.5	56.5
白灼秋葵	26.76	1.4	0.1	5.0	9.6	132.0	34.8

枸杞山藥粥

- **材　料：**米 60 公克、山藥 70 公克、枸杞 1 茶匙
- **作　法：**
  1. 山藥洗淨、去皮，切成小丁狀。
  2. 米、枸杞分別洗淨與山藥一起放入鍋中。
  3. 加入水 4.5 杯，移入電鍋內煮至開關跳起，即可取出食用。

白灼秋葵

- **材　料：**秋葵 5 根（約 60 公克）
- **調味料：**醬油膏適量
- **作　法：**
  1. 秋葵洗淨，切成斜段。
  2. 秋葵放入滾水中汆燙，撈起，放入冰水中浸泡至冷卻，撈起，瀝乾水分。
  3. 裝入盤中，倒入醬油膏即可食用。

日式茶碗蒸

- **材　料：**蛋 1 個、蝦仁 2 隻、蛤蜊 2 個、蟹肉棒 1 支、魚板 1 片、豬肉片 20 公克、蔥末少許
- **調味料：**鹽適量、香菇粉 1/2 小匙、太白粉 5 公克
- **作　法：**
  1. 蛋打散，加入調味料、水 40 c.c. 拌勻，用過濾網過濾，即成蛋液。
  2. 蝦仁洗淨去除腸泥；蛤蜊放入鹽水中吐沙乾淨；蟹肉棒洗淨，剝絲。
  3. 蝦仁、蛤蜊、蟹肉棒、魚板、豬肉片放入滾水汆燙至熟，撈起，瀝乾水分。
  4. 將蛋液放入容器中，蓋上保鮮膜，放入滾水中用中火蒸約 7 分鐘。
  5. 再放入其他的材料，蒸約 2 分鐘，撒上少許的蔥末即可食用。

馬鈴薯沙拉

- **材　料：**馬鈴薯半個（約 90 公克）、紅蘿蔔丁 1 大匙（約 15 公克）
- **調味料：**黑胡椒鹽 1/4 茶匙、美乃滋 1 大匙
- **作　法：**
  1. 馬鈴薯洗淨，去皮，切成片狀，放入電鍋內蒸熟，取出，用湯匙壓成馬鈴薯泥。
  2. 紅蘿蔔丁，放入滾水中煮熟，取出，瀝乾水分。
  3. 馬鈴薯泥放入鍋中，加入紅蘿蔔丁、調味料拌勻即可食用。

營養小叮嚀

★ 枸杞本身略帶甜味，因此稀飯不需額外加調味料。

★ 馬鈴薯因含有豐富的醣類，屬於主食類而非蔬菜，半個馬鈴薯（約 90 公克）為一份主食，相當於 1/4 碗白飯。

咖哩海鮮飯＋南瓜湯

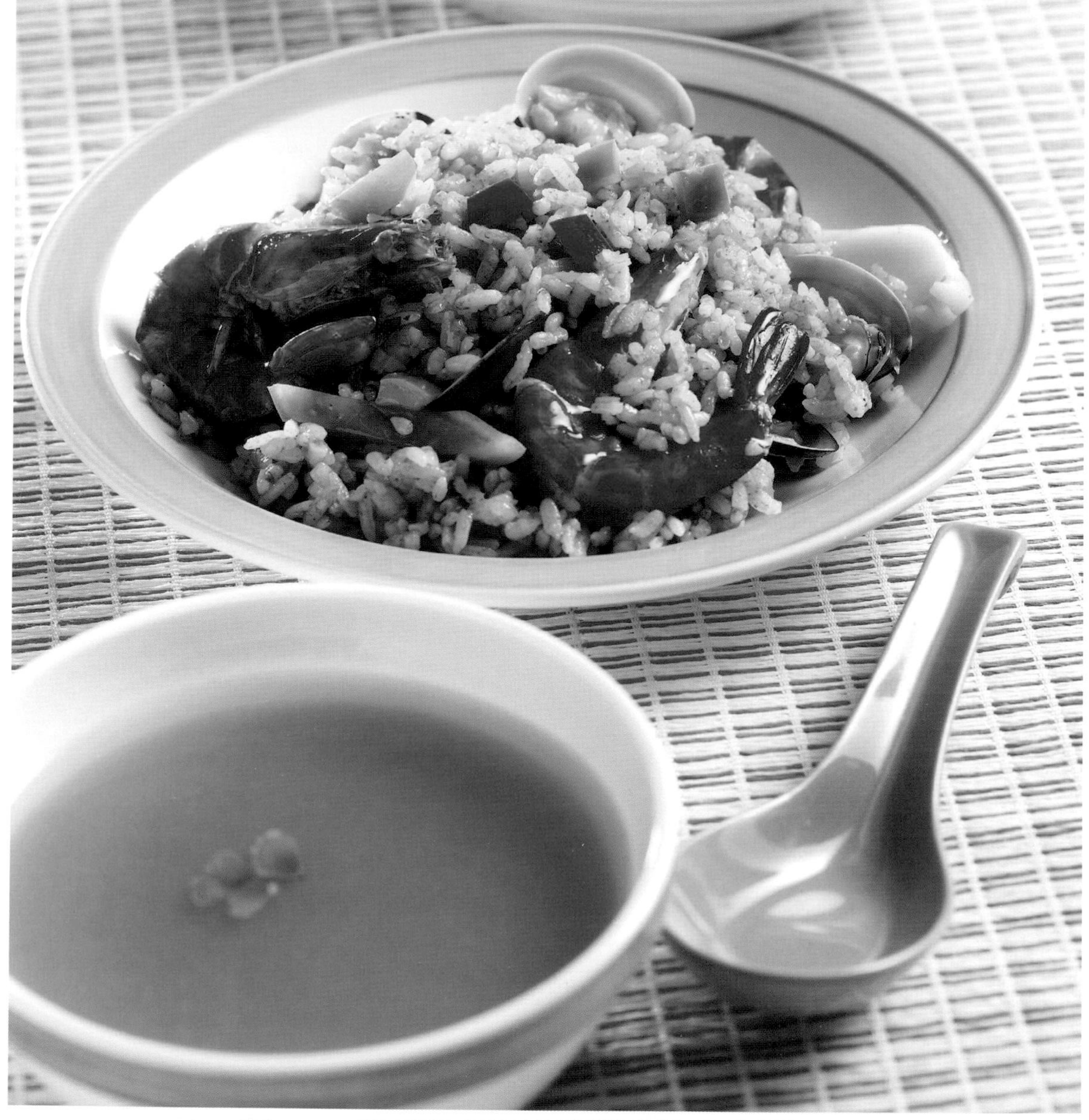

營養分析：602.96大卡

菜名 \ 營養成分	熱量（大卡）	蛋白質（公克）	脂肪（公克）	醣（公克）	鈉（毫克）	鉀（毫克）	磷（毫克）
咖哩海鮮飯	511	22.4	13.1	75.8	219.3	551.7	281.8
西式南瓜湯	91.96	4.1	0.9	16.8	25.0	403.4	93.0

咖哩海鮮飯｜

▶ **材　料：**白飯 1 碗、洋蔥丁 10 公克、青椒丁 20 公克、紅椒丁 20 公克、番茄丁 20 公克、草蝦 4 尾、蛤蜊 3 個、花枝 35 公克、油 2 茶匙

▶ **調味料：**咖哩粉 1 大匙、鹽適量、水半杯

▶ **作　法：**

1. 草蝦去除腸泥，洗淨；蛤蜊放入鹽水中吐沙，洗淨；花枝洗淨，切成條狀。
2. 草蝦、蛤蜊、花枝放入滾水中汆燙至熟，撈起，瀝乾水分。
3. 平底鍋倒入少許的油，加入洋蔥丁炒香，倒入白飯拌炒。
4. 續入其他材料炒勻，加入咖哩粉炒至有香味出來，再放入鹽、水半杯續燜約 5 分鐘即可食用。

西式南瓜湯｜

▶ **材　料：**南瓜 100 公克、水 1 杯、鮮奶 1/4 杯

▶ **調味料：**油少許、鹽適量、黑胡椒 1/6 小匙

▶ **作　法：**

1. 南瓜去皮，切成塊狀，移入電鍋內蒸熟，放入果汁機打成泥。
2. 平底鍋放入少許的油，加入水 1 杯及南瓜泥煮沸。
3. 再倒入鮮奶 1/4 杯、鹽及黑胡椒調味即可食用。

烹調小技巧

★ 此道先炒香洋蔥後，再加入米飯及其他材料，可以讓米粒完全吸收鮮甜美味的湯汁，口感比一般的炒飯還要好吃。

★ 此道材料也可以加入蘑菇片、魚肉片、甜豆莢、黑橄欖及月桂葉、巴西里等香料變化口味。

★ 南瓜採買宜選擇瓜梗連著瓜身、梗部堅硬新鮮，表面沒有黑點較佳。

★ 用不完的南瓜，可以將籽去掉後，再用保鮮膜包好，移入冰箱冷藏存放，大約可以放 5~7 天左右。

★ 煮熟的南瓜放入果汁機打成泥，再加入水煮沸，食用時湯汁非常的細緻，口感特性佳。

營養小叮嚀

★ 南瓜屬於主食類而非蔬菜類，味甘、性溫，含豐富的胡蘿蔔素，具有預防夜盲症的作用，南瓜子所含的鋅、鎂對男性具有強精壯陽的功效，尤其可以改善男性的攝護腺肥大。另外南瓜所含的果膠是屬於水溶性的膳食纖維，可以預防膽結石、促進腸胃蠕動，消除便秘。

食譜示範

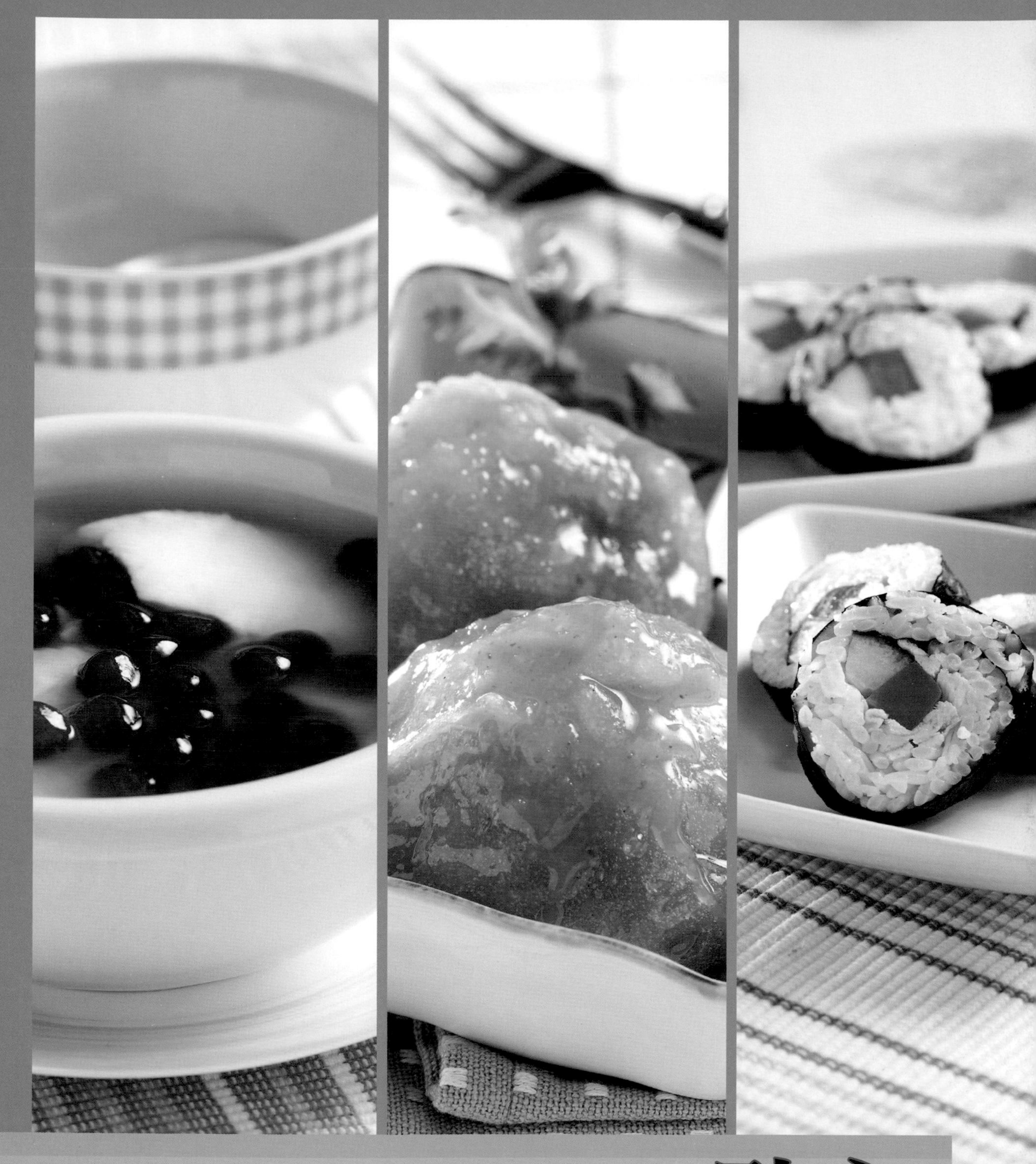

點心

血液透析 & 腹膜透析

1

點心

活力潤餅卷

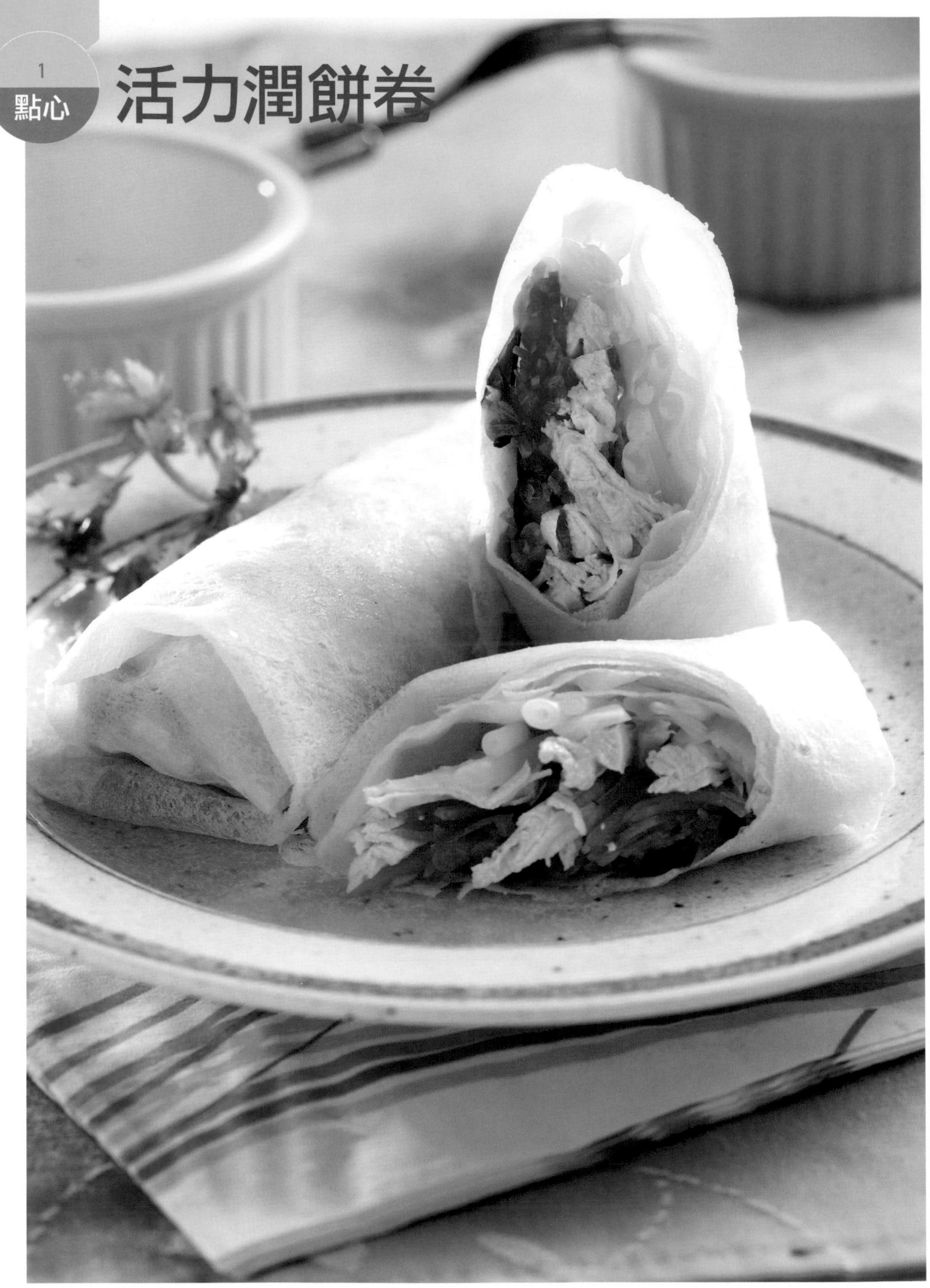

活力潤餅卷｜

▶ **材　料**：春卷皮 1 張（25 公克）、高麗菜 30 公克、豆芽菜 30 公克、韭菜 5 公克、紅蘿蔔 10 公克、豆乾絲 15 公克、熟雞肉絲 20 公克

▶ **調味料**：橄欖油 1 小茶匙、鹽適量、胡椒粉少許

▶ **作　法**：

1. 高麗菜、豆芽菜、韭菜、紅蘿蔔全部洗淨，切成絲後，放入滾水中汆燙至熟，撈起，瀝乾水分。
2. 炒鍋加入少許的油燒熱，再加入熟雞肉絲、豆乾絲炒熟，再放入作法 1 的材料拌炒均勻，加入鹽、胡椒粉調味，即為餡料。
3. 春捲皮攤平，包入適量的餡料，捲起來即可食用。在烤盤上鋪鋁箔紙，放入烤箱烤約 8 分鐘至熟。

烹調小技巧

★ 若是買多了春卷皮，沒有一次用完，可以放置在冰箱冷藏，等要取用時，再放入蒸盤上，利用水蒸氣蒸熱，即可輕鬆將每一片分離。

★ 此道的蔬菜材料也可以用高湯來汆燙，味道較佳。內餡材料的選擇也可以多樣化，例如改用蛋絲、紅燒肉、竹筍絲、菜脯、蒜絲替代，而調味料也可以撒入少許的咖哩粉變化口味。

營養小叮嚀

★ 潤餅包入青菜，可以增加纖維質的攝取。

★ 如果要吃外面販賣的潤餅卷，要記得內餡不要加入花生粉、蘿蔔乾及蛋酥，以減少鹽分與油分的攝取。

營養分析：239.8 大卡

營養成分 / 菜名	熱量（大卡）	蛋白質（公克）	脂肪（公克）	醣（公克）	鈉（毫克）	鉀（毫克）	磷（毫克）
活力潤餅卷	239.8	11.7	7.4	31.6	92.3	241.5	126.9

2
點心

奶豆腐

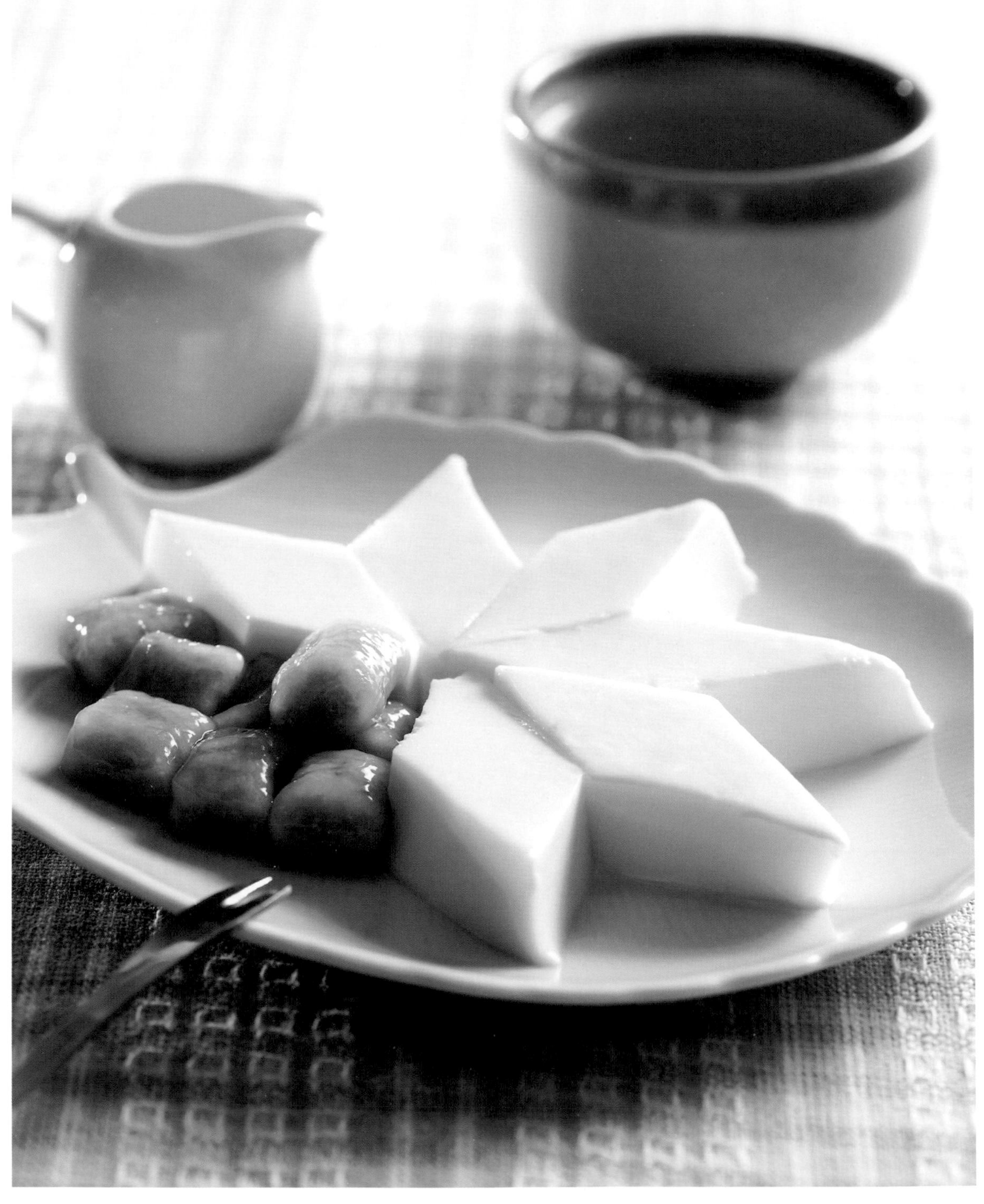

奶豆腐｜

▶ **材　料：**洋菜片 7.5 公克、低脂牛奶 240 c.c.、芋圓 30 公克

▶ **作　法：**

1. 芋圓放入滾水中，煮熟，撈起，放入冰水中冰鎮，讓芋圓更Q。
2. 洋菜片放入熱水中泡軟，擠乾水分，放入鍋中。
3. 倒入低脂牛奶煮沸，熄火，待涼，移入冰箱冷藏凝結，取出，切成菱形狀，裝盤，搭配冰涼的芋圓即可食用。

烹調小技巧

★ 洋菜、吉利丁及果凍粉都是屬於凝固劑，在加入水時，雖然有一定的比例，但是有點誤差也沒有關係。此道低脂牛奶也可以將使用量改成加入少許的椰漿，例如：牛奶 200 c.c.、椰漿 40 c.c.，味道更佳。但是要記得洋菜片怕酸味，所以不可以與檸檬汁、葡萄柚或水果醋之類的東西加在一起煮，否則很難凝固成凍狀。

營養小叮嚀

★ 此道的設計就是考量透析者水分攝取不可過量的一種點心，水分不限制者可做成湯品。

★ 體重控制者可加入低熱量的愛玉或是用蒟蒻代替芋圓。

★ 糖尿病可用代糖產生甜味，或直接品嘗原味的奶香味，也可用一些商業配方的營養品代替牛奶，但不可直接加熱會破壞營養素，可隔水加熱。

★ 奶豆腐也可以沾糖漿或蜂蜜，也具有不同的風味。

營養分析：326.3 大卡

營養成分／菜名	熱量（大卡）	蛋白質（公克）	脂肪（公克）	醣（公克）	鈉（毫克）	鉀（毫克）	磷（毫克）
奶豆腐	326.3	7.7	4.1	66.9	129.8	382.4	221.1

3
點心

雪花糕

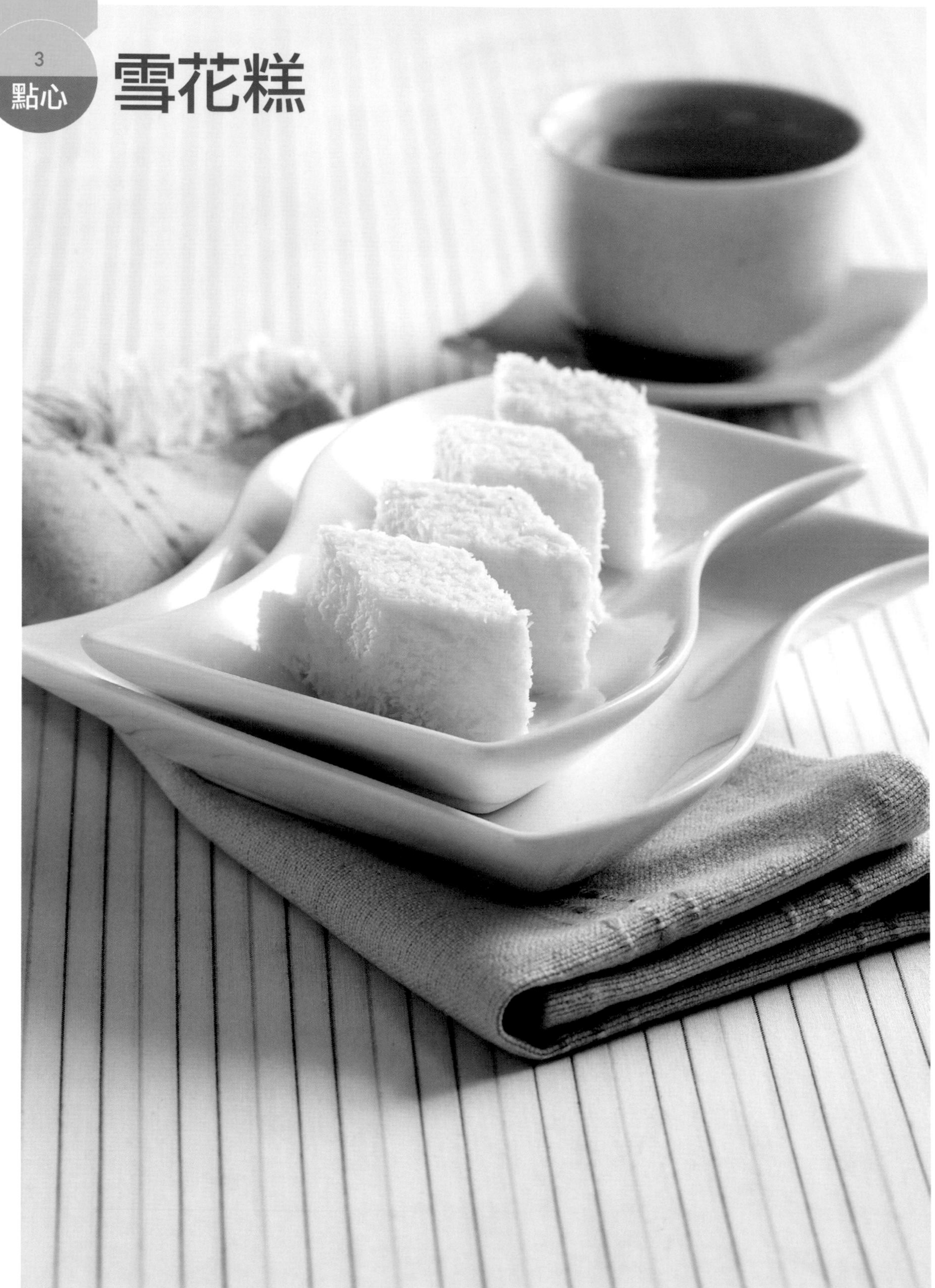

雪花糕｜

▶ **材　料：** 玉米粉 8 公克、低脂奶粉 1 大匙、椰漿 30 c.c.、糖 10 公克、蛋白 1 個、椰子粉 3 公克

▶ **作　法：**

1. 玉米粉放入碗中，加入水 10 c.c. 調勻，即成玉米粉水；低脂奶粉加入水 30 c.c. 拌勻，即成奶水。
2. 水 10 c.c.、椰漿及一半的糖，放入鍋中煮至融化。
3. 加入奶水拌勻後，再放入玉米粉水，用湯勺慢慢攪動，煮成濃稠狀。
4. 蛋白放入碗中，加入剩下的糖打發後與作法 3 攪拌均勻。
5. 倒入模型中，待涼，移入冰箱冷藏，取出，切成菱形狀，再沾上椰子粉即可食用。

烹調小技巧

★ 此道也可以買些不同造型模型使用，待冷卻後冷藏，取出裝入盤中，即可呈現各式造型的雪花糕，再撒上少許的椰子粉，增加視覺享受，成為連小朋友、大人或老人都喜歡，漂亮又好吃的雪花糕。

營養小叮嚀

★ 此道點心熱量高但體積小，可供熱量攝取不夠的病友補充熱量，對於牙齒不好的老人家也容易進食。但必須注意椰漿與椰子粉是屬於飽和性脂肪高，不適合高膽固醇的患者經常食用。

營養分析：218.4 大卡

營養成分／菜名	熱量（大卡）	蛋白質（公克）	脂肪（公克）	醣（公克）	鈉（毫克）	鉀（毫克）	磷（毫克）
雪花糕	218.4	5.9	7.2	32.5	79.3	173.2	84.3

4
點心

藍莓貝果

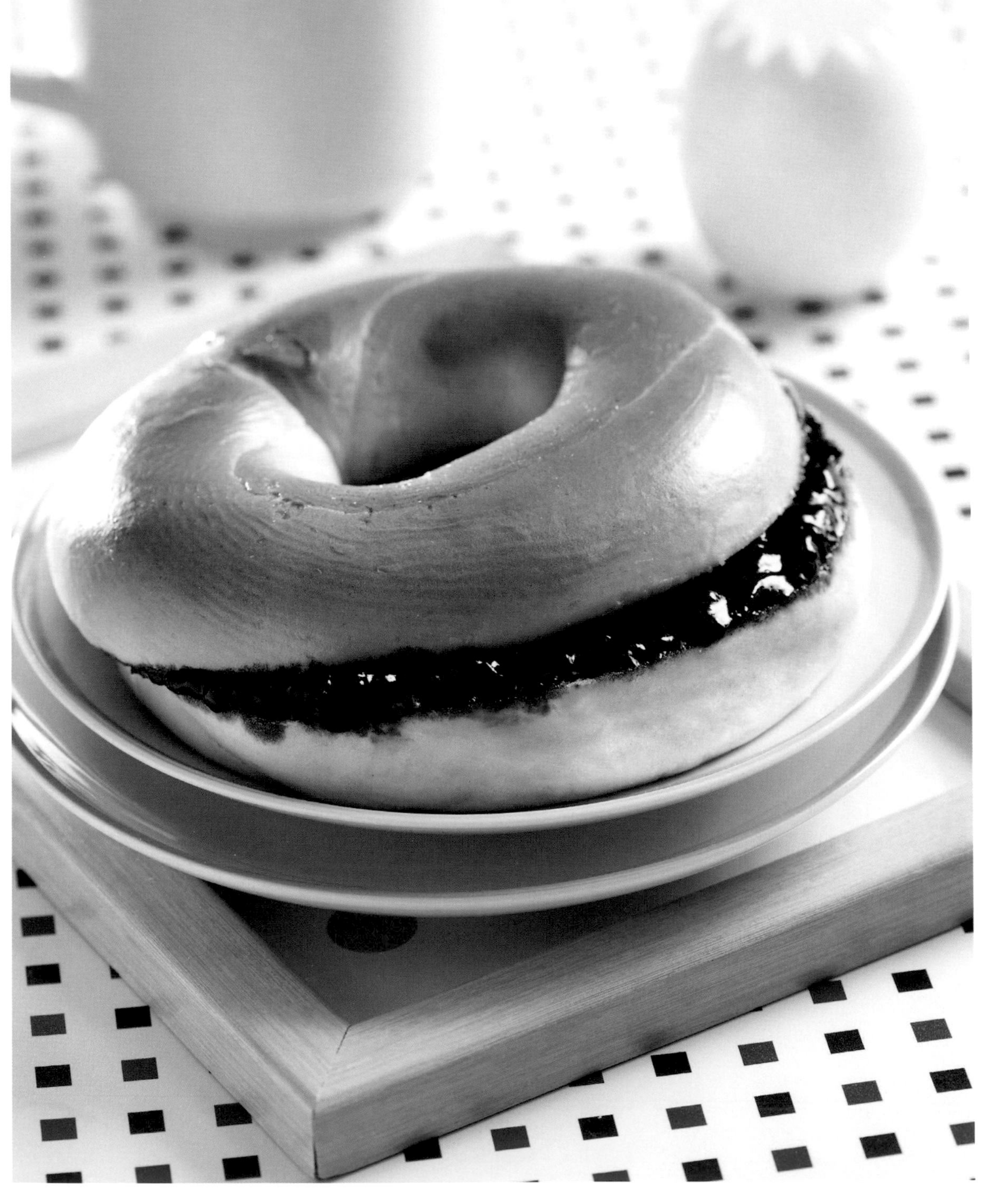

藍莓貝果 |

▶ 材　料：

A. 高筋麵粉 60 公克、發酵粉 1 公克、白細砂糖 2 公克、鹽適量、水 35 公克

B. 藍莓果醬適量

▶ 作　法：

1. 全部的材料 A 放入乾淨的容器中混合攪拌均勻，再用雙手揉成光滑的麵糰後，上面蓋上濕布，等待發酵約 30 分鐘。
2. 將麵糰揉成圓形狀，靜置約 5 分鐘（要蓋上保鮮膜保濕）。
3. 然後把麵糰揉成長條狀，用力捏緊兩端，成為圈形狀的麵糰。
4. 準備一鍋滾水加入少許的糖，放入圈形狀的麵糰汆燙一下，快速撈出，撈起，瀝乾水分。
5. 放在紙上待表面稍為乾燥之後，在表面刷上少許的蛋汁（全蛋 1 顆加入水 1 小匙）。
6. 烤箱預熱上火 180℃，下火 160℃，再將作法 5 移入烤箱烘烤約 15~20 分鐘，取出，即成貝果。
7. 最後將貝果對切成兩半，塗抹適量的藍莓果醬即可食用。

烹調小技巧

★ 藍莓果醬 DIY：準備新鮮藍莓 600 公克，洗淨後放入鍋中，倒入白細砂糖 300 公克，以中火煮沸，改小火續煮約 90 分鐘（煮的過程中要不停用木匙慢慢攪拌，並注意果醬的黏稠度，以免沾鍋），最後放入檸檬汁 30 c.c. 拌勻，待冷卻後，再裝入乾淨的玻璃罐，冷藏保存期約可放置 3~5 個月左右。

營養小叮嚀

★ 外面買的貝果和自己做的貝果營養成分不同，因為外面買的會放較多油，吃起來口感更好味道更香，鹽也會放得比較多。

★ 小心麵包中隱藏的鹽分喔！上述外面買的一個貝果就接近 1 公克鹽（400 毫克的鈉＝ 1 公克鹽），麵包或麵條製品是製作時就會加鹽的主食類，會比白飯的含鈉量較高一點。

★ 愛吃麵包或蛋糕的朋友要注意，因為麵包蛋糕成分中多含有牛奶、奶粉、酵母這些高磷的食材，高磷的病友必須限制此類食物的攝取頻率，並且學習閱讀食品標示，知道食物中高磷成分的來源與內容。

★ 此道也可以更換成土司 2 片＋無糖豆漿 240 c.c.（西式早餐店飲料小杯的量）。

營養分析：223.5~277.6 大卡

營養成分／菜名	熱量（大卡）	蛋白質（公克）	脂肪（公克）	醣（公克）	鈉（毫克）	鉀（毫克）	磷（毫克）
便利商店藍莓貝果	277.6	9.2	2.8	53.9	326.9	——	——
自己 DIY	223.5	8.5	0.7	45.8	202	76.6	46

5
點心

清蒸肉圓

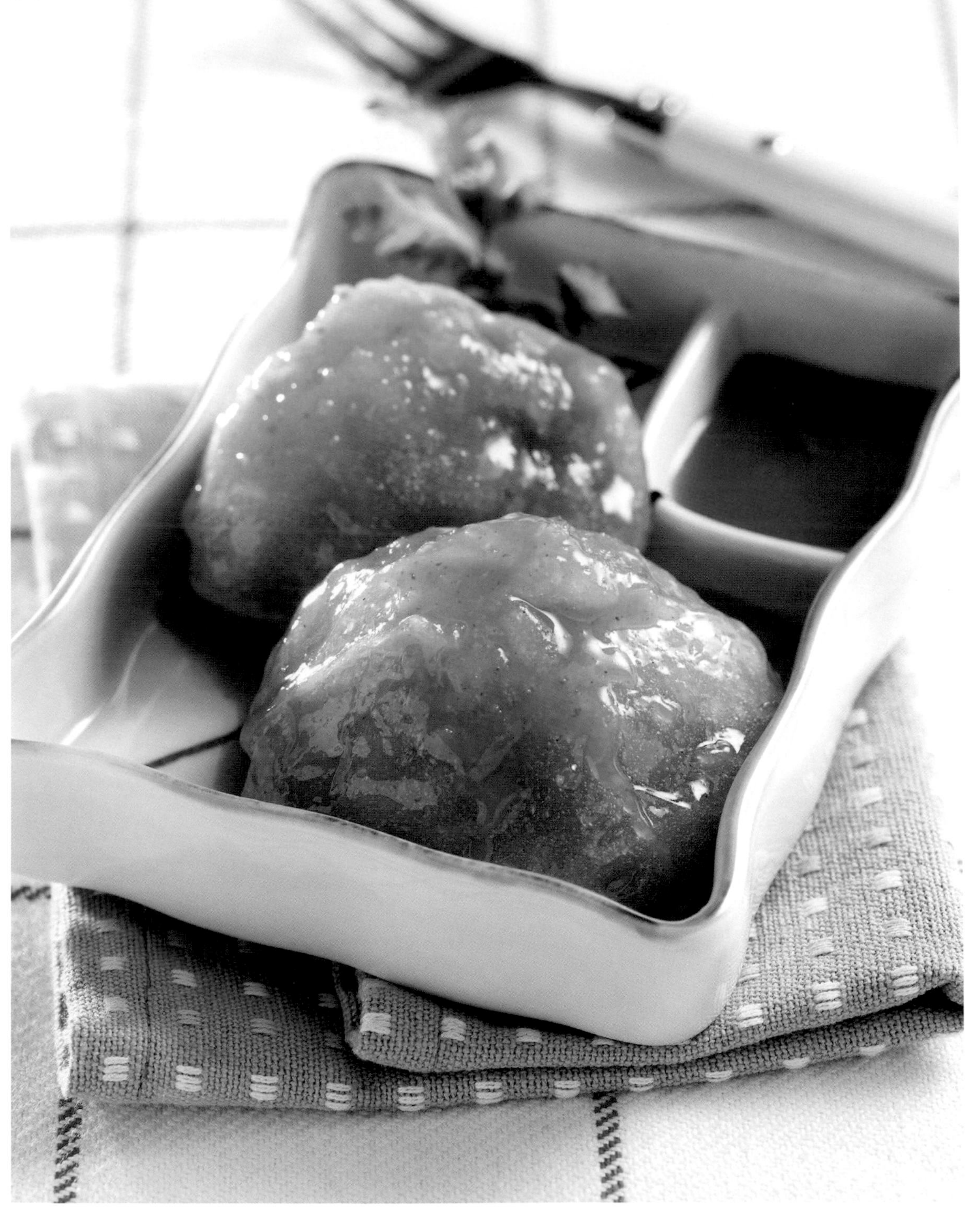

清蒸肉圓

- **內餡材料**：胛心瘦肉 35 公克、新鮮竹筍 90 公克、乾香菇 1 朵、油 1 小匙
- **外皮材料**：番薯粉 1 大匙、太白粉 1 大匙、冷水 1/4 杯、滾水 1/2 杯
- **調味料**：醬油適量、糖 1/4 小匙、太白粉 1/2 小匙、五香粉 1/8 小匙
- **作　法**：

1. 胛心瘦肉洗淨，切成 1 公分的正方丁；竹筍去外殼，洗淨，切丁；香菇泡水至軟，切丁。
2. 炒鍋加入少許的油，放入香菇丁爆香，再續入胛心瘦肉丁、竹筍丁炒八分熟，放入調味料拌炒均勻，即成肉餡。
3. 番薯粉倒入碗中，加入冷水調勻，沖入滾水，再慢慢拌入太白粉，即成粉漿。
4. 取一個圓形容器，抹上粉漿，中央填入肉餡，再塗抹一層粉漿在肉餡上面。
5. 移入蒸籠內，以中火蒸約 15 分鐘，取出，即成肉圓。

烹調小技巧

★ 製作肉圓在填入肉餡時，千萬不要太貪心，一次放太多，如果中間鼓的太高，那麼要裹上第二次的粉漿就不好加上去了。肉圓放入蒸籠內，千萬不可以用大火蒸煮，否則外層的皮容易破裂。

營養小叮嚀

★ 如果要購買超市或傳統市場未炸過的清蒸肉圓，因為內餡比較鹹，所以食用時，不需要再沾醬料。

營養分析：229.9 大卡

營養成分／菜名	熱量（大卡）	蛋白質（公克）	脂肪（公克）	醣（公克）	鈉（毫克）	鉀（毫克）	磷（毫克）
肉圓	229.9	9.2	8.7	28.7	13	320.7	44.7

6
點心

壽司

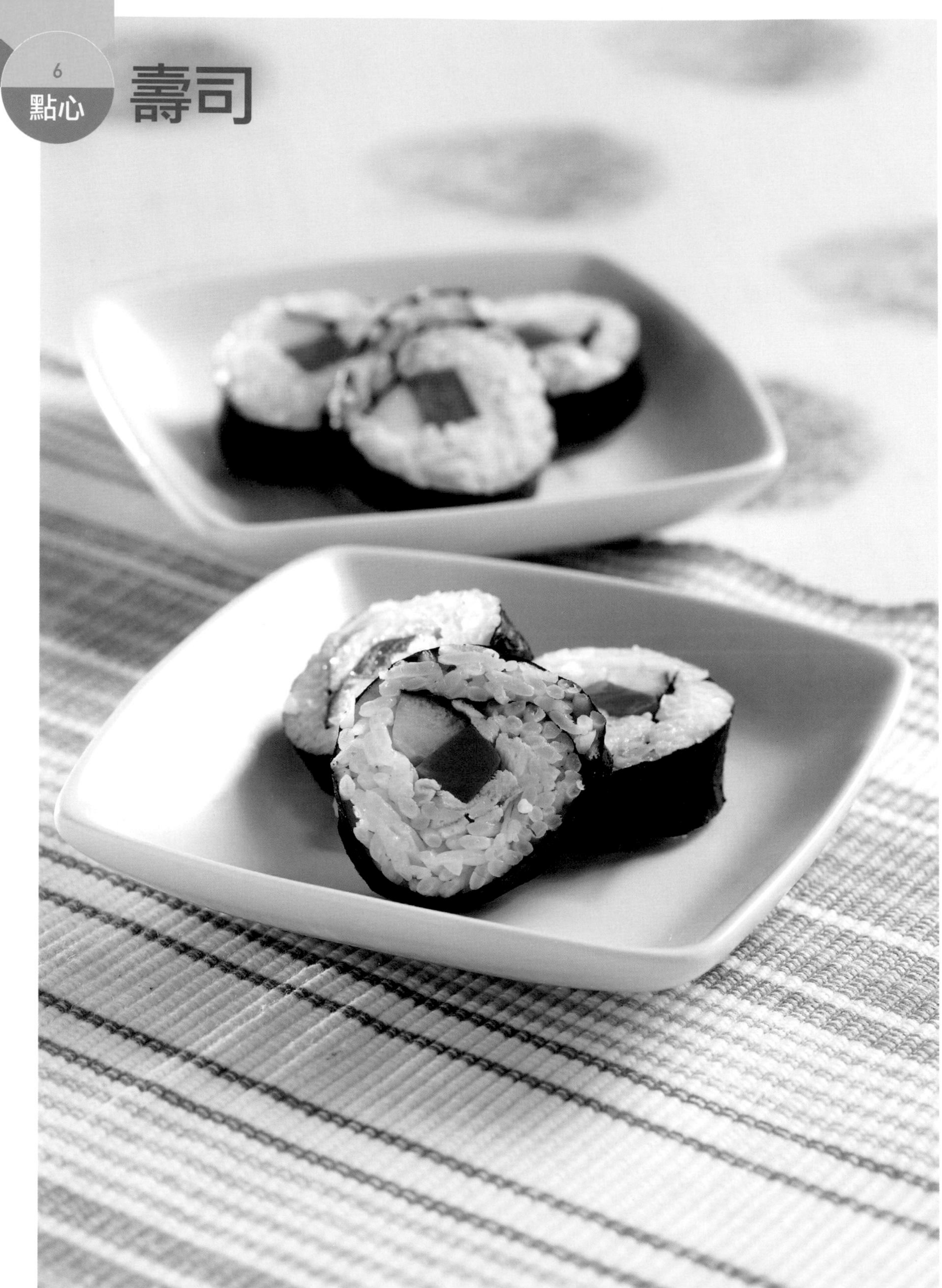

壽司

▶ 材　料：蓬萊米 30 公克、紅蘿蔔條 30 公克、蛋 1 顆、小黃瓜條 20 公克、海苔片 1 片

▶ 壽司醋材料：白醋 1 大匙、白糖 1 大匙

▶ 作　法：

1. 將白醋、白糖放入碗中一起拌勻，即為壽司醋。
2. 蓬萊米洗淨，放入電鍋中煮熟後，趁熱．將壽司醋倒入拌勻，並用電風扇吹涼，即成壽司飯。
3. 蛋打入碗中，加入少許的鹽打散，倒入平底鍋中，以小火煎成蛋皮，待涼，切成粗絲。
4. 將捲簾攤平，放一張海苔片，鋪上一層壽司飯，再加入蛋皮絲、小黃瓜條及紅蘿蔔條，捲成圓柱狀。
5. 表面包裹一層保鮮膜，待要食用時，再平切成小段即成。

烹調小技巧

★ 壽司做好之後，外層包裹保鮮膜，可防止海苔片軟化。此道的材料也可以改用火腿、蘆筍、肉鬆、美生菜、玉米等。

★ 壽司醋也可以買市售的壽司醋替代。

營養小叮嚀

★ 正餐或主食吃不多的人，肚子餓的時候，可以吃壽司補充。

營養分析：319.7 大卡

營養成分／菜名	熱量（大卡）	蛋白質（公克）	脂肪（公克）	醣（公克）	鈉（毫克）	鉀（毫克）	磷（毫克）
壽司	319.7	11.5	6.9	52.9	269.6	387.2	166.9

7
點心

刈包

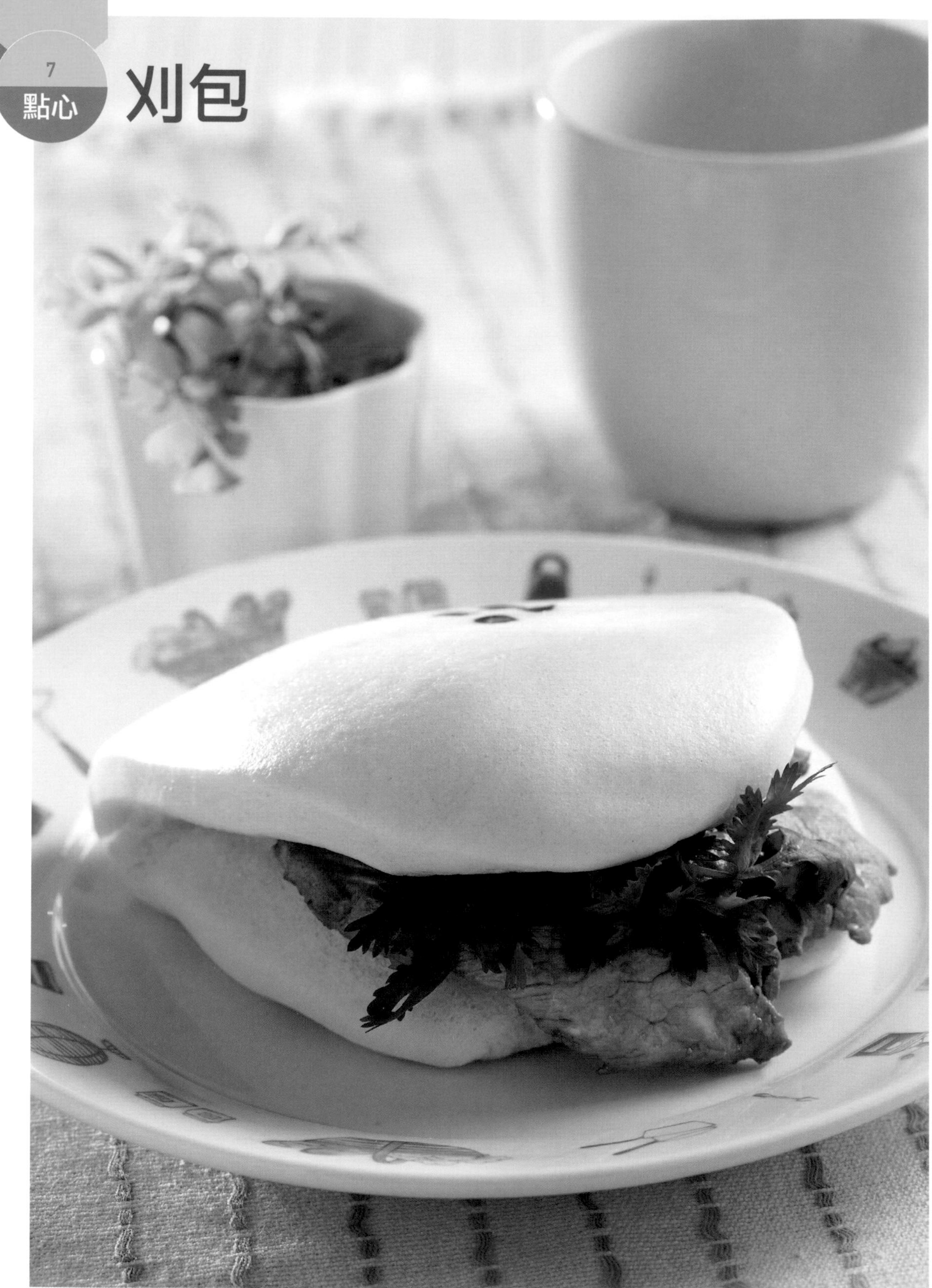

刈包｜

- **材　料：**刈包 1 個、豬瘦肉片 1 片 35 公克、蔥 1 支、薑片 1 片、香菜適量
- **調味料：**醬油適量、醬油膏適量、米酒 1/2 大匙、糖 1 小匙、白胡椒粉 1 小匙
- **作　法：**

1. 豬瘦肉片洗淨，放入滾水中汆燙一下，撈起來，用冷水沖淨；蔥洗淨，切段；香菜洗淨。
2. 全部的調味料、蔥段、薑片放入鍋中煮沸，加入豬瘦肉片以中火煮約 10 分鐘，續悶約 15~20 分鐘。
3. 刈包放入電鍋內蒸熱，取出，中間擺入滷好的豬瘦肉片及香菜即可食用。

烹調小技巧

★ 刈包從外形看上去，就好像是老虎咬著一塊豬肉，所以又有一個很好玩的名稱叫「虎咬豬」。刈包裡面包入的豬瘦肉片，只要有煮到入味，整體吃起來的感覺就會很好吃，所以當您採購豬瘦肉片，可以指定購買梅花肉的瘦肉片，或是豬腱肉等，不但沒有什麼油脂，滷出來的肉質又好吃，最適合用來做此道的材料。

營養小叮嚀

★ 購買外面的刈包，記得要請老闆不要放花生粉與酸菜，因為會提供比較多油脂與鹽分，現在外面賣的刈包裡面包的肉片還會分全肥、半肥半瘦或全瘦，因為考慮到心血管疾病，所以聰明的消費者，當然是要選全瘦的豬肉片吃比較健康喔！

★ 肉包、小籠包也能提供主食與蛋白質來源的點心，不過外面販售的內餡比較鹹，不需要再沾醬，雖然湯汁美味但多為油脂，食用時小心脂肪過量攝取，選擇內餡比較瘦的店家購買，健康有保障。

★ 菜包蛋白質含量不夠，可再加 1 杯 240 c.c. 的豆漿做為補充。

營養分析：238.6 大卡

營養成分／菜名	熱量（大卡）	蛋白質（公克）	脂肪（公克）	醣（公克）	鈉（毫克）	鉀（毫克）	磷（毫克）
刈包	238.6	12.6	1.8	43.0	18.7	178.2	95.4

8

點心

珍珠丸

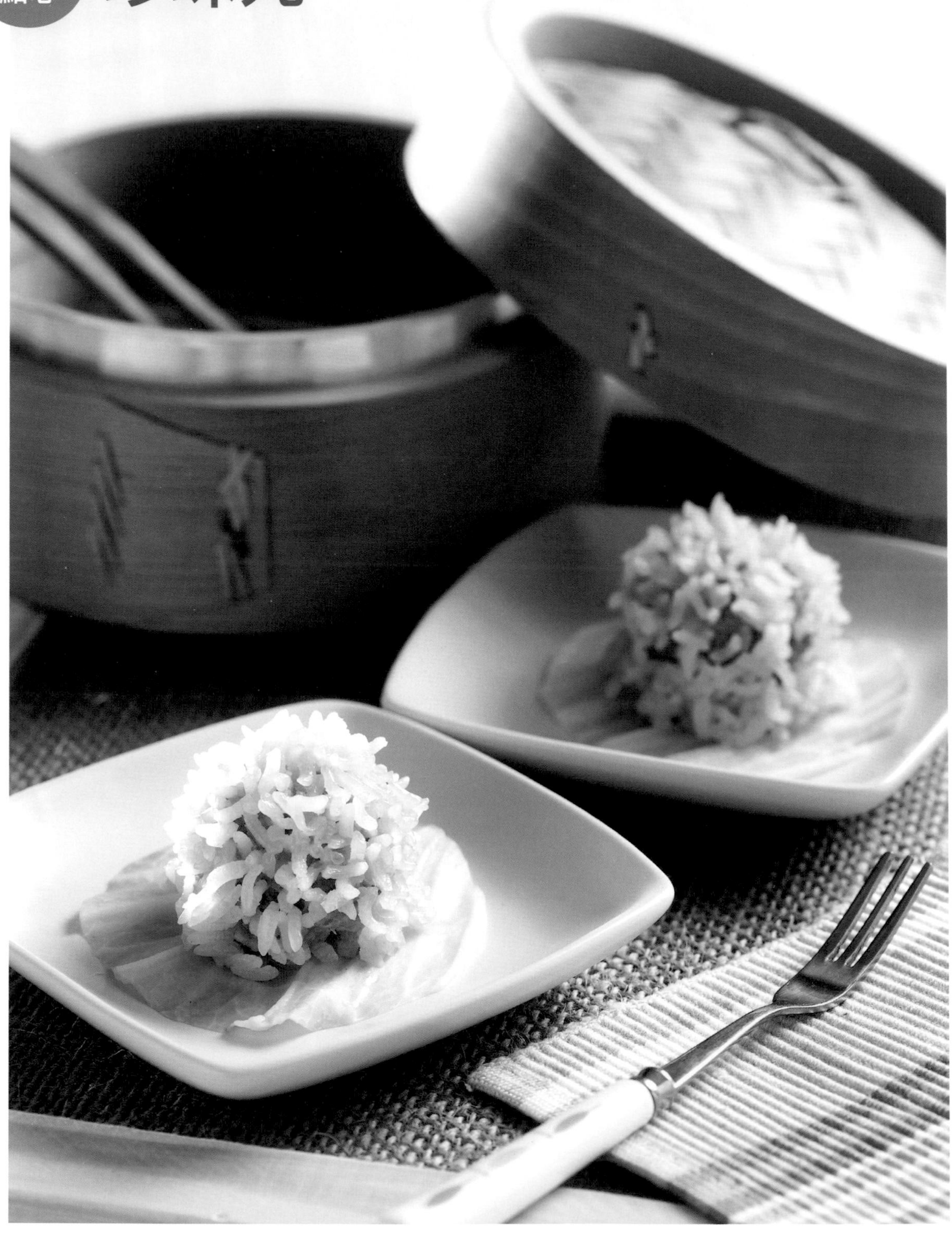

珍珠丸｜

▶ **材　料：**長糯米 30 公克、豬絞肉 70 公克、荸薺半粒、蔥末 2 公克、薑末 1 公克

▶ **調味料：**米酒 1 茶匙、醬油適量、鹽適量、香油 1/8 茶匙、胡椒粉 1/8 茶匙、太白粉 1/2 茶匙

▶ **作　法：**

1. 長糯米洗淨，浸泡冷水約 1 小時，瀝乾水分，放入盤中。
2. 荸薺去皮，洗淨，切成碎末。
3. 豬絞肉放入乾淨的容器中，加入荸薺、蔥末、薑末及全部的調味料，攪拌均勻拍打至有黏性，即成肉餡。
4. 用大拇指與食指間的虎口，將肉餡擠成一粒粒的肉丸子，放在糯米盤上，再搖動盤子，使肉丸子上面沾滿長糯米，再一個個排入鋪有濕布的蒸籠中。
5. 準備一鍋滾水，放入蒸籠，以大火蒸約 15~20 分鐘，即可取出食用。

烹調小技巧

★ 此道的長糯米也可以使用黑糯米，或是兩者一起使用，變成美味的雙色珍珠丸，而內餡中也可以加入少許的筍丁，增加風味。

營養小叮嚀

★ 白糯米所含的鉀、磷離子比黑糯米少很多，更適合血液透析病患，因鉀較不易累積，高鉀患者不適宜用黑糯米代替。

營養分析：266.9 大卡

營養成分／菜名	熱量（大卡）	蛋白質（公克）	脂肪（公克）	醣（公克）	鈉（毫克）	鉀（毫克）	磷（毫克）
珍珠丸	266.9	17.6	3.3	41.7	254	465.3	192.9

9

點心

三明治

三明治｜

- **材　料：**白吐司 3 片、熟雞胸肉絲 35 公克、紅甜椒 10 公克、黃甜椒 10 公克、美生菜 30 公克、小黃瓜 20 公克
- **調味料：**胡椒粉適量
- **作　法：**

1. 紅甜椒、黃甜椒、美生菜全部洗淨，切成碎末；小黃瓜洗淨，切成細絲。
2. 白土司切除四邊硬塊，第一片吐司先放入小黃瓜、美生菜及黃甜椒末。
3. 再擺上第二片吐司，上面再放入熟雞胸肉絲、紅甜椒末及少許的胡椒粉。
4. 最後上面再加上第三片吐司，斜對切成兩半，即可裝盤食用。

烹調小技巧

★ 切除吐司四方邊是有技巧的，可以先把刀子放在火爐上烘熱，利用熱氣快速切下吐司邊，這種作法可以避免吐司切口變成扁扁的，不好看。

★ 切下的吐司邊，可以放入小烤箱烤的酥脆，沾上煉乳、各式水果醬或巧克力醬也很好吃哦！或者是放入油鍋煎成兩面酥脆，沾上糖粉也很美味。

★ 乾硬掉的吐司邊可以利用磨泥器做成麵包屑，用來油炸東西，容易製作又省錢。而且吐司硬邊還有除臭功能，只要放入烤箱烤成焦炭色，移入冰箱冷藏，就可除臭。如果異味比較重的話，可以 2~3 天就更換一次，效果奇佳。

營養小叮嚀

★ 可換成自製披薩，可使用低脂起司片，但是高磷患者不適合放高磷的低脂起司。

★ 飲料不搭配汽水或可樂，因為含磷量過高。健怡可樂雖然熱量低，但仍屬於高磷食物。

營養分析：298.9 大卡

營養成分 / 菜名	熱量（大卡）	蛋白質（公克）	脂肪（公克）	醣（公克）	鈉（毫克）	鉀（毫克）	磷（毫克）
三明治	298.9	15.6	4.5	49	370.9	286.1	195.4

10
點心

粉圓豆花

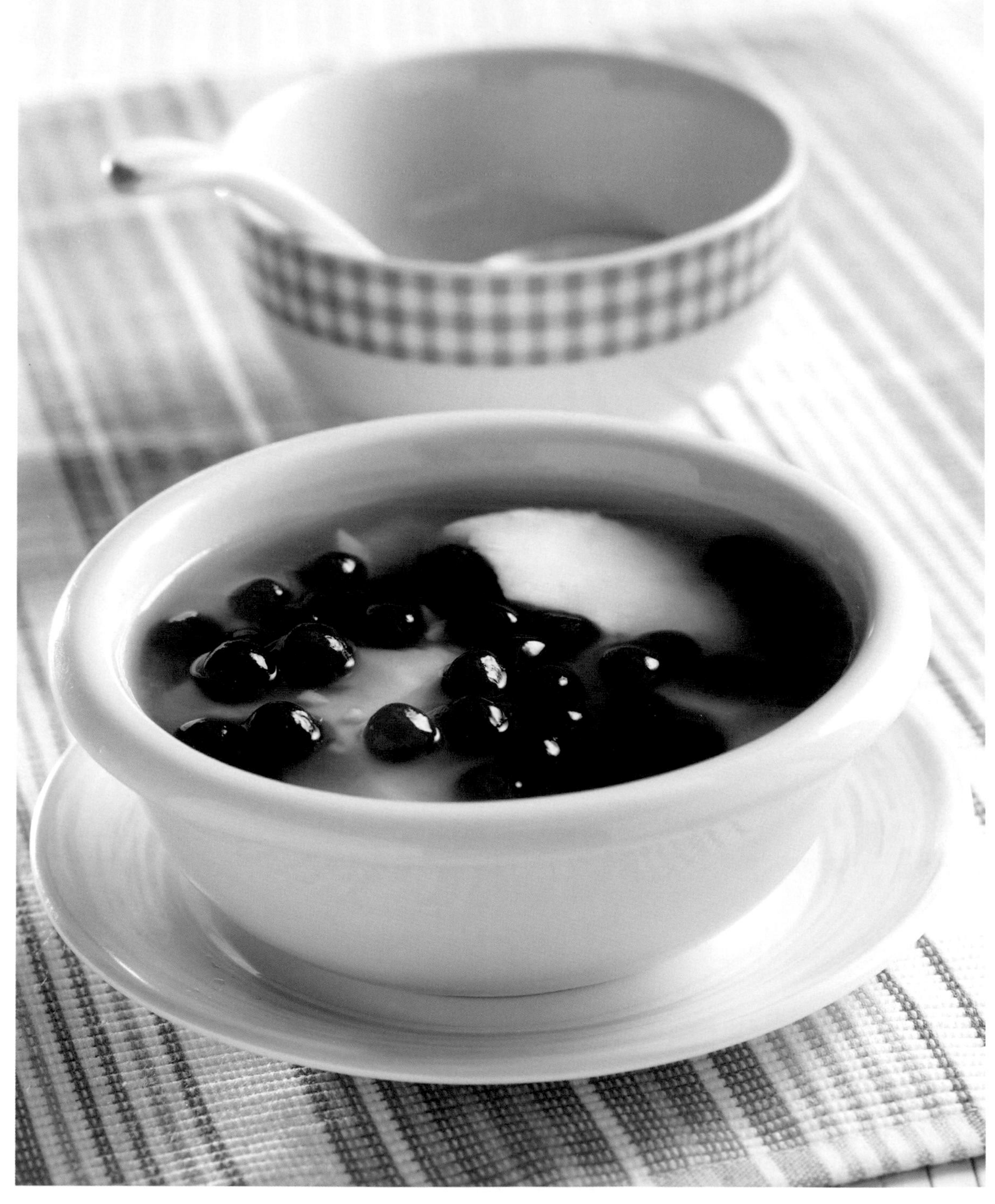

粉圓豆花｜

▶ 材　料：

A. 不加糖豆漿 5 碗、赤砂糖半碗、水 2.5 碗、粉圓 15 公克、薑汁適量

B. 番薯粉 20 公克、燒石膏 2.5 公克、冷開水 1/4 碗

▶ 作　法：

1. 不加糖的豆漿煮至 85℃，熄火約 5 分鐘。
2. 粉圓放入滾水中煮熟，撈起，浸泡冰開水。
3. 赤砂糖半碗、水 2.5 碗放入鍋中煮沸，即成糖水。
4. 材料 B 放入鍋中拌勻，再倒入豆漿（不可以攪拌），待冷卻，撈除表面的浮泡。
5. 用杓子舀入適量的豆花放入碗中，加入糖水、粉圓、薑汁即可食用。

烹調小技巧

★ 此道冷熱食用皆宜，可以憑個人喜好選擇。燒石膏又稱為石膏粉，可以在一般的食品化工材料行或中藥鋪買到，還有最重要的一點是，燒石膏水最好不要丟棄在水槽內，否則會堵塞排水管哦！

營養小叮嚀

★ 豆花除了可以自己做之外，最方便的是買市售豆花，其一份豆花的量接近 240 公克，因此可做為一份豆蛋魚肉類的選擇之一，另外，也可到超市買桶裝豆花自行製作。

★ 腹膜透析病友可以用代糖增加甜度，避免單糖的攝取過量。高血磷或高血鉀的病友在配料的選擇上可以以粉圓代替花豆、紅豆、或綠豆，有些店家還有蒟蒻製品，也是不錯的選擇。

營養分析：322.2 大卡

營養成分／菜名	熱量（大卡）	蛋白質（公克）	脂肪（公克）	醣（公克）	鈉（毫克）	鉀（毫克）	磷（毫克）
粉圓豆花	322.2	6.4	3.8	65.6	99.8	111.8	83.0

11
點心

酪梨牛奶（或各式果汁牛奶）

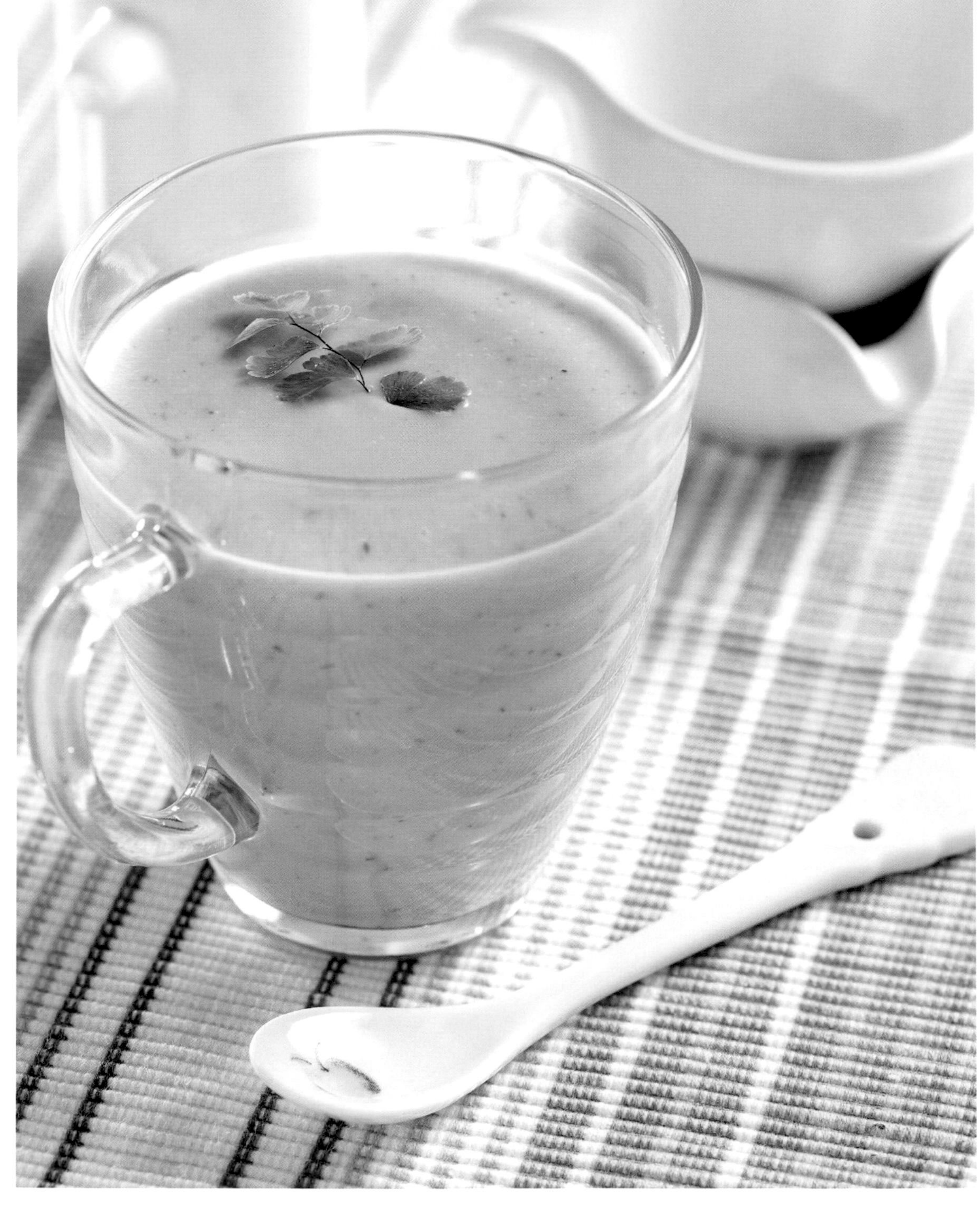

酪梨牛奶

▶ **材　料：**酪梨果肉半個、牛奶 240 c.c.

▶ **作　法：**

1. 酪梨果肉、牛奶，放入果汁機中，按下慢速鈕，攪打均勻。
2. 再倒入果汁杯中即可飲用。

烹調小技巧

★ 未成熟的酪梨不要放入冰箱冷藏，否則無法變軟，最好是放在室溫下待熟。已成熟的酪梨，應該儘快食用，否則容易腐爛。

★ 酪梨果肉摘取方式是先從頂端橫剖對切，然後用雙手的力量，用力往上下剝開，即可輕易取出果肉，但是切酪梨時，要特別注意不要切到中間的籽，否則會有苦味。

★ 如果酪梨要和其他水果搭配做成果汁時，最好選擇略有酸味的檸檬汁或橘子汁搭配，喝起來比較清爽可口。

營養小叮嚀

★ 酪梨是屬於油脂類而非水果類，提供不飽和脂肪酸，有些果汁店的酪梨牛奶還會添加布丁，對於糖尿病患、腹模透析者或血脂高者不適用。

★ 若用水果牛奶當點心，必須先知道自己鉀離子的狀況，避免攝取過量的水果。

★ 酪梨與牛奶都是屬於高鉀食物，高血鉀病患比較不適用，可以用含鉀較低的水果，例如：西瓜、芒果代替，牛奶改用腎臟患者專用的低磷鉀奶粉或營養品代替，以減少鉀和磷離子攝取。

營養分析：288.7 大卡

營養成分 菜名	熱量 （大卡）	蛋白質 （公克）	脂肪 （公克）	醣 （公克）	鈉 （毫克）	鉀 （毫克）	磷 （毫克）
酪梨牛奶	288.7	9.3	5.9	49.6	102.8	735.5	262.6

12
點心

麵疙瘩

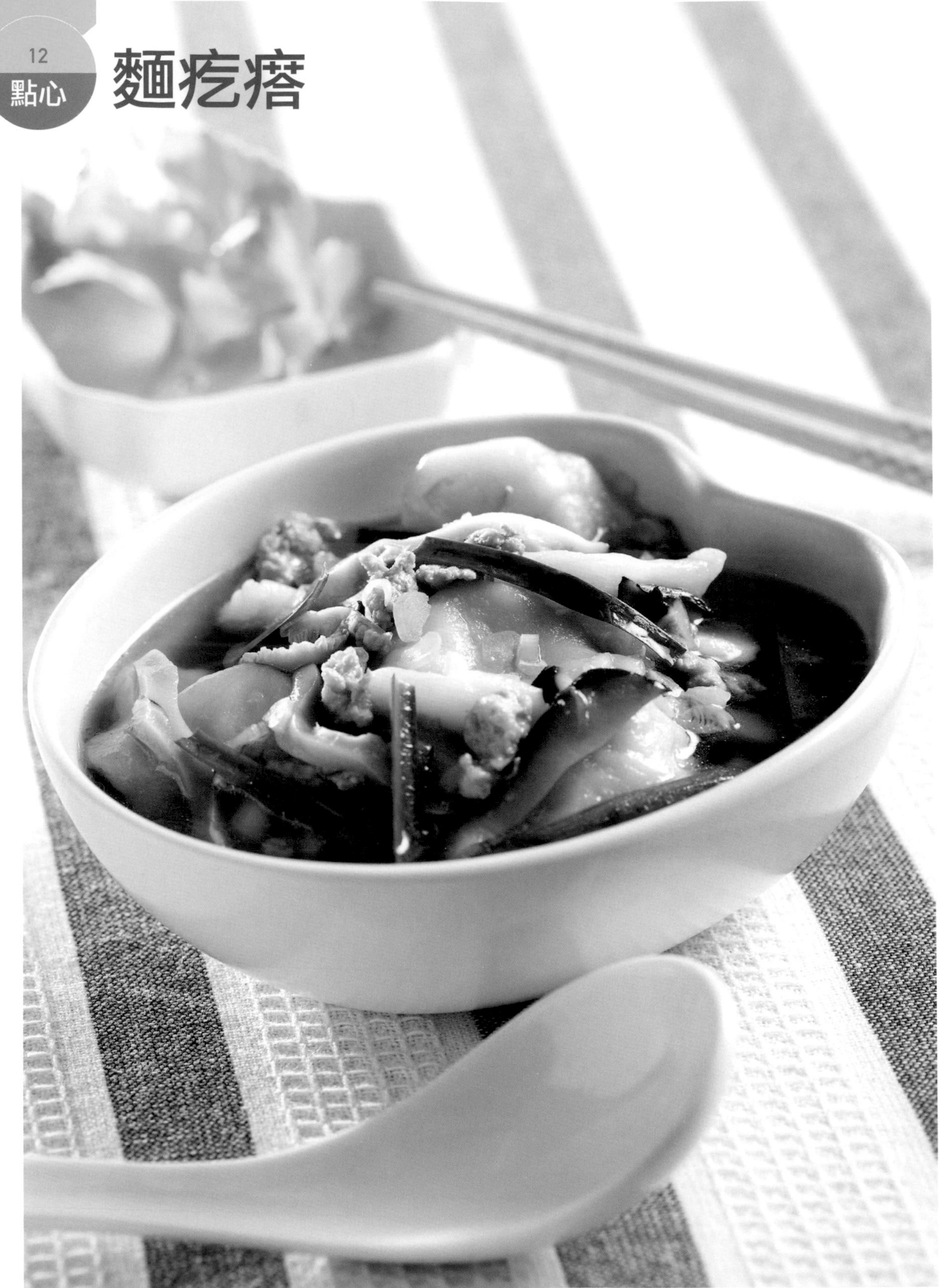

麵疙瘩

▶ **材　料：** 中筋麵粉 20 公克、太白粉 10 公克、豬絞肉 35 公克、紅蔥頭 3 公克、乾香菇 1 朵 2 公克、韭菜 15 公克、芹菜 15 公克、水 3 杯

▶ **調味料：** 醬油適量、酒 1 小匙、糖 1/8 小匙、胡椒粉少許、鹽適量、香油 1/4 小匙

▶ **作　法：**

1. 先將中筋麵粉、太白粉倒入容器中，混合均勻，加入適量的水，揉成麵糰。
2. 豬絞肉加入醬油、酒、糖、胡椒粉，醃約 10 分鐘備用。
3. 紅蔥頭切末；香菇泡水至軟，切片；韭菜、芹菜洗淨，切成段。
4. 起油鍋爆香紅蔥頭末、香菇片，加入豬絞肉炒香，續入水煮沸。
5. 麵糰浸泡在冷水中，取出後，用手拉開成片狀，投入作法 4 的湯中，待全部投完之後，煮熟，加入韭菜、芹菜、鹽、香油調味即成。

烹調小技巧

★ 此道亦可加入蛋皮絲、大白菜、菠菜、嫩豆包、金針菇、紅蘿蔔絲等材料搭配來變換口味。製作麵疙瘩的麵糰時，喜歡吃硬一點的人就使用高筋麵粉，軟一點的人改用中筋麵粉。也可以在麵糰中加入一顆全蛋再揉成麵糰，增加蛋香味。

營養小叮嚀

★ 這是一道簡單又均衡的點心，適合少量多餐的病友食用。

營養分析：213 大卡

營養成分／菜名	熱量（大卡）	蛋白質（公克）	脂肪（公克）	醣（公克）	鈉（毫克）	鉀（毫克）	磷（毫克）
麵疙瘩	213	10.3	3.4	35.3	121.6	266.6	102.4

13
點心

水晶餃

水晶餃｜

▶ **材　料：**

A. 地瓜粉 3 大匙、熱水 1 杯、水 1/2 杯、沙拉油少許

B. 豬絞肉 30 公克、荸薺 1/2 個、香菇 1 朵、蔥半根、太白粉 10 公克

▶ **調味料：**醬油適量、五香粉 1/8 茶匙、鹽適量、糖 1/8 茶匙

▶ **作　法：**

1. 準備一個大碗，放入全部的材料 A，用手揉成麵糰，上面蓋入濕布醒約 30 分鐘，再揉成長條。
2. 將長條麵糰分成小塊，每一塊用棍桿成中間較厚、周邊較薄的麵皮後，放在盤上（盤面撒上地瓜粉）。
3. 材料 B 的荸薺去皮，洗淨，放入耐熱袋中，以刀背拍碎，去除生水；香菇泡水至軟，剁碎；蔥切末。
4. 取一個乾淨的鍋，放入全部的材料 B 及全部的調味料攪拌均勻，加蓋，放入微波爐內以 100% 電力烹調約 5 分鐘。
5. 將肉餡包入麵皮內，一個個包好，置於盤中，即成水晶餃。
6. 取一個乾淨的蒸鍋，隔板塗油，排上水晶餃，覆蓋上紗布。
7. 熱水沿著鍋邊倒入，加蓋，以大火蒸約 6 分鐘即可食用。

營養小叮嚀

★ 也可以食用類似的食品，例如以水餃代替。

★ 一般市售冷凍水餃，比家常水餃含油量高，而且內餡已調味，所以食用時，調味料只要選擇白醋、蔥、薑、蒜等材料，避免使用醬油或烏醋增加鈉量攝取。

★ 市售冷凍水餃熟食食品份量標示：

名稱	份數	熱量	主（碗）	肉（份）	蔬菜（碟）	油（湯匙）	水果	牛奶
冷凍水餃（小顆）	10 個	299	0.4	0.7	0.4	0.6	0	0

營養分析：324.7 大卡

菜名 ＼ 營養成分	熱量（大卡）	蛋白質（公克）	脂肪（公克）	醣（公克）	鈉（毫克）	鉀（毫克）	磷（毫克）
水晶餃	324.7	6.9	5.9	61	15.6	217.9	85.1

14
點心

日式三色涼麵

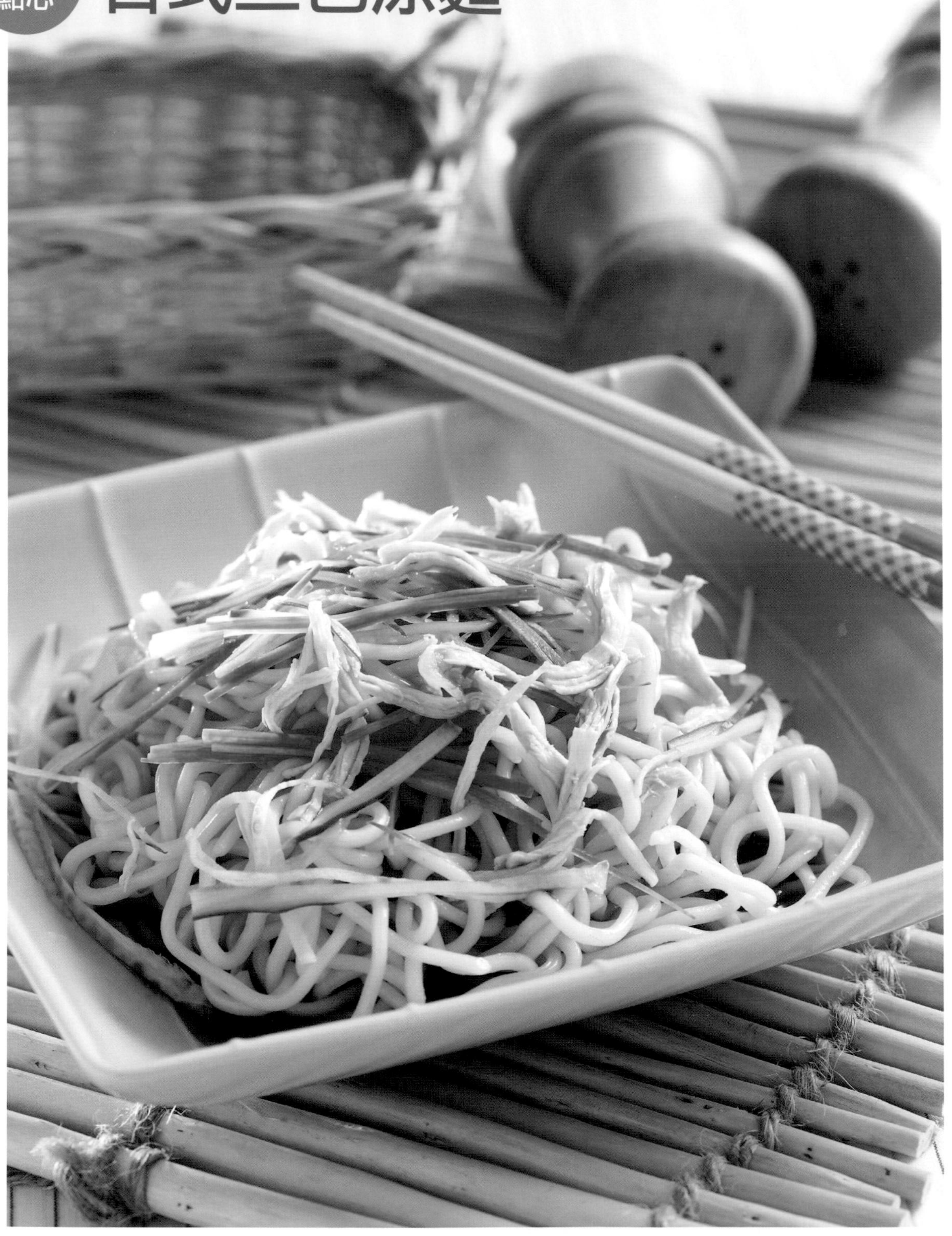

日式三色涼麵｜

▶ **材　料：** 油麵 90 公克、紅蘿蔔絲 20 公克、熟雞肉絲 35 公克、小黃瓜絲 30 公克

▶ **調味料：** 日式柴魚醬油適量

▶ **作　法：**

1. 油麵放入盤中，用筷子撥散。
2. 紅蘿蔔絲加入一點點的鹽醃一下，擠乾水分。
3. 油麵上面，擺入雞肉絲、紅蘿蔔絲及小黃瓜絲。
4. 淋上日式柴魚醬油拌勻即可食用。

烹調小技巧

★ 油麵都是麵條煮熟後，淋入油拌勻製成的，如果不想吃太多的油，也可以先將油麵放入碗中，淋入少許的溫水過濾一下，再撈起來，瀝乾水分就可以洗掉一些油量。

★ 此道調味料也可以加入適量檸檬汁或芥末醬增添風味。

營養小叮嚀

★ 台式涼麵一人份的量至少有 500 大卡，其熱量來源主要是芝麻醬，如果改用日式柴魚醬油可以減少熱量攝取。假使想讓熱量更低，可以使用蒟蒻麵條代替油麵哦！

★ 市售涼麵熟食食品份量標示：

名稱	重量（公克）	份數	熱量（大卡）	主（碗）	肉（份）	蔬菜（碟）	油（湯匙）	水果	牛奶
台式涼麵	271	1 碗	449	1	0.3	0.3	1.1	0	0

營養分析：257.2 大卡

菜名＼營養成分	熱量（大卡）	蛋白質（公克）	脂肪（公克）	醣（公克）	鈉（毫克）	鉀（毫克）	磷（毫克）
日式三色涼麵	257.2	14.7	2.8	43.3	101.4	375.7	162.6

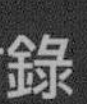

附錄

常見營養補充品成分一覽表

品名	單位	亞培普寧勝（液）	立攝適腎臟病透析配方（液）	桂格完膳營養素透析配方（液）
單位重量	—	237	237	237
熱量	kcal	425	475	467
port	g	19.1	21.5	17
fat	g	22.7	23.7	23.5
CHO	g	37.9	43.8	48.9
VIT A	ug RE	270	167	150
VIT D	ug	0.6	3	0.5
VIT E	mg α-TE	15.4	10	8
VIT K	ug	22.5	29.6	20
B_1	mg	0.66	0.55	0.7
B_2	mg	0.64	1.11	0.7
B_6	mg	2	2.4	22
B_{12}	ug	2.3	2.44	2.5
niacin	mg NE	11.4	8.4	9
葉酸	mg	0.25	0.293	0.26
泛酸	mg	3.8	3.2	4
生物素	ug	142	16.3	120
Na	mg	250	222	200
K	mg	250	194	200
Cl	mg	200	209	240
Ca	mg	250	212	320
P	mg	170	209	165
Mg	mg	50	60.2	49.5
I	ug	41	65.2	35
Mn	mg	0.5	1.075	0.7
Cu	mg	0.5	0.65	0.29
Zn	mg	6.4	5.2	6
Fe	mg	4.5	4.2	45
硒	ug	21	35.8	2.6
鉻	ug	30	30.9	14.5
鉬	ug	21	21.8	11.6
膽鹼	mg	150	147	113
肉酸	mg	63	88.9	63
Taurine	mg	38	59.3	40
VIT C	mg	31	47.4	25
肌醇	mg	—	—	150
白胺酸 (BCAA)	mg			
異白胺酸 (BCAA)	mg			
纈胺酸 (BCAA)	mg			

註：1.（液）代表是液狀的營養品，單位為 ml；（粉）代表是粉狀的營養品，單位為 g。

三多補体康低蛋白配方（液）	益富元氣強（粉）	森永低磷鉀特殊配方奶粉（粉）	三多奶蛋白（粉）	胺利加（粉）
240	100	100	100	59
425	429	459	376	250
8.5	35	15	88.5	9.4
21.3	14.5	16	2.2	7
51.8	42.6	63.8	0.6	37.4
264	334	180	432	210
4.8	6.75	2.5	2.3	3
7.2	7.2	10	3.9	7.5
43	30.7	—	59	20
0.46	0.57	1	0.56	0.62
0.62	0.78	1.3	0.65	0.42
0.72	—	2	0.78	0.5
0.86	1.2	2	1.44	1.5
5.3	6.8	16	7.02	5
0.168	0.332	0.2	0.19	100
2.4	3	8	2.15	2.5
21	150	—	80	8
190	447	160	45	170
240	190	400	63	312
192	121	300	—	198
250	330	600	1260	200
170	360	80	630	130
79	40	40	8	54.9
62	20	—	60	20
1.1	0.45	—	1.29	0.66
0.5	0.6	—	1.16	0.25
5.3	2	—	5.7	5
5.5	6.9	6	5.7	2.26
17	20	—	—	25
50	12	—	—	18.7
94	38	—	—	—
146	134	—	—	75
67	57	—	—	—
31	43	—	—	—
31	46.7	50	36	68
—	—	—	—	—
				2890
				1520
				1680

2. BCAA 為支鏈胺基酸，會增加血液透析病患的食慾，讓肌肉衰弱的長輩增加肌肉量。

常見食品鈉、鉀、磷含量一覽表

食物類別	食物名稱	每份				每 100 公克		
		重量（g）	鈉（mg）	鉀（mg）	磷（mg）	鈉（mg）	鉀（mg）	磷（mg）
全穀雜糧類	白飯	50	1	20	19.5	2	40	39
	糙米飯	50	0.5	54.5	31.5	1	109	63
	白土司麵包	25	117.5	27	29.75	470	108	119
	全麥土司	25	94	45.5	39	376	182	156
	饅頭	30	54.6	19.8	17.4	182	66	58
	麵條（熟）	60	28.2	21	21	47	35	35
	薏仁	20	0.2	58.2	23.6	1	291	118
	紅豆	20	0.6	197.6	98.6	3	988	493
	綠豆	20	0	79.6	72.4	0	398	362
	玉米	50	3	120	38.5	6	240	77
	馬鈴薯	90	4.5	270	43.2	5	300	48
	芋頭	60	3	300	38.4	5	500	64
	地瓜	60	26.4	174	31.8	44	290	53
水果類	柳丁	170	17	204	35.7	10	120	21
	橘子	150	6	82.5	22.5	4	55	15
	香蕉	75	3	217.5	16.5	4	290	22
	奇異果	125	7.5	362.5	43.75	6	290	35
	富士蘋果	125	3.75	137.5	13.75	3	110	11
	紅西（可食）	180	23.4	180	41.4	13	100	23
	木瓜（可食）	200	8	440	20	4	220	10
	釋迦	130	9.1	507	59.8	7	390	46
	葡萄乾	20	2.8	142	23.4	14	710	117
	葡萄	125	8.75	150	20	7	120	16
	草莓	170	30.6	306	59.5	18	180	35
	愛文芒果	150	6	135	21	4	90	14

食物類別	食物名稱	每份				每 100 公克		
		重量（g）	鈉（mg）	鉀（mg）	磷（mg）	鈉（mg）	鉀（mg）	磷（mg）
蔬菜類	菠菜	100	54	460	45	54	460	45
	地瓜葉	100	21	310	30	21	310	30
	芥蘭菜	100	55	222	39	55	222	39
	高麗菜	100	17	150	28	17	150	28
	空心菜	100	52	440	37	52	440	37
	紅蘿蔔	100	79	290	52	79	290	52
	芹菜	100	71	320	31	71	320	31
	小白菜	100	40	240	37	40	240	37
	綠豆芽	100	34	190	42	34	190	42
	香菇	100	2	280	86	2	280	86
	金針菇	100	4	430	108	4	430	108
	西洋芹菜	100	100	230	22	100	230	22
	青江菜	100	37	280	28	37	280	28
	油菜	100	59	280	38	59	280	38
	甜椒	100	11	130	26	11	130	26
	冬瓜	100	5	120	25	5	120	25
	胡瓜	100	8	90	13	8	90	13
豆魚蛋肉類	吳郭魚	35	12.95	140.7	62.65	37	402	179
	豬里肌	35	12.25	125.65	13.3	35	359	38
	雞胸肉（土雞）	30	28.2	86.7	53.7	94	289	179
	雞翅（土雞二節翅）	35	23.8	36.4	30.8	68	104	88
	鱈魚丸	50	212	3.5	159.5	424	7	319
	火鍋小香腸	40	328.8	206.8	98.8	822	517	247
	五花肉（豬）	45	16.2	103.95	57.6	36	231	128

常見食品鈉、鉀、磷含量一覽表

食物類別	食物名稱	每份				每 100 公克		
		重量（g）	鈉（mg）	鉀（mg）	磷（mg）	鈉（mg）	鉀（mg）	磷（mg）
乳品類	鮮乳（全脂）[光泉]	240CC	98.4	367.2	242.4	41	153	101
	全脂奶粉	35	135.1	418.6	260.75	386	1196	745
	鮮乳（低脂）[光泉]	240CC	96	360	211.2	40	150	88
	調味乳（果汁）	240CC	93.6	189.6	112.8	39	79	47
	保久優酪乳（脱脂）	200CC	136.8	350.4	189.6	57	146	79
油脂類	植物油（葵花油）	5	0	0	0	0	0	0
	豬油	5	0	0	0	0	0	0
	花生粉	8	0.88	75.2	39.76	11	940	497
	黑芝麻	8	0.32	42.16	42.48	4	527	531
	白芝麻	8	4.24	35.92	53.28	53	449	666
	培根	10	84.1	23.2	15.8	841	232	158
	南瓜子	20	74	118	196.2	370	590	981
調味料	醬油	5	254.2	20.85	4.45	5084	417	89
	低鹽醬油	5	175.4	18.6	6.85	3508	372	137
	蠔油	5	292.35	8.7	7.9	5847	174	158
	香醋	5	5.15	3.7	0.4	103	74	8
	烏醋	5	78.55	2.85	0.35	1571	57	7
	白胡椒粉	5	6	5.8	4.35	120	116	87
	黑胡椒粉	5	0.35	64	9.1	7	1280	182
	咖哩粉	5	27.6	85.85	20.95	552	1717	419
	豆瓣醬	5	252.1	34.45	11.55	5042	689	231
	烤肉醬	5	130.2	13.45	6.35	2604	269	127

食物類別	食物名稱	每份				每 100 公克		
		重量（g）	鈉（mg）	鉀（mg）	磷（mg）	鈉（mg）	鉀（mg）	磷（mg）
調味料	甜辣醬	5	98.4	6.15	0.85	1968	123	17
	辣椒醬	5	253.7	10.6	2.9	5074	212	58
	蕃茄醬	5	55.8	19.6	2.45	1116	392	49
	沙茶醬	5	49	5.4	1.7	980	108	34
飲料類	紅茶	240	19.2	14.4	9.6	8	6	4
	茉莉花茶	240	45.6	33.6	12	19	14	5
	奶茶	240	43.2	84	43.2	18	35	18
	杏仁茶	240	24	12	4.8	10	5	2
	青草茶	240	62.4	84	21.6	26	35	9
	麥茶	240	43.2	21.6	14.4	18	9	6
	菊花茶	240	40.8	28.8	7.2	17	12	3
	運動飲料	350	143.5	63	3.5	41	18	1
	咖啡	240	60	180	50.4	25	75	21
	可樂	350	24.5	0	56	7	0	16
	汽水	350	31.5	3.5	0	9	1	0

國人膳食營養素參考攝取量　修訂第七版

營養素	身高		體重		熱量 (2)(3)		蛋白質 (4)		維生素 A(6)		維生素 D (7)	維生素 E(8)	維生素 K		維生素 C	維生素 B1		維生素 B2		菸鹼素 (9)	
單位 年齡 (1)	公分 (cm)		公斤 (kg)		大卡 (kcal)		公克 (g)		微克 (µg RE)		微克 (µg)	毫克 (mg α-TE)	微克 (µg)		毫克 (mg)	毫克 (mg)		毫克 (mg)		毫克 (mg NE)	
	男	女	男	女	男	女	男	女	男	女			男	女		男	女	男	女	男	女
0 - 6 月	61	60	6	6	100/ 公斤		2.3/ 公斤		AI=400		10	3	2.0		AI=40	AI=0.3		AI=0.3		AI=2	
7 - 12 月	72	70	9	8	90/ 公斤		2.1/ 公斤		AI=400		10	4	2.5		AI=50	AI=0.3		AI=0.4		AI=4	
1 - 3 歲	92	91	13	13			20		400		5	5	30		40	0.6		0.7		9	
(稍低)					1150	1150															
(適度)					1350	1350															
4 - 6 歲	113	112	20	19			30		400		5	6	55		50	0.9	0.8	1.0	0.9	12	11
(稍低)					1550	1400															
(適度)					1800	1650															
7 - 9 歲	130	130	28	27			40		400		5	8	55		60	1.0	0.9	1.2	1.0	14	12
(稍低)					1800	1650															
(適度)					2100	1900															
10 - 12 歲	147	148	38	38			55	50	500	500	5	10	60		80	1.1	1.1	1.3	1.2	15	15
(稍低)					2050	1950															
(適度)					2350	2250															
13 - 15 歲	168	158	55	49			70	60	600	500	5	12	75		100	1.3	1.1	1.5	1.3	18	15
(稍低)					2400	2050															
(適度)					2800	2350															
16 - 18 歲	172	160	62	51			75	55	700	500	5	13	75		100	1.4	1.1	1.6	1.2	18	15
(低)					2150	1650															
(稍低)					2500	1900															
(適度)					2900	2250															
(高)					3350	2550															
19 - 30 歲	171	159	64	52			60	50	600	500	5	12	120	90	100	1.2	0.9	1.3	1.0	16	14
(低)					1850	1450															
(稍低)					2150	1650															
(適度)					2400	1900															
(高)					2700	2100															
31 - 50 歲	170	157	64	54			60	50	600	500	5	12	120	90	100	1.2	0.9	1.3	1.0	16	14
(低)					1800	1450															
(稍低)					2100	1650															
(適度)					2400	1900															
(高)					2650	2100															
50 - 70 歲	165	153	60	52			55	50	600	500	10	12	120	90	100	1.2	0.9	1.3	1.0	16	14
(低)					1700	1400															
(稍低)					1950	1600															
(適度)					2250	1800															
(高)					2500	2000															
71- 歲	163	150	58	50			60	50	600	500	10	12	120	90	100	1.2	0.9	1.3	1.0	16	14
(低)					1650	1300															
(稍低)					1900	1500															
(適度)					2150	1700															
第一期					+0		+10		+0		+5	+2	+0		+10	+0		+0		+0	
第二期					+300		+10		+0		+5	+2	+0		+10	+0.2		+0.2		+2	
第三期					+300		+10		+100		+5	+2	+0		+10	+0.2		+0.2		+2	
哺乳期					+500		+10		+400		+5	+3	+0		+40	+0.3		+0.4		+4	

* 表中未標明 AI(足夠攝取量 Adequate Intakes) 值者，即為 RDA(建議量 Recommended Dietary allowance) 值

(註) (1) 年齡係以足歲計算。

(2) 1 大卡 (Cal；kcal)=4.184 仟焦耳 (kj)

(3)「低、稍低、適度、高」表示生活活動強度之程度。

(4) 動物性蛋白在總蛋白質中的比例，1 歲以下的嬰兒以佔 2/3 以上為宜。

維生素 B6	維生素 B12	葉酸	膽素	生物素	泛酸	鈣	磷	鎂	鐵 (5)	鋅	碘	硒	氟
微克 (μg)	微克 (μg)	微克 (μg)	毫克 (mg)	微克 (μg)	毫克 (mg)	毫克 (mg)	毫克 (mg)	毫克 (mg)	毫克 (mg)	毫克 (mg)	微克 (μg)	微克 (μg)	毫克 (mg)
男 女	男 女	男 女	男 女										
AI=0.1	AI=0.4	AI=70	140	5.0	1.7	300	200	AI=25	7	5	AI=110	AI=15	0.1
AI=0.3	AI=0.6	AI=85	160	6.5	1.8	400	300	AI=70	10	5	AI=130	AI=20	0.4
0.5	0.9	170	180	9.0	2.0	500	400	80	10	5	65	20	0.7
0.6	1.2	200	220	12.0	2.5	600	500	120	10	5	90	25	1.0
0.8	1.5	250	280	16.0	3.0	800	600	170	10	8	100	30	1.5
1.3	2.0 2.2	300	350 350	20.0	4.0	1000	800	230 230	15	10	110	40	2.0
1.4 1.3	2.4	400	460 380	25.0	4.5	1200	1000	350 320	15	15 12	120	50	3.0
1.5 1.3	2.4	400	500 370	27.0	5.0	1200	1000	390 330	15	15 12	130	55	3.0
1.5 1.5	2.4	400	450 390	30.0	5.0	1000	800	380 320	10 15	15 12	140	55	3.0
1.5 1.5	2.4	400	450 390	30.0	5.0	1000	800	380 360	10 15	15 12	140	55	3.0
1.6 1.6	2.4	400	450 390	30.0	5.0	1000	800	360 310	10	15 12	140	55	3.0
1.6 1.6	2.4	400	450 390	30.0	5.0	1000	800	350 300	10	15 12	140	55	3.0
+0.4	+0.2	+200	+20	+0	+1.0	+0	+0	+35	+0	+3	+60	+5	+0
+0.4	+0.2	+200	+20	+0	+1.0	+0	+0	+35	+0	+3	+60	+5	+0
+0.4	+0.2	+200	+20	+0	+1.0	+0	+0	+35	+30	+3	+60	+5	+0
+0.4	+0.4	+100	+140	+5.0	+2.0	+0	+0	+0	+30	+3	+110	+15	+0

* 表中未標明 AI(足夠攝取量 Adequate Intakes) 值者，即為 RDA(建議量 Recommended Dietary allowance) 值

(註) (5) 日常國人膳食中之鐵質攝取量，不足以彌補婦女懷孕、分娩失血及泌乳時之損失，建議自懷孕第三期至分娩後兩個月內每日另以鐵鹽供給 30 毫克之鐵質。

(6) R.E.(Retinol Equivalent) 即視網醇當量。1 μ g R.E.=1 μ g 視網醇 (Retinol)=6 μ g β - 胡蘿蔔素 (β -Carotene)

(7) 維生素 D 係以維生素 D3(Cholecalciferol) 為計量標準。1 μ g=40 I.U. 維生素 D3

(8) α -T.E.(α -Tocopherol Equivalent) 即 α - 生育醇當量。1mg α -T.E.=1mg α -Tocopherol

上限攝取量（Tolerable Upper Intake Levels, UL）

營養素	維生素 A	維生素 D	維生素 E	維生素 C	維生素 B6	菸鹼素	葉酸	膽素
單位 年齡	微克 (μg RE)	微克 (μg)	毫克 (mg a-TE)	毫克 (mg)	毫克 (mg)	毫克 (mg NE)	微克 (μg)	毫克 (mg)
0 - 6 月	600	25						
7 - 1 月	600	25						
1 - 3 歲	600	50	200	400	30	10	300	1000
4 - 6 歲	900	50	300	650	40	15	400	1000
7 - 9 歲	900	50	300	650	40	20	500	1000
10 - 12 歲	1700	50	600	1200	60	25	700	2000
13 - 15 歲	2800	50	800	1800	60	30	800	2000
16 - 18 歲	2800	50	800	1800	80	30	900	3000
19 - 30 歲	3000	50	1000	2000	80	35	1000	3500
31 - 50 歲	3000	50	1000	2000	80	35	1000	3500
51 - 70 歲	3000	50	1000	2000	80	35	1000	3500
71 歲 -	3000	50	1000	2000	80	35	1000	3500
懷孕第一期	3000	50	1000	2000	80	35	1000	3500
懷孕第二期	3000	50	1000	2000	80	35	1000	3500
懷孕第三期	3000	50	1000	2000	80	35	1000	3500
哺乳期	3000	50	1000	2000	80	35	1000	3500

註：此量不包括非強化飲食之含鐵量，只適用於強化食品與補充劑等之總鐵量。

	鈣	磷	鎂	鐵（註）	鋅	碘	硒	氟
	毫克 (mg)	毫克 (mg)	毫克 (mg)	毫克 (mg)	毫克 (mg)	微克 (μg)	微克 (μg)	毫克 (mg)
				30	7		40	0.7
				30	7		60	0.9
	2500	3000	145	30	9	200	90	1.3
	2500	3000	230	30	11	300	135	2
	2500	3000	275	30	15	400	185	3
	2500	4000	580	30	22	600	280	10
	2500	4000	700	40	29	800	400	10
	2500	4000	700	40	35	1000	400	10
	2500	4000	700	40	35	1000	400	10
	2500	4000	700	40	35	1000	400	10
	2500	4000	700	40	35	1000	400	10
	2500	3000	700	40	35	1000	400	10
	2500	3500	700	40	35	1000	400	10
	2500	3500	700	40	35	1000	400	10
	2500	3500	700	40	35	1000	400	10
	2500	4000	700	40	35	1000	400	10

食物之維生素 C 含量（單位：mg/100 g）

品名	維生素 C	品名	維生素 C
糯米椒	250.5	聖女小番茄	49.9
紅心芭樂	214.4	橙蕃茄	49.3
珍珠芭樂	193.7	苦瓜	47.3
青辣椒	178.2	冷凍花椰菜	47.0
紅辣椒	153.4	豌豆	44.9
紅椒	137.7	甜柿	44.8
世紀芭樂	131.2	紫色甘藍	44.7
黃椒	127.5	楊桃	44.3
青椒	107.5	小番茄平均值（紅色系）	43.5
橘椒	100.8	冷凍青花菜	43.3
釋迦	99.0	山蘇菜	42.7
紫色花椰菜	96.1	豌豆莢	42.5
龍眼	95.4	檸檬汁（黃皮）	42.3
油菜心	93.0	柳橙	41.2
台灣土棗	92.7	芥菜	41.2
荷蘭豆菜心	92.0	紫蘇	41.1
金黃奇異果	90.1	芥菜平均值	41.0
泰國芭樂	81.0	檸檬汁平均值	40.8
土芭樂	80.7	荷葉白菜	40.5
美國空心菜	78.0	紅寶石葡萄柚（古坑）	39.7
野苦瓜	77.0	小番茄平均值（橙色系）	39.7
青花菜	75.3	明日葉	39.2
香吉士	74.8	人心果	39.0
奇異果	73.0	聖心芒果	38.9
芫荽	71.9	蘿蔔芽	38.5
甘藍芽	70.4	黃金聖女小番茄	37.8
草莓	69.2	黃金小蕃茄	37.3
豌豆苗	64.5	蜜棗（圓形）	37.2
花椰菜	62.2	高麗菜	37.2
玉荷苞荔枝	60.4	黃皮葡萄柚	36.5
木瓜	58.3	青江菜	28.5
西施蜜柚	57.8	青皮葡萄柚	28.5
皇宮菜	54.8	青蒜	28.2
白柚	54.5	萊姆	28.1
芫荽	54.0	桶柑	27.9
大頭菜	52.7	西洋芹菜片	27.8
荔枝	52.3	蒜苗	27.5
榴槤	52.2	鳳梨釋迦	27.3
芥藍菜	51.9	紫高麗芽	27.3
文旦	51.1	地瓜葉	26.8

資料來源：台灣食品成分資料庫，2018 年

食物之維生素 E 含量（單位：mg/100 g）

品名	α 生育醇	β 生育醇	γ 生育醇	δ 生育醇
燕麥片	0.29	0.06	0.19	0
意麵	0.05	0.04	0.3	0
白土司	0.51	0.1	0.74	0.12
全麥土司	0.98	0.37	0.76	0.09
白飯	0.04	0	0	0
黑糯米	1.43	0.74	1.23	0.68
饅頭	0.05	0.03	0.08	0.03
白芝麻	1.09	0	18.56	0.41
葵瓜子	33.67	1.83	0	0
花生	2.71	0.52	3.56	0
杏仁	15.75	0	0.64	0
松子	9.48	0	5.79	0
豆乾	0.56	0.24	5.15	2.03
黃豆	1.48	0.51	10.01	3.91
蠶豆	3.67	0.5	6.34	0.75
豬里肌肉	0.22	0	0.1	0.04
雞里肌肉	0.15	0	0.08	0.01
牛肉	0.68	0	0	0
魚肉	0.57	0	0	0
烏魚子	8.32	0	0	0
紅鱘	5.8	0	0.19	0
紅蝦	2.55	0	0	0
龍蝦	3.86	0	0	0
蛋黃	3.13	0	0.83	0
鮮乳	0.08	0	0.01	0
黃豆沙拉油	9.93	1.54	45.65	4.22
葵花油	42.73	1.38	0.31	0.23
紅花籽油	27.21	0.73	5.77	0.64
高油酸紅花籽油	49.09	0	3.32	0.84
芥花油	9.59	0	11.2	0.73
花生油	16.77	0.64	10.82	0.58
米油	32.45	1.21	2.19	0
玉米油	13.65	0.8	36.14	0.57
麻油	7.04	1.84	37.53	3.39
棕櫚油	20.27	0.79	3.79	0.56
椰子油	0.46	0	0	0
牛油	4.4	0	0	0
豬油	0.52	0	0.11	0
雞油	0.5	0	0.25	0
奶油	2.02	0	0	0

資料來源：蕭美惠、黃青真。維生素 E。衛生署。

血液透析菜色互換表

紫色代表主食，可提供主食類（全穀雜糧類）4 份，約 280 大卡。
藍色代表主菜（1），可提供豆魚蛋肉類 2 份。
綠色代表主菜（2），可提供豆魚蛋肉類 2.5 份。
橘色代表配菜（1），主要是提供蔬菜類 0.5 至 2 份不等。
紅色代表配菜（2），含有主食類（全穀雜糧類）1 份 + 蔬菜類 0 至 1 份不等。
咖啡色代表配菜（3），含有豆魚蛋肉類 1 份 + 蔬菜類 0 至 1 份不等。
黑色部分則視為套餐，無法拆開單一菜色互換。

	早餐	午餐	晚餐
第 1 天	·蛋餅 ·奶茶	·冬粉 ·五香豆乾 ·金針菇或高麗菜	·白飯 ·香烤鯖魚 ·蜂蜜芥末鮑魚菇 ·牛蒡雞肉湯
頁碼	100	114	128
第 2 天	·饅頭蛋 ·豆漿	·粿仔條湯 ·嘴邊肉 ·鮮味時蔬	·茶油麵線 ·藥燉羊肉湯 ·醋漬蓮藕 ·香菇炒蘆筍
頁碼	102	116	130
第 3 天	·地瓜稀飯 ·涼拌豆腐 ·苦瓜肉 ·鮮炒高麗菜	·白飯 ·芝麻香烤雞 ·蠔油芥蘭 ·番茄豆芽湯	·芋頭米粉湯
頁碼	104	118	132
第 4 天	·雞蓉玉米粥	·高麗菜水餃 ·酸辣湯 ·燙大陸妹	·千島蔬菜棒 ·奶油五彩通心麵 ·高鈣洋蔥湯
頁碼	106	120	134
第 5 天	·高麗菜包 ·黑豆漿	·沙茶羊肉炒飯 ·醋拌海帶絲 ·蘿蔔玉米湯	·白飯 ·紅糟烤肋排 ·紅燒什錦海鮮 ·炒 A 菜
頁碼	108	122	136
第 6 天	·草莓厚片 ·拿鐵咖啡	·青蔬鹹湯圓 ·香蔥醃雞 ·絲瓜干貝 ·海味苦瓜湯	·時蔬炒年糕 ·蝦仁豆腐 ·蒜味四季豆 ·絲瓜湯
頁碼	110	124	138
第 7 天	·鮪魚御飯糰 ·牛奶	·清燉牛肉麵 ·養生高麗菜	·白飯 ·清蒸檸檬魚 ·椰汁炒雞肉 ·泰式酸辣湯
頁碼	112	126	140

腹膜透析食譜菜色互換表

紫色代表主食，可提供主食類（全穀雜糧類）4 份，約 280 大卡。
藍色代表主菜（午餐），可提供豆魚蛋肉類 2 份。
橘色代表配菜（午餐），主要是提供蔬菜類 0.5 至 2 份不等。
綠色代表主菜（晚餐），可提供豆魚蛋肉類 2.5 份。
紅色代表配菜（晚餐），可提供主食類（全穀雜糧類）1 份 + 蔬菜類 0.5 至 2 份不等。
黑色部分則視為套餐，無法拆開單一菜色互換。

	早餐	午餐	晚餐
第 1 天	· 牛奶水果燕麥 · 茶葉蛋	· 地瓜稀飯 · 樹子蒸魚 · 蒜香 A 菜	· 小餐包 · 焗烤馬鈴薯 · 蘑菇牛排 · 玉米蘿蔔湯
頁碼	144	158	172
第 2 天	· 蘿蔔糕排骨湯	· 南瓜飯 · 蘆筍炒蝦仁 · 豆豉蚵 · 炒絲瓜 · 麻竹筍片湯	· 切仔米粉 · 乾拌餛飩 · 滷蛋 · 酸甜拌小黃瓜
頁碼	146	160	174
第 3 天	· 生菜燒餅 · 低糖豆漿	· 什錦素鍋 · 雙味海葵	· 薏仁養生飯 · 雙花雞丁 · 香根燉物 · 番茄湯
頁碼	148	162	176
第 4 天	· 雞排漢堡 · 無糖紅茶	· 荷葉飯 · 鳳梨拌蝦仁 · 炒高麗菜苗 · 冬瓜蛤蜊湯	· 海鮮鍋燒麵 · 芝麻牛蒡絲
頁碼	150	164	178
第 5 天	· 清粥 · 香菇燴蝦仁 · 荷包蛋 · 水煮地瓜葉	· 潛艇堡 · 茉莉菊花茶	· 日式燒烤
頁碼	152	166	180
第 6 天	· 綜合壽司 · 低糖豆漿	· 高鐵紅豆飯 · 日式燒肉 · 什錦蒟蒻 · 金針木耳湯	· 枸杞山藥粥 · 日式茶碗蒸 · 馬鈴薯沙拉 · 白灼秋葵
頁碼	154	168	182
第 7 天	· 乳酪鮪魚三明治 · 無糖綠茶	· 青醬義大利麵 · 羅宋湯	· 咖哩海鮮飯 · 西式南瓜湯
頁碼	156	170	184

社會資源

腎友諮詢管道

- 中華民國腎臟基金會：02-25622062 網址：www.kidney.org.tw
- 中華民國腹膜透析腎友協會：02-25174960 網址：http://www.capd.org.tw/
- 各大醫院社會工作人員可協助病患適應病後的生活，並提供社會福利資訊諮詢。

重大傷病卡

- 應備文件：重大傷病證明申請書、身分證正反面影本、印章
- 洽詢單位：各區健保局
- 福利：就醫時減免部分負擔

身心障礙者手冊

- 應備文件：檢附一吋照片三張、身分證正反面影本、印章
- 申請流程：戶籍所在地區公所領取「身心障礙鑑定表」→回醫院找原主治醫師鑑定→由醫院送出審核→審核通過→公所核發「身心障礙手冊」（約一個月）→通知個人領取
- 洽詢單位：戶籍所在地之鄉鎮市區公所
- 福利：健保費減免、身心障礙者津貼或生活補助、輔助器具費用補助、所得稅減免、得申請公益彩券經銷商、減免子女學雜費、創業貸款

勞保、農保

- （勞）普通傷病給付：自住院第四日起按平均月投保薪資 50% 給付，每半個月給一次，亦可在出院後一次請領殘廢給付（依殘廢等級發一個月至四十個月）
- 洽詢單位：投保單位、各地勞保局

低收入戶補助

- 申請條件：全家人口的總收入，平均每人每月未超過台灣地區消費支出 1.5 倍
- 申請方式：向戶籍所在地公所社會課或民政課提出申請
- 應備文件：申請表、全戶戶籍謄本、戶長郵局存摺封面影本、相關文件（如診斷書、身心障礙手冊影本）
- 洽詢單位：各地公所民政課、社會課，各里長、里幹事

社區照顧資源

- 居家照顧服務：可提供「在宅服務員」至家中協助照顧病患
- 喘息（暫托）服務：長期照顧者因故不能照顧病人，可將病人短期托於機構
- 詢問單位：戶籍所在地社會局

其他

- 台北市小型復康巴士交通服務：02-40556789

  網址：https://40556789.taipei.gov.tw
- 新北市復康巴士交通服務：02-82583200

  網址：http://www.ycbus.org.tw/

國家圖書館出版品預行編目 (CIP) 資料

洗腎飲食全書 / 陳漢湘，李婉萍，徐于淑合著. -- 增訂二版. -- 臺北市：原水文化出版：家庭傳媒城邦分公司發行，2019.07
面；　公分. -- (Family 健康飲食；5Y)
ISBN 978-986-96922-6-7(平裝)

1. 腎臟疾病 2. 健康飲食

415.81　　108000507

Family 健康飲食 5Y

洗腎飲食全書
〔全新增訂版〕

作　　者／ 陳漢湘、李婉萍、徐于淑
食譜示範／ 王耀培
文字整理／ 陳鈺婷
企畫選書／ 林小鈴
責任編輯／ 潘玉女

行銷經理／ 王維君
業務經理／ 羅越華
總 編 輯／ 林小鈴
發 行 人／ 何飛鵬
出　　版／ 原水文化
台北市民生東路二段 141 號 8 樓
電話：（02）2500-7008　傳真：（02）2502-7676
E-mail：H2O@cite.com.tw 部落格：http://citeh2o.pixnet.net/blog/
發　　行／ 英屬蓋曼群島商家庭傳媒股份有限公司城邦分公司
台北市中山區民生東路二段 141 號 11 樓
書虫客服服務專線：02-25007718；25007719
24 小時傳真專線：02-25001990；25001991
服務時間：週一至週五上午 09:30 ～ 12:00；下午 13:30 ～ 17:00
讀者服務信箱：service@readingclub.com.tw
劃撥帳號／ 19863813；戶名：書虫股份有限公司
香港發行／ 城邦（香港）出版集團有限公司
香港灣仔駱克道 193 號東超商業中心 1 樓
電話：(852)2508-6231　傳真：(852)2578-9337
電郵：hkcite@biznetvigator.com
馬新發行／ 城邦（馬新）出版集團
41, Jalan Radin Anum, Bandar Baru Sri Petaling,
57000 Kuala Lumpur, Malaysia.
電話：(603) 90578822　傳真：(603) 90576622
電郵：cite@cite.com.my

美術設計／ 劉麗雪
攝　　影／ 子宇影像有限公司
製版印刷／ 卡樂彩色製版印刷有限公司
初　　版／ 2006 年 7 月 25 日
增訂二版／ 2023 年 7 月 28 日 3 刷
定　　價／ 450 元

城邦讀書花園
www.cite.com.tw

ISBN: 978-986-96922-6-7